数字病理与人工智能的基础与应用

主审 步 宏

主编 包 骥 郑众喜

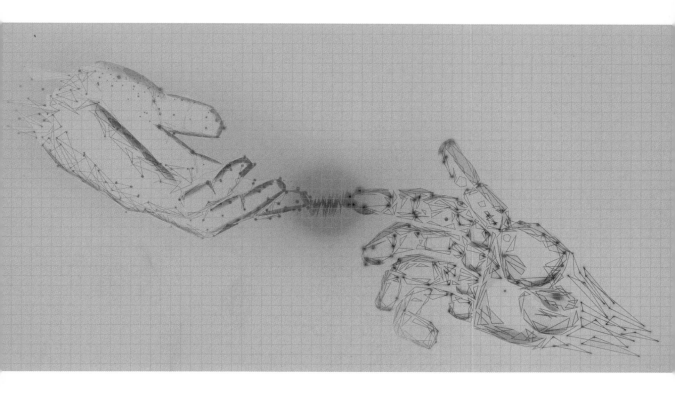

人民卫生出版社

·北京·

图书在版编目（CIP）数据

数字病理与人工智能的基础与应用 / 包骥，郑众喜
主编. -- 北京：人民卫生出版社，2024.11
ISBN 978-7-117-33795-3

Ⅰ. ①数… Ⅱ. ①包…②郑… Ⅲ. ①数字技术 – 应
用 – 病理学②人工智能 – 应用 – 病理学 Ⅳ. ①R36–39

中国版本图书馆 CIP 数据核字（2022）第 196676 号

人卫智网　**www.ipmph.com**	医学教育、学术、考试、健康， 购书智慧智能综合服务平台	
人卫官网　**www.pmph.com**	人卫官方资讯发布平台	

数字病理与人工智能的基础与应用
Shuzi Bingli yu Rengong Zhineng de Jichu yu Yingyong

主　　编：包　骥　郑众喜
出版发行：人民卫生出版社（中继线 010-59780011）
地　　址：北京市朝阳区潘家园南里 19 号
邮　　编：100021
E - mail：pmph @ pmph.com
购书热线：010-59787592　010-59787584　010-65264830
印　　刷：北京顶佳世纪印刷有限公司
经　　销：新华书店
开　　本：787×1092　1/16　印张：12
字　　数：292 千字
版　　次：2024 年 11 月第 1 版
印　　次：2024 年 12 月第 1 次印刷
标准书号：ISBN 978-7-117-33795-3
定　　价：148.00 元

打击盗版举报电话：**010-59787491**　**E-mail：WQ @ pmph.com**
质量问题联系电话：**010-59787234**　**E-mail：zhiliang @ pmph.com**
数字融合服务电话：**4001118166**　**E-mail：zengzhi @ pmph.com**

编 者（按姓氏汉语拼音排序）

Marilyn M. Bui　美国 Moffit 癌症中心

包 骥　四川大学华西医院

步 宏　四川大学华西医院

车南颖　北京胸科医院

陈 皇　中日友好医院

笪 倩　上海交通大学医学院附属瑞金医院

邓 杨　四川大学华西医院

黄荣生　麦克奥迪（厦门）医疗诊断系统有限公司

姜 勇　四川大学华西医院

李凤玲　四川大学华西医院

梁智勇　北京协和医院

刘灿城　北京透彻未来科技有限公司

刘洪红　四川大学华西医院

鲁浩达　南京信息工程大学人工智能学院/医学人工智能联合研究院

吕 宁　国家癌症中心/中国医学科学院肿瘤医院

石怀银　中国人民解放军总医院

宋志刚　中国人民解放军总医院

王 巍　四川大学华西第二医院/华西妇产儿童医院

王进京　遵义医科大学附属医院

王书浩　北京透彻未来科技有限公司

肖 雨　北京协和医院

谢嘉伟　南京信息工程大学人工智能学院/医学人工智能联合研究院

徐 军　南京信息工程大学人工智能学院/医学人工智能联合研究院

徐 炼　四川大学华西第二医院/华西妇产儿童医院

徐 葳　清华大学交叉信息研究院

姚建国　广州达安临检中心远程病理中心

叶 绿　广州达安临检中心远程病理中心

张智弘　江苏省人民医院/南京医科大学第一附属医院

赵 丹　北京胸科医院

郑　洪　遵义医科大学附属医院

郑众喜　四川大学华西医院

钟定荣　中日友好医院

周炜洵　北京协和医院

周晓军　南京大学医学院

邹霜梅　国家癌症中心/中国医学科学院肿瘤医院

序 言

————————•—•————————

当今,几乎所有的行业都在进行数字化的转型,也包括医疗行业。为了适应现代医学的发展,病理的数字化势在必行,包括远程病理、人工智能辅助诊断所代表的云端化、智能化的病理数字化发展趋势已不可逆转。病理医师使用显微镜做临床实践、教育和研究已经持续了数个世纪,而现在,是到了必须精通数字病理的时代了。病理医师也需要了解各种数字成像技术、计算机辅助诊断技术及远程数字通信技术,了解它们的优势和特点,它们的局限性和缺陷,才能更好地在临床实践中使用和规范它们。

由于病理图像的自身特点,智能化和云端化都依赖于数字化,而智能化和云端化是未来病理的必然趋势。智能化是基于人工智能介入病理,更进一步发展的成果,代表人工智能更广阔的发展;而云端化意味着病理工作的模式,代表着病理由个体的劳动向集群和协同工作的方式转变。智能化和云端化的病理可以解决三方面的临床问题:病理从业人员不足、病理专科化不足和病理运行框架的问题,同时随着技术方法的日益进步和前期实践的充分证明,智能化和云端化必然是未来病理发展的方向。

目前很多数字化与人工智能技术之所以不能很好地在病理学科领域发挥作用,是我们忽略了它最终"服务"的工作场景,而这个工作场景需要病理医师来参与。最终实现的病理场景,其解决技术问题的"入口"可能要归属于工程师擅长的数学领域,但"出口"必须定位在医学领域。通过病理医师打通"入口"和"出口"之间的壁垒,成就一个医工协同的未来。未来的病理应该不是只对病理学科自身生产的数据加以解释应用,还应该是对整个疾病领域产生数据的解释和整合。这是病理医师的职责,也应该是未来病理的景象。或许未来病理诊断系统将会是一个更完整、更系统化的整合系统,而不是今天传统病理的思路和框架。病理诊断不应是某个病理医师个人的经验性活动,病理诊断是可以规范、重复、量化和标准化的,这是它能发展为智能化的基础。智能化和云端化病理的未来愿景应该是追求智慧病理,是专科化和质量的不断提升,是报告速度和效率的不断提高,是具有自我纠错、防错能力及自动整合预分析功能,是分级诊断结构的均衡和公平发展。

本书的作者们从数字病理发展的基本技术原理和工程学基础讲起,首先介绍了通过计算机网络开展病理远程会诊和冰冻切片的远程诊断工作;接着介绍病理科全面数字化及数字病理应用普及,包括病理科将所有常规切片制作成数字切片,并在日程工作流中使用,实现数字切片首诊,形成区域性病理云平台;最后随着病理图像大数据积累、机器学习和人工智能的不断发展,实现真正的智能病理,将数据化精准诊断融入病理临床工作。

希望通过本书,使读者了解和认识数字病理所带来的机遇和挑战,理解其必要性,认可其科学性,预见其机遇,并有勇气接受挑战。在日常工作中,能更好地使用数字化资源和方法,将其应用到临床实践中,超脱出显微镜病理时代,拥抱数字病理时代的到来。

步　宏

2024 年 8 月

前　言

————————•—•————•——

　　数字病理经过几十年的发展,逐步在中国和全球病理学界被广泛接受并使用于病理首诊、术中冰冻会诊、远程会诊、科学研究和医学教育等领域。数字病理的核心是将载玻片上的图像信息转化为数字格式,并通过网络通信传输数字图像,同时人工智能软件能够对这些图像进行分析,从而促进病理学的发展。

　　全片数字化成像(whole slide imaging,WSI)是数字病理中的关键技术,具有里程碑意义。与传统显微镜相比,WSI 具有易于存档,传输和共享等优势,可以通过网络和计算机显示器随时随地检索和访问,同时可以使用图像分析算法等进行计算机辅助诊断。全自动数字切片扫描仪通过扫描玻璃切片获得 WSI,它的核心组件包括一套由计算机自动控制的光学显微镜系统,负责捕获玻璃切片上的每一张病理图像;另外是一套 WSI 生成软件系统负责将每一张捕获的病理图像拼合成一张完整的数字切片。在过去的十年中,我们见证了 WSI 技术的飞速发展,不仅能够自动化快速数字化大量病理切片,同时保证病理图像的高分辨率,目前已经出现了一次装片量达到 1 000 张,不到一分钟就完成一张切片扫描的设备。同时,配套出现了许多对 WSI 进行图像分析的应用软件,使 WSI 在临床和研究领域获得了越来越多的应用。

　　本书的重点是为病理和相关领域的学者提供有关数字病理各个方面的最新知识。这是病理学中的一个新兴领域,各章的编者在实际工作中拥有多年的研究经验,我们从各个角度探讨了数字病理的现状和发展前景。第一章是对数字病理学和人工智能的一个概述,介绍了其基本特点与现状;第二章详细阐述了数字病理的工程学基础,包括数字图像基础、成像原理、质控等方面;第三章描述了数字病理即病理数字化的实际应用场景、优势和意义;第四章介绍了远程病理学也就是病理云端化的兴起与发展现状、实现模式与规范、潜力与挑战;第五章则是提出了"数字化病理科"的概念,详细阐述了数字病理发展所必经的 3 个阶段,解释了病理科数字化的必要性和意义;第六章描述了人工智能所带来的病理智能化的意义、现状和挑战;第七章则是病理人工智能诊断系统应用于临床辅助诊断的原理介绍、发展现状和未来畅想。在本书中读者不仅可以了解到在临床病理实践中选择和实施 WSI 的解决方案,如何通过构建"数字病理工作流"来提高工作效率和诊断的准确性,并最终改善患者的临床治疗。同时也关注 WSI 在人工智能和机器学习领域的应用,例如深度神经网络,这些技术可以被训练为不仅识别 WSI 上的特定图像模式,同时可能预测患者的药物反应和预后等情况。

　　数字病理将开启病理学一个新的纪元,本书希望读者通过了解数字病理相关技术,能拥抱和创造更多的病理学数字化创新。这些数字化创新将可能改变我们临床病理诊断工作流和工作模式,提高工作效率,通过加强多学科合作,提高诊断准确性,更好地指导患者的治疗,改善患者预后。数字病理与人工智能的结合可能开辟计算病理学这一新的领域,为病理学的未来带来无限的可能性和想象空间。我们希望通过本书与您分享这未来病理学美好的愿景,让更多的人投身到这项事业中来,推动数字病理学的发展。

包　骥

2024 年 8 月

目　录

第一章

数字病理学和人工智能概述

在当今精准医学时代,病理学家已经从形态判读与疾病分类诊断走向疾病预后,并为精准治疗提供依据。传统的病理诊断模式是病理学家对载玻片上组织样本进行识别后给出临床病理诊断,这些样本一般会经过福尔马林溶液固定、石蜡包埋、苏木精和伊红(HE)染色处理。随着免疫组织化学(immunohistochemistry,IHC)和分子病理技术的发展,病理学家可以根据样本分子层面相关的检测信息,提供更为准确的诊断和预后判断,还可以利用这些信息为特定肿瘤患者制定个性化治疗方案。近年来,快速发展起来的高分辨率图像捕获等先进技术,让获取虚拟高清全片数字化成像(whole slide imaging,WSI)成为现实。此项技术第一个关键步骤是将载玻片上的病理图像模拟信号转换为数字信号,然后通过改善可连接性与可访问性,提高质量和效率。

数字病理学是数字医学最有前途的领域之一。它是一个极其广义的术语,涵盖了WSI在数字环境中的采集、管理、共享和解释,所有这一切都可以通过计算能力的持续提高、数据传输速度提升、软件和云存储解决方案的进步来实现。病理学科中可以广泛使用数字病理学来处理各种各样的任务,包括从病理图像存档到远程病理诊断,乃至数字图像分析(digital image analysis,DIA)。数字病理学是一个快速发展的学科,有可能彻底改变病理学的实践。数字病理学的两个最重要的方面是图像分析和人工智能(artificial intelligence,AI)应用,这两种应用都被一些病理学家认为是病理学中的"第三次革命"。

本章就上述这些概念、数字病理的应用和未来的机遇进行阐述。

一、全片数字化成像(WSI)

2014年,数字病理学协会发布了WSI诊断技术指南。图像采集是数字病理学的第一步,否则数字病理学就不可能存在。创建WSI的过程基本上包括两个步骤:使用高分辨率数字扫描仪生成数字(虚拟)切片,以及用于查看这些虚拟切片的专用浏览软件。在过去10年中,基于扫描通量、扫描质量和染色类型已经开发出许多WSI扫描仪以满足实际应用的巨大需求。数字病理扫描系统可分为在小规模病理实验室使用的低通量扫描仪和在大型教学医院中使用的高通量扫描仪。此外,一些专有系统设计可用于某些特殊用途,如可用于免疫荧光(immunofluorescence,IF)染色切片的扫描,或通过实时远程控制显微镜进行快速冷冻切片的浏览。随着扫描硬件的改进,研发人员已经开发出许多可以查看和分析这些 WSI 的浏览软件。2017 年,美国食品药品监督管理局(Food and Drug Administration,FDA)批准了飞利浦 IntelliSite 数字病理解决方案,可用于临床外科活检组织检查与判读。自此,数字病理技术的应用发生了根本性的变革。其他的主流 WSI 数字扫描仪供应商目前正在等待美国 FDA 的批准。

二、数字病理扫描仪

数字扫描仪组件构成基本相同,由显微物镜、光源、载玻片自动化装载机构、用于捕获图像的数码相机以及计算机等组成,扫描仪的规格可以根据其预期用途而变化。低通量扫描仪一般只有 2~4 张玻片装载能力,非常适合远程冷冻切片会诊或患者数量较少的医院。冷冻切片扫描仪是专用于处理刚完成湿封有可能发生盖玻片位移的切片扫描。对于患者数量较多的医院以及工作量较大的医疗机构则需要高通量扫描仪,装载通量可达 300~400 片 / 次。市场上的许多扫描仪占用的桌面空间很小,大约 600mm×(400~900)mm×650mm(高 × 宽 × 深),有些集成了触摸屏,作为独立单元,无需任何额外的 PC。

各种 WSI 扫描仪除了通量规格不同外,其数字化性能也会有些差异。数字化性能取决于许多因素,最重要的是光源、图像分辨率、扫描时间、扫描失败率和图像清晰度。大多数扫描仪是明场扫描,但有些则专门用于 IF 染色切片扫描或提供 IF 显微镜头作为附加模块。明场扫描仪主要使用发光二极管光源和校准控制模块,以确保均匀一致地高质量扫描,同时最大限度地减少运动模糊。扫描仪的光学分辨率取决于扫描物镜的数值孔径(通常放大倍数为 ×20 或 ×40),以及扫描仪数码相机光电传感器的质量。在比较不同扫描仪时,衡量供应商的中立指标是每像素微米,而不是扫描放大倍率(例如 0.5μm/ 像素对 ×20,或 0.25μm/ 像素对 ×40)。目前扫描技术各不相同,某些扫描仪使用线性扫描阵列,而其他扫描仪使用面阵方式,最终将图像拼接在一起以创建一个完整的 WSI。

扫描时间因扫描仪而异,大多数扫描仪完成每张切片扫描需要约 60s。然而,比较扫描速度的指标是每平方毫米组织的扫描时间,因为扫描时间明显取决于组织大小。影响扫描时间的其他因素是 z- 层叠和扫描放大倍率。z- 层叠对于扫描细胞学标本非常有用,这需要能够在同一标本内观察不同焦平面。目前依托大型传动装置自动上载切片可以完成批量扫描,获得 WSI(50 张 /h,×20)。在实际工作中,关于扫描时间还应该考虑的因素有切片准备时间、切片加载时间、切片关联信息录入时间、扫描组织定位时间和扫描失败处理等。2012 年一项研究表明,从切片准备到完成扫描需要的时间为 5~15min,平均 10min,扫描失败率为 13%。然而,现代技术已经采用条码扫描和自动组织识别技术来减少整个过程所需时间,并将扫描失败率降低到 2%。为了提高效率,扫描仪可以在扫描过程中随时加载和重新加载,而不会中断。通过简单的"加载和扫描"操作简化加载过程,用户只需做加载切片的动作,扫描仪就会自动完成扫描而无需用户做任何其他操作。

三、WSI 图像浏览软件

创建 WSI 后,需要将其存储以供将来查看。WSI 文件通常很大,典型的切片通常占用 1~5G 的内存,高像素 IF 染色的虚拟切片可能需要 20~30G 的内存。WSI 通常是特殊的图像格式,需要特定的浏览软件。通常,这些格式可以通过免费的网络版图像浏览器打开。这些图像浏览器允许用户查看虚拟切片,模拟操作虚拟显微镜,能够使用鼠标在切片范围内移动并放大和缩小。同时,图像浏览器具有传统显微镜无法轻松实现的基本功能,例如在非固定放大倍率下查看功能、注释工具(如用于标注多个级别的虚拟笔和用于快速准确测量的标尺)、快速拍照、图像旋转以及图像关联命名等(图 1-1)。

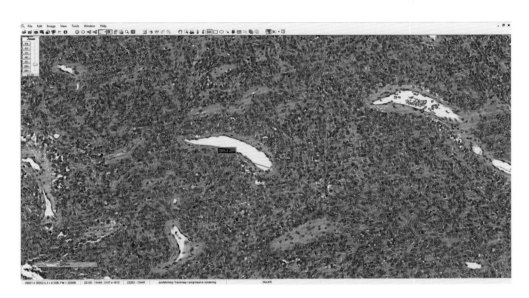

图 1-1　图像浏览器

浏览软件具有传统显微镜无法(轻松)实现的一些功能,例如非固定放大倍率浏览的功能(如上图放大倍率为 12.2 倍)、注释工具、快速拍摄、图像旋转、图像关联命名等

四、数字图像分析

数字图像分析(DIA)是指从数字图像中提取定量信息的过程。DIA 的复杂性可以从简单的基于任务的算法到高度发展的人工智能(AI)神经网络。通过高通量扫描仪可获得大量 WSI 数据,为更好地帮助病理学家,数字图像分析软件不可或缺。DIA 可以代替病理学家处理繁杂而重复性的工作,从而节省宝贵的时间和减轻工作压力,以便帮助他们完成日常临床诊断工作。它还能帮助病理学家进行前瞻性研究,用于对患者治疗方案的指导。

DIA 应用软件类型很多。数字病理学协会的白皮书介绍了开源和商用 DIA 软件的优缺点,见表 1-1。一些流行应用软件允许用户利用简易工具实现细胞计数、染色强度分析与空间测量等。这些软件对于病理学家和新手来说都是非常友好而有帮助的。它们可用于分析各类 WSI,无论是何种染色,包括 HE、IHC 和 IF。虽然每个分析软件都是独一无二的,但它们都遵循相同的 DIA 基本结构,下面将对其进行概述。

任何数字图像分析软件,根本上第一个步骤是使用组织图像分割和分类器。这是一个几乎完全自动化的过程,允许客户无缝地将组织划分至其自定义的类别中,例如肿瘤或间质。基本上所有用户要做的就是使用简单的标注工具(图 1-2a、b),标注出几个他 / 她想定义的范例,例如肿瘤、间质和良性上皮;软件通过简单的机器学习后,就会自动把组织区分为上述类别,并用独特的颜色标记出每个类别。此时,用户可以使用软件提供的各种模块或工具

表 1-1 开源与商用数字图像分析软件的优缺点

	开源	商用
成本	免费	中等到昂贵
技术支持	有限,通过电子邮件和社交 App 提供	售后支持解决客户问题
许可证	没有必需的软件许可证,以及用户管理的安装和更新	有必需的软件许可证,以及供应商提供软件安装和更新的管理或支持
可行性	软件生命周期与面临开源提供商新开发软件的风险:短期可用	软件生命周期与面临开源提供商新开发软件的风险:通常是长期可用
解决问题	快速,协作响应排除故障	只有供应商专家才能排除故障
软件应用培训	有限的实地培训,但在线资源比较丰富	供应商提供现场和在线的培训
图像格式兼容性	可以与各种图像格式兼容	兼容性有限

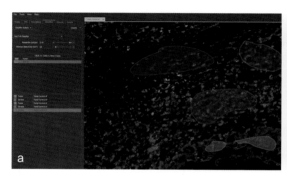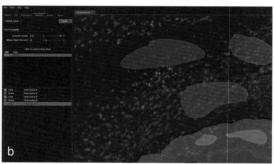

图 1-2 图像分析软件

a. 画笔工具常用于快速和简单的手工标注,例如,提供间质(绿色)、肿瘤(红色)的数字图像分析软件来训练分类器。b. 一旦客户给予分类器足够的训练样本,软件则自动将组织区分为所需的类别并通过其独特的颜色进行标记。在本示例中,组织被区分为间质(绿色)和肿瘤(红色)。用户就可以完成实时可视化分类,并根据自己的偏好进行调整

开始着手所需任务。需要注意的是,此步骤的可靠性高度依赖于组织类型、组织质量和染色质量。

病理学家繁复的工作是一次又一次地对 IHC 染色结果进行评分。几乎所有数字图像分析软件都配有一个 IHC 或 IF 多重染色模块/工具,该模块/工具可基于不同染色表达同时分离出细胞与细胞组分,不仅区分出阳性细胞还分出细胞组分(细胞核、细胞质、细胞膜)。此外,它还具有测量染色阳性强度的功能,根据不同染色强度区分为阴性细胞、弱阳性(+)、中等阳性(++)或强阳性(+++)。用户可以在感兴趣的区域实时地显示这些色彩标记,并在有必要的时候进行微调。当配合使用组织分类器时,可以执行快速、准确和可重复的空间计数,以排除人肉眼的主观性。从 Ki-67 的自动计数,到人表皮生长因子受体 -2(human epithelial growth factor receptor 2,HER2)阳性肿瘤细胞计数,再到 H-score 计算,对细胞程序性死亡 - 配体 1(programmed cell death 1 ligand 1,PD-L1)进行评分,以及免疫细胞计数和表型分析(图 1-3a、b)都有着广泛的应用。实际临床应用已经帮助简化了病理诊断工作,原因

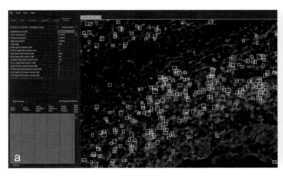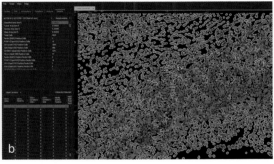

图 1-3 数字图像分析软件中的组织分类器工具

a. 这种高度复合免疫荧光(IF)染色全组织切片可以快速解析成独特的成分,从而提供稳定的分析结果。用户只需点击感兴趣的细胞类型的一些示例,以便训练软件分类功能。b. 分类器可快速地从组织中区分出所有用户自定义的、感兴趣的细胞,这是自动计数中非常强大的工具,特别是在免疫肿瘤学领域

是美国食品药品监督管理局已经批准数字病理和图像分析系统用于 HER2、雌激素受体和 Ki-67 的图像分析。为了帮助病理学家采纳和实施定量分析软件(QIA),将乳腺癌肿瘤标志物 HER2 的定量分析用于日常工作中,美国病理学家学院近期首次发行了用于乳腺癌 HER2 IHC 的循证临床实践指南。

DIA 软件常用的另一个有用的模块 / 工具是面积量化。这可以测量每个像素区域的阳性染色量(IHC 或 IF)(虚拟蛋白质印迹法),而不是基于每个细胞或物体(图1-4)。在无法轻易识别单元结构或区域输出更有意义的情况下,这非常有用。同样,当与组织分类器一起使用时,可以将区域评分为阴性,弱(+),中度(++)或强(+++)。用户可在感兴趣区域实时把染色细胞可视化,必要时进行微调。这是生物标志物开发中的有用工具,其中靶标的表达可以快速,可靠和可重复地量化。

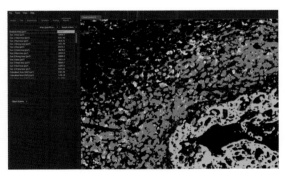

图 1-4 数字图像分析软件中的面积量化工具

数字图像分析(DIA)中的强大工具是面积量化。可测量每个像素区域的 IHC 或 IF 阳性染色量(虚拟蛋白质印迹法),而不是基于每个细胞或靶目标

目前 DIA 相对较新的功能模块 / 工具是空间分析。这是一种功能强大的分析工具,可以识别组织中细胞的接近度和相对空间分布。具体来说,它可以计算靶细胞或目标区域特定距离内的细胞数量,并进行最邻近分析。同样,用户可以实时地将其可视化并根据需要进行微调。

Beck 等发表了一个说明 DIA 稳定性的有力例证,他们设置了图像分析处理流程,包括基本图像处理和特征构造、组织分类功能的训练和应用,以及更高级别的特征建模,由此获取的乳腺癌患者显微图像交由计算病理学软件 C-Path 进行分析。C-Path 自动量化图像的形态特征并创建预后模型。他们发现预后模型评分与总体生存率密切相关,并不受临床、病理和分子因素影响。C-Path 的分析没有基于病理学家预先定义的特征,它们的图像分析系统是自动化的,没有手动步骤。此外,C-Path 鉴定间质中的特征是比常规使用肿瘤上皮细胞本

身能更好地预测患者存活情况。间质特征能提供统计学差异的预后信息,这一发现十分新颖,因为病理学家之前未明确或正式确定间质的形态学特征能提供临床需要的重要信息。

五、图像管理系统

数字病理学革命的一个组成部分是图像管理系统(IMS)。IMS 是数字病理实验室生成的所有数据的中央数据库,用于管理所有数据和 WSI,具有搜索功能。提供方便的源数据与跟踪工具,允许用户轻松添加其他数字信息。用户界面直观,采用大家熟悉的文件夹管理系统,并允许管理员将 WSI 和数据分为临床区和研究区,这些区域可为单个用户提供特定访问权限。功能强大的 IMS 具有强大的应用程序编程接口(API),可以与第三方软件无缝对接,例如医院的实验室信息系统(LIS)和 DIA 软件。它还应与数字扫描仪、AI、数字影像和医学数字影像和通信(digital imaging and communications in medicine,DICOM)系统无缝对接,并允许多个用户同时访问数据。IMS 可以使用云端或线下存储所有数据。高端 IMS 的另一个优点是它允许实时会诊,可以实时控制和驱动图像浏览器,这是远程病理学的重要功能。

六、远程病理技术

远程病理技术是利用现代互联网技术,通过跨区域传输病理图像和患者信息,实现远程肿瘤联诊、术中(冰冻切片)会诊、常规病例会诊和病理质控等各种临床应用,为有需要的偏远医疗机构提供病理诊断服务。远程病理技术可以让病理学家们对复杂的、具有挑战性的病例进行快速诊断。远程病理技术具有成本效益优势,并且诊断快速、覆盖面广,可以远距离为医疗机构提供病理诊断服务,从而为患者提供及时优质治疗方案。世界上许多国家,包括加拿大、瑞典、荷兰等,已经开始运用远程病理技术。例如在加拿大多伦多大学健康网络于 2006 年运用远程病理技术实现 WSI 切片的远距离传输,用于小型神经外科标本(<10mm)的远程冰冻切片首诊。截止到 2011 年,他们开展了 2 000 多个病例,对远程冰冻诊断与传统光学显微镜诊断进行比较,前者延迟率≤5%,误差率≤2%。如前所述,网络技术与全片数字化技术的进步为远程病理起飞铺平了道路。现在可以快速形成高分辨率虚拟切片,并且几乎可以在世界上任一个地方即时发送。通过高效 IMS,两名相隔数千英里的病理学家可以同时观看同一个虚拟切片,就好像他们在使用同一个双头显微镜一样。

七、深度学习

深度学习,也称为深层结构学习或层次学习,是人工智能的基础。人工智能也被称为机器智能,与人类展示的自然智能形成鲜明对比。深度学习是基于训练数据所表达的更广泛的机器学习方法的一部分,而不是特定于任务的算法。

病理学家的形态学模型识别能力是病理学的基石。这种能力有赖于病理学家的长期训练:病理学家在他/她的训练中阅读的切片越多,识别能力就越强。在这种训练过程中,病理学家既潜意识地也明确地将视觉模式与疾病关联起来。幸运的是,深度学习的进步与高分辨率成像技术一样快速,可以创建过去无法实现的大型病理学数据集。深度学习学习的快速发展与强大的技术,令数字病理取得无可比拟的进步。

随着免疫组织化学/免疫荧光(IHC/IF)方法以及分子病理学、数字病理学的进步,病理学所产生的大数据远远超出了人工分析它的能力。基于计算机的数据分析在现代临床病理学中最受欢迎,尤其是涉及分子病理学和数字病理学时。深度学习和 AI 的技术可分别应用于检测、定量、分类和预测。2016 年,美国国家人工智能研究和发展战略计划报告,在美国国立卫生研究院(National Institutes of Health,NIH)资助的乳腺癌淋巴结转移研究项目中,最佳的顶级 AI 分析系统目前已达到诊断错误率只有 7.5%,而病理学家的诊断错误率为 3.5%,进而发现,当顶级 AI 系统应用与病理学家结合时,错误率明显下降(0.5%)。正如预期的那样,顶级人工智能系统由深度学习方法主导。不幸的是,Camelyon16 数据集太小而不能适当地训练深度神经网络(deep neural networks,DNN)以实现峰值性能,更大的数据集可能会显著降低 DNN 错误率。最终,该项目证明了 DNN 在病理学诊断中的实用性,而错误的减少说明了 AI 系统和病理学家的互补性。

DNN 是一类算法,在过去几年视觉算法中表现出巨大潜力,其识别能力接近甚至超过人类。 DNN 分层结构的特征提取能排除图像中与特征提取无关信息变化的干扰,例如图像中某些非特征内容发生变化,仍然能维持特征提取(即图像改变但仍可由人工智能识别)。这意味着即使在次优背景或高噪声条件下,DNN 仍然可以保持高度辨别能力。DNN 最强大的功能之一是不受专业领域知识面限制。DNN 可自己从数据集中学习特征,并且无需人为干预即可进行真正的自动特征提取,并进行分割和分类。因此,病理学家不再需要耗时费神地标注数字切片,而标注工作通常是大规模深度学习项目的限速步骤。深度学习,又因有高通量扫描仪而快速推进。深度学习打开了以前不可能实现的开发大门,目前深度学习已经成为热门话题。

八、集合信息展望病理学的未来

将以上所有数字病理学信息整合在一起,可以形成当今的病理学实践。想象一下:病理学家在任意一处,安全登录他/她的设备,并登录到他/她所在机构的病理 IMS,然后加载"某日病例文件夹",这些文件夹由虚拟计算机病理学助理根据其机构的管理规范(即亚专业病理学家签名、每日当值病理医师、休假日等)自动进行分类归档。

在打开"某日病例文件夹"后,病理学家可以从两个新文件夹中进行选择:DNN 高取信度病例文件夹和 DNN 低取信度病例文件夹。这些病例都是经过 DNN 当天筛查即时处理的所有数字病理病例,并基于 DNN 对其判读的准确程度(例如低取信度病例可能是训练样本不足或具有挑战性/有趣病例的样本)而分类。机构可以根据其实际工作标准来设置高取信度和低取信度之间的截断值。对于高取信度的病例,DNN 已经基本做出了诊断,只等待病理学家签署报告。这样,病理学家所要做的是简要回顾病例,按下退出键并将所有数据推送到患者的 EMR 系统。实现此功能,可堪称为地球上最佳病理学家。这样,可以让病理学家将他/她的时间集中在具有挑战性的 DNN 低取信度病例上,利用他/她的专业知识,在极其复杂和/或罕见的情况下做出正确诊断。对于具有挑战性的病例,病理学家可以按下咨询按钮,并立即连接到可提供实时帮助的亚专科医师那边。通过 DNN 筛查病例,每位指派的病理学家所签出病理报告的质量将大大提高,患者治疗将得到优化。这也将使整个医疗机构病理诊断签署流程标准化。

DNN 另一个巨大优势是可为病理学家提供即时的 IHC 结果,这将最大程度地缩短周转时间并降低机构成本。在个性化医学时代,通过下一代测序(NGS)对更多肿瘤样本进行基因测序,从而优化治疗方案。DNN 可自动选择最具代表性的切片进行分子研究,标注切片,评估肿瘤细胞(体积)。在 NGS 肿瘤测序运行时,DNN 可以提供瞬时分子检测结果,如遗传基因改变,微环境不稳定状态和肿瘤基因突变负荷等。只要不受想象力的束缚,数字病理学的潜力是无穷无尽的。

总之,WSI 是数字病理学中的第一个关键步骤,它产生计算病理学,包括图像分析、深度学习和人工智能。现在已经到了实践数字病理学的关键时刻,病理学家通过向临床团队提供诊断、预后和疾病预测信息,在精准医学中发挥重要作用。在实践中纳入数字病理学和人工智能将提高病理学家的工作质量和效率,同时可为患者提供最佳的治疗方案。

(Marilyn M. Bui)

致谢: 美国 Moffitt 癌症中心 CLIA 组织成像实验室为本章提供的数据。我们还要感谢《病理信息学杂志》(*Journal of Pathology Informatics*)期刊编辑允许我们使用 www.jpathinformatics.org/content/10/1/9 中印刷的表格来完成本章。

第二章

数字病理的工程学基础

第一节　数字图像基础

一、数字图像

(一) 基本介绍

人眼直接观察到的实际物体、照片、图纸等原始信息都是连续的模拟信号,也可称为模拟图像。实际上,可以把模拟图像看作是一个连续变化的函数,图像上各点的灰度就是图像所在位置的函数。因为图像信息是连续的,理论上模拟图像已经包含了图像全部的信息,无论放大多少倍都能够看得很清楚。

由于目前的计算机只能处理数字信息,因此,要想在电脑或者显示终端看到图像,就需要通过数字化的采样与量化,将模拟信号转换成数字信号,这样我们看到的图像就称为数字图像。

1. 定义　数字图像,又称数码图像或数位图像,是二维图像用有限数字像素的表示。由数组或矩阵表示,其光照位置和强度都是离散的。数字图像是由模拟图像数字化得到的、以像素为基本元素的、可以用数字计算机或数字电路存储和处理的图像。数字图像的恰当应用通常需要数字图像与看到的现象之间关系的知识,也就是几何和光度学或者传感器校准,数字图像处理领域就是研究它们的变换算法。

2. 数字化采样　模拟图像转换成数字图像的过程需要进行数字化采样。

对连续图像 $f(x,y)$ 进行等间隔采样,在 (x,y) 平面上,将图像分成均匀的小网格,每个小网格的位置可以用整数坐标表示,这样采样值就对应了这个位置上网格的灰度值。若采样结果每行像素为 M 个,每列像素为 N 个,则整幅图像对应于一个 M×N 的数字矩阵,这样就获得了数字图像中关于像素的两个属性—位置和灰度。

在完成图像数字化采样以后,整个数字图像的输入、处理与输出的过程都可以在计算机中完成,它们具有电子数据文件的所有特性。

数字图像可以由许多不同的输入设备和技术生成,例如数码相机、扫描仪、坐标测量机、seismographic profiling、airborne radar 等,也可以从任意的非图像数据合成得到,例如数学函数或者三维几何模型,三维几何模型是计算机图形学的一个主要分支。数字图像处理领域就是研究它们的变换算法。

(二) 像素

1. 定义　像素(或像元,Pixel)是数字图像的基本元素。像素是在模拟图像数字化时对连续空间进行离散化得到的。每个像素具有整数行(高)和列(宽)位置坐标,同时每个像素都具有整数灰度值或颜色值。

通常,像素在计算机中保存为二维整数数组的光栅图像,这些值经常用压缩格式进行传输和储存。数字图像连续性的浓淡阶调是由许多色彩相近的小方点组成,这些小方点就是构成数字图像的最小单位"像素"。越高位的像素,其拥有的色板也就越丰富,越能表达颜色的真实感。人们也经常用点来表示像素,因此 PPI 有时缩写为 DPI(dots per inch)。用来表示一幅图像的像素越多,结果就更接近原始的图像,即图像的精度越高。

2. 像素深度　像素深度是指存储每个像素所用的位数,它也是用来度量图像的分辨率。像素深度决定彩色图像的每个像素可能有的颜色数,或者确定灰度图像的每个像素可能有的灰度级数。

例如,一幅彩色图像的每个像素用 R,G,B 3 个分量表示,若每个分量用 8 位,那么一个像素共用 24 位表示,就是说像素的深度为 24,每个像素可以是 16 777 216(2 的 24 次方)种颜色中的一种。在这个意义上,往往把像素深度说成是图像深度。表示一个像素的位数越多,它能表达的颜色数目就越多,而它的深度就越深。

虽然像素深度或图像深度可以很深,但各种视频图形阵列(video graphics array,VGA)的颜色深度却受到限制。例如,标准 VGA 支持 4 位 16 种颜色的彩色图像,多媒体应用中推荐至少用 8 位 256 种颜色。由于设备的限制,加上人眼分辨率的限制,一般情况下,不一定要追求特别深的像素深度。此外,像素深度越深,所占用的存储空间越大。相反,如果像素深度太浅,也会影响图像的质量,图像看起来让人觉得很粗糙和很不自然。

在用 32 位表示一个像素时,若 R,G,B 分别用 8 位表示,剩下的 8 位常称为 α 通道位,或称为属性位。它的用法可用一个预乘 α 通道的例子说明。假如一个像素(A,R,G,B)的 4 个分量都用规一化的数值表示,(A,R,G,B)为(1,1,0,0)时显示红色。当像素为(0.5,1,0,0)时,预乘的结果就变成(0.5,0.5,0,0),这表示原来该像素显示的红色的强度为 1,而现在显示的红色的强度降了一半。

用这种办法定义一个像素的属性在实际中很有用。例如在一幅彩色图像上叠加文字说明,而又不想让文字把图覆盖掉,就可以用这种办法来定义像素,而该像素显示的颜色又有人把它称为混合色。在图像产品生产中,也往往把数字电视图像和计算机生产的图像混合在一起,这种技术称为视图混合技术,它也采用 α 通道。

(三) 分辨率

在数字图像领域,分辨率决定了数字图像的清晰程度。但从模拟图像到数字图像的采集过程中,涉及采集的方方面面。因此,分辨率往往也是一个非常容易混淆的概念。

常见的分辨率有以下几种:

1. 像素分辨率　像素分辨率又称为图像分辨率,一般默认情况下,数字图像的分辨率就是指像素分辨率。

像素分辨率是度量位图图像数据量多少的一个参数,通常表示为像素 / 英寸(pixel per

inch，PPI）和点/厘米（pixel per centimeter，PPC）。简单地说，分辨率是指数字图像中单位平方英寸内像素数量的多少。分辨率越高，像素就多，图像包含的数据就越多，文件的体量（size）就越大，越能表现更丰富的细节。

如图2-1所示，可以明显看出左边的图像像素分辨率比右边图像低。

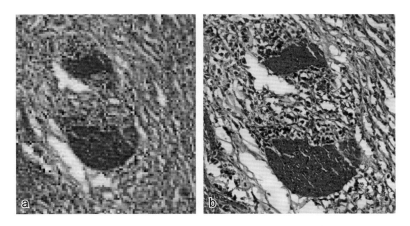

图2-1　图像像素分辨率对比

2. 显示分辨率　显示分辨率又称为屏幕分辨率，是屏幕图像的精密度，特指显示器所能显示的像素有多少。由于屏幕上的点、线和面都是由像素组成的，显示器可显示的像素越多，画面就越精细，同样的屏幕区域内能显示的信息也越多，所以显示分辨率是个非常重要的性能指标之一。可以把整个图像想象成是一个大型的棋盘，而分辨率的表示方式就是所有经线和纬线交叉点的数目。显示分辨率一定的情况下，显示屏越小图像越清晰，反之，显示屏大小固定时，显示分辨率越高图像越清晰。

高显示分辨率是保证彩色显示器清晰度的重要前提。显示器的点距是高显示分辨率的基础之一，大屏幕彩色显示器的点距一般有0.28、0.26、0.25。高分辨率的另一方面是指显示器在水平和垂直显示方面能够达到的最大像素点，一般有320×240、640×480、1 024×768、1 280×1 024等几种，好的大屏幕彩显通常能够达到1 600×1 280的分辨率。较高的分辨率不仅意味着较高的清晰度，也意味着在同样的显示区域内能够显示更多的内容。比如在640×480分辨率下只能显示一页内容，在1 600×1 280分辨率下则能同时显示两页。

3. 相机分辨率　这里的相机通常指数码相机。数码相机与普通照相机在胶卷上靠溴化银的化学变化来记录图像的原理不同，数码相机的传感器是一种光感应式的电荷耦合器件（charge-coupled device，CCD）或互补金属氧化物半导体（complementary metal oxide semiconductor，CMOS）。

数码相机分辨率的高低取决于相机中CCD或者CMOS芯片上单位尺寸感光元件数量的多少。单位尺寸感光元件数量越多，相机分辨率就越高。相同尺寸的CCD/CMOS像素增加固然是件好事，但这也会导致单个像素的感光面积缩小，有曝光不足的可能。因此相机分辨率并不是越大越好。

CCD/CMOS尺寸越大，感光面积越大，成像效果越好。1/1.8英寸的300万像素相机效果通常好于1/2.7英寸的400万像素相机（后者的感光面积只有前者的55%）。但如果在增加 CCD/CMOS 像素的同时想维持现有的图像质量,就必须在至少维持单个像素面积不减小的基础上增大 CCD/CMOS 的总面积。目前更大尺寸 CCD/CMOS 加工制造比较困难,成本也非常高。因此,CCD/CMOS 尺寸较大的数码相机,价格也较高。感光器件的大小直接影响数码相机的体积和重量。超薄、超轻的数码相机一般 CCD/CMOS 尺寸也小,而越专业的数码相机,CCD/CMOS 尺寸也越大。

4. 光学分辨率 通常是指显微物镜的分辨率。

显微物镜的分辨率即物面上能分开的最短距离,用以下公式计算:

$$\sigma = 0.61\lambda/NA \qquad\qquad 式2\text{-}1$$

其中,σ 为显微物镜分辨率,λ 为光源波长,NA 为显微物镜的数值孔径。

显然,在一套显微光学成像系统中,光学分辨率直接决定了数字显微图像的最高分辨能力。即使相机分辨率或者显示分辨率再高,光学分辨率不足,也无法采集到高质量的图像。

(四) 图像种类

每个图像的像素通常对应于二维空间中一个特定的"位置",并且有 1 个或者多个与那个点相关的采样值组成数值。根据这些采样数目及特性的不同可以将数字图像分成不同的类别,最常用的有二值图像、灰度图像、彩色图像、三维图像等。

1. 二值图像 即图像中每个像素的亮度值仅可以取值 0 或者 1。一个典型的二值图像如图 2-2 所示。

由二值图像特点可知,每个像素只有 0 和 1 两种取值,在计算机存储中只需要占 1bit 位,1 个字节(8bit)可以存储 8 个像素的值。因此,二值图像非常节省存储空间,在很多领域得到了广泛应用。

2. 灰度图像 也称为灰阶图像。图像中每个像素可以由 0(黑)到 255(白)的亮度值表示。0~255 之间表示不同的灰度级。图 2-3 为一个典型的 8 位灰度图像。

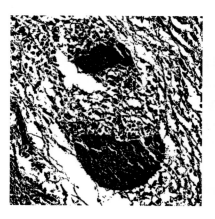 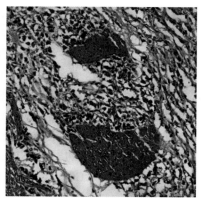

图 2-2 二值图像　　　　图 2-3 8 位灰度图像

灰度图像每个像素用一个字节来表示,因此所包含的信息要比二值图像丰富得多。当然,存储所占用的空间也要比二值图像大很多。

可以通过设置一个 0~255 之间的阈值将一个灰度图像转换成一个二值图像。

3. 彩色图像 是最常见的图像种类。图 2-4 是一个典型的 24 位彩色图像。

人眼之所以能够看到不同的颜色,实际上是由于观察对象吸收或者反射不同波长的光波形成的。例如,当在一个晴朗的日子里,我们看到阳光下的某物体呈现红色时,那是因为该物体吸收了其他波长的光,而把红色波长的光反射到我们人眼里的缘故。当然,我们人眼所能感受到的只是波长在可见光范围内的光波信号。当各种不同波长的光信号一同进入我们的眼睛的某一点时,我们的视觉器官会将它们混合起来,作为一种颜色接收下来。同样我们在对图像进行颜色处理时,也要进行颜色的混合,但我们要遵循一定的规则,即我们是在不同颜色模式下对颜色进行处理的。

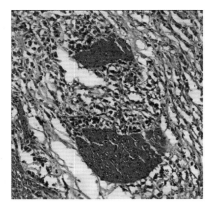

图 2-4　24 位彩色图像

常见的彩色图像模式有以下几种:

(1) RGB 模式:虽然可见光的波长有一定的范围,但我们在处理颜色时并不需要将每一种波长的颜色都单独表示。因为自然界中所有的颜色都可以用红(Red)、绿(Green)、蓝(Blue)这 3 种颜色波长的不同强度组合而得,这就是人们常说的三基色原理(RGB 模式)。因此,这 3 种光常被人们称为三基色或三原色。有时候我们亦称这三种基色为添加色(additive colors),这是因为当我们把不同光的波长加到一起的时候,得到的将会是更加明亮的颜色。把 3 种基色交互重叠,就产生了次混合色:青(cyan)、洋红(magenta)、黄(yellow)。这同时也引出了互补色(complement colors)的概念。基色和次混合色是彼此的互补色,即彼此之间最不一样的颜色。例如,青色由蓝色和绿色构成,而红色是缺少的一种颜色,因此青色和红色构成了彼此的互补色。在数字视频中,对 RGB 三基色各进行 8 位编码就构成了大约 1 677 万种颜色,这就是我们常说的真彩色。顺便提一句,电视机和计算机的监视器都是基于 RGB 颜色模式来创建其颜色的。

RGB 模式图像每个像素由 3 个 0~255 之间的字节来表达,一个为红色,一个为绿色,另一个为蓝色。

(2) CMYK 模式:CMYK 颜色模式是一种印刷模式。其中 4 个字母分别指青(cyan)、洋红(magenta)、黄(yellow)、黑(black),在印刷中代表 4 种颜色的油墨。CMYK 模式在本质上与 RGB 模式没有什么区别,只是产生色彩的原理不同,在 RGB 模式中由光源发出的色光混合生成颜色,而在 CMYK 模式中由光线照到有不同比例 C、M、Y、K 油墨的纸上,部分光谱被吸收后,反射到人眼的光产生颜色。由于 C、M、Y、K 在混合成色时,随着 C、M、Y、K 4 种成分的增多,反射到人眼的光会越来越少,光线的亮度会越来越低,所以 CMYK 模式产生颜色的方法又被称为色光减色法。CMYK 一般都用百分比来表示。

(3) Lab 颜色模式:Lab 颜色是由 RGB 三基色转换而来的,它是由 RGB 模式转换为 HSB 模式和 CMYK 模式的桥梁。该颜色模式由一个发光率(Luminance)和两个颜色(a,b)轴组成。它由颜色轴所构成的平面上的环形线来表示色的变化,其中径向表示色饱和度的变化,自内向外,饱和度逐渐增高;圆周方向表示色调的变化,每个圆周形成一个色环;而不同的发光率表示不同的亮度并对应不同环形颜色变化线。它是一种具有"独立于设备"的颜色模式,即不论使用任何一种监视器或者打印机,Lab 的颜色不变。其中 a 表示从洋红至绿色的范围,b 表示黄色至蓝色的范围。LAB 一般都是由 0~100 的数值来表示。

（4）HSB 颜色模式：从心理学的角度来看，颜色有 3 个要素：色泽（hue）、饱和度（saturation）和亮度（brightness）。HSB 颜色模式便是基于人对颜色的心理感受的一种颜色模式。它是由 RGB 三基色转换为 Lab 颜色模式，再在 Lab 颜色模式的基础上考虑了人对颜色的心理感受这一因素而转换成的。因此这种颜色模式比较符合人的视觉感受，让人觉得更加直观一些。它可由底与底对接的两个圆锥体立体模型来表示，其中轴向表示亮度，自上而下由白变黑；径向表示色饱和度，自内向外逐渐变高；而圆周方向，则表示色调的变化，形成色环。其中，H 一般用 0~360 之间的数值表示，S 和 B 一般用百分比来表示。

（5）对应关系：以上各种颜色模式之间可以根据需要相互转化，图 2-5 可以看出几种模式之间的数值关系。

4. 三维图像 三维图像是由一组堆栈的二维图像组成。每一幅图像表示该物体的一个横截面。数字图像也用于表示在一个三维空间分布点的数据，例如，计算机断层扫描（CT）设备生成的图像，在这种情况下，每个数据都称作一个体素。

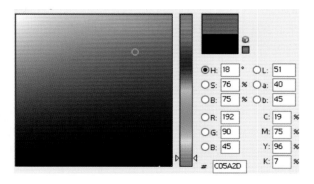

图 2-5　几种模式之间的数值关系

三维图像在显微影像学中的应用也非常广泛，如图 2-6 所示，细胞图像在显微成像中不同的细胞处在不同的焦平面上，因此很难在同一个横截面中显示所有的图像，应用三维图像扫描就能将每个横截面的图像都保存下来，以便分层查看。

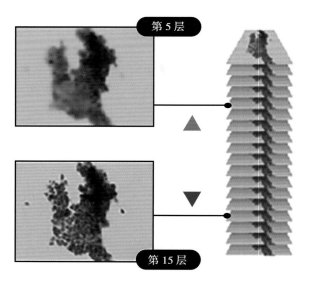

图 2-6　细胞图像在显微成像中的不同的焦平面

（五）图像格式

数字图像都以图像文件的格式保存在计算机中。图像格式是计算机存储图像文件的格式，常见的存储的格式有 BMP、JPG、PNG、TIFF 及 RAW 等。

1. BMP 格式 也称位图格式，是一种与硬件设备无关的图像文件格式，使用非常广泛。它采用位映射存储格式，除了图像深度可选以外，不采用其他任何压缩，因此，BMP 文件所占用的空间很大。BMP 文件的图像深度可选 1bit、4bit、8bit、24bit 或者 32bit。BMP 文件存储数据时，图像的扫描方式是按从左到右、从下到上的顺序。

由于 BMP 文件格式是 Windows 环境中交换与图有关的数据的一种标准，因此在 Windows 环境中运行的图形图像软件都支持 BMP 图像格式。

典型的 BMP 图像文件由三部分组成：位图文件头数据结构，它包含 BMP 图像文件的类型、显示内容等信息；位图信息数据结构，它包含有 BMP 图像的宽、高、压缩方法，以及定义颜色等信息。

BMP 是 Windows 位图,可以用任何颜色深度(从黑白到 24 位颜色)存储单个光栅图像。Windows 位图文件格式与其他 Microsoft Windows 程序兼容。它不支持文件压缩,也不适用于 Web 页。

2. JPG 格式　JPEG 也是最常见的一种图像格式,它是由联合图像专家组(Joint Photographic Experts Group)联合制定,是一种有损压缩格式,能够将图像压缩在很小的储存空间,图像中重复或不重要的资料会被丢失,因此容易造成图像数据的损伤。尤其是使用过高的压缩比例,将使最终解压缩后恢复的图像质量明显降低,如果追求高品质图像,不宜采用过高压缩比例。

但是 JPG 压缩技术十分先进,它用有损压缩方式去除冗余的图像数据,在获得极高的压缩率的同时能展现十分丰富生动的图像,换句话说,就是可以用最少的磁盘空间得到较好的图像品质。而且 JPG 是一种很灵活的格式,具有调节图像质量的功能,允许用不同的压缩比例对文件进行压缩,支持多种压缩级别,压缩比通常在 10∶1 到 40∶1 之间,压缩比越大,品质就越低;相反地,压缩比越小,品质就越好。比如可以把 1.37M 的 BMP 位图文件压缩至 20.3K。当然也可以在图像质量和文件尺寸之间找到平衡点。JPG 格式压缩的主要是高频信息,对色彩的信息保留较好,适用于互联网,可减少图像的传输时间,可以支持 24bit 真彩色,也普遍应用于需要连续色调的图像。

JPG 格式的应用非常广泛,特别是在网络和光盘读物上,都能找到它的身影。各类浏览器均支持 JPG 这种图像格式,因为 JPG 格式的文件尺寸较小,下载速度快。

JPG 2000 作为 JPG 的升级版,其压缩比较 JPG 高约 30%,同时支持有损和无损压缩。JPG 2000 格式有一个极其重要的特征在于它能实现渐进传输,即先传输图像的轮廓,然后逐步传输数据,不断提高图像质量,让图像由朦胧到清晰显示。此外,JPG 2000 还支持所谓的"感兴趣区域"特性,可以任意指定影像上感兴趣区域的压缩质量,还可以选择指定的部分先解压缩。

JPG 2000 和 JPG 相比优势明显,且向下兼容,因此可取代传统的 JPG 格式。JPG 2000 即可应用于传统的 JPG 市场,如扫描仪、数码相机等,又可应用于新兴领域,如网络传输、无线通信等。

目前,JPG 2000 还没有得到更广泛应用的原因是编码界面花费的计算资源较大,速度较慢。随着 GPU 的广泛使用,相信在不久就会逐步取代 JPG 格式。

3. PNG 格式　全称为便携式网络图形(portable network graphics),是网上接收的最新图像文件格式。PNG 能够提供长度比 GIF 小 30% 的无损压缩图像文件。它同时提供 24 位和 48 位真彩色图像支持以及其他诸多技术性支持。

PNG 格式最大的优点是支持高级别无损耗压缩,同时还支持 alpha 通道透明度、伽马校正等,也是一种非常常见的图像格式。

4. TIFF 格式　全称是标签图像文件格式(tagimage fileformat)。它是由 Aldus 和 Microsoft 公司为桌上出版系统研制开发的一种较为通用的图像文件格式。

TIFF 图像文件由 3 个数据结构组成,分别为文件头、1 个或多个称为 IFD 的包含标记指针的目录以及数据本身。TIFF 图像文件中的第一个数据结构称为图像文件头或 IFH。这个结构是一个 TIFF 文件中唯一的、有固定位置的部分;IFD 图像文件目录是一个字节长度可变的信息块,Tag 标记是 TIFF 文件的核心部分,在图像文件目录中定义了要用的所有图像参数,目录中的每一目录条目就包含图像的一个参数。

TIFF 格式灵活易变,它又定义了 4 类不同的格式:TIFF-B 适用于二值图像;TIFF-G 适用于黑白灰度图像;TIFF-P 适用于带调色板的彩色图像;TIFF-R 适用于 RGB 真彩图像。TIFF 支持多种编码方法,其中包括 RGB 压缩、RLE 压缩、JPEG 压缩等。

TIFF 是现存图像文件格式中最复杂的一种,它具有扩展性、方便性、可改性,可以提供给 IBM PC 等环境中运行、图像编辑程序。因此,很多复杂的数字图像应用场景,如数字病理图像,一些 CT 和核磁图像都采用 TIFF 图像格式。

5. RAW 格式 RAW 的中文解释是"原材料"或"未经处理的东西"。RAW 文件包含了源图片文件在传感器产生后,进入照相机图像处理器之前的一切照片信息。用户可以利用 PC 上的某些特定软件对 RAW 格式的图片进行处理。

RAW 数据通常指数码相机输出的原始数据,我们应该知道传统的传感器中,每个像素只负责获得一种颜色。每个像素承载的数据通常有 10 或 12 位(12 位最常用),而这些数据就能储存到 RAW 文件里面。照相机内置图像处理器通过这些 RAW 数据进行插值运算,计算出 3 个颜色通道的值,输出一个 24 位的 JPG 或 TIFF 图像。虽然 TIFF 文件保持了每颜色通道 8 位的信息,但它的文件大小比 RAW 更大(TIFF:3×8 位颜色通道;RAW:12 位 RAW 通道)。JPG 通过压缩照片源文件,减少文件大小,但压缩是以牺牲画质为代价的。因此,RAW 是上述两者的平衡,它既保证了照片的画质和颜色,又节省储存空间(相对于 TIFF)。一些高端的数码相机更能输出几乎是无损的压缩 RAW 文件。

许多图像处理软件可以对照相机输出的 RAW 文件进行处理。这些软件提供了对 RAW 格式照片的锐度、白平衡、色阶和颜色的调节。此外,由于 RAW 拥有 12 位数据,你可以通过软件,从 RAW 图片的高光或昏暗区域抓取照片细节,这些细节不可能在每通道 8 位的 JPG 或 TIFF 图片中找到。

在数字图像处理领域,很多研发人员也喜欢使用这种图像格式。通过对底层数据的获取和分析,可以得到更多更精细的信息,给后续处理带来帮助。

二、数字图像处理

数字图像处理(digital image processing)是通过计算机对图像进行去除噪声、增强、复原、分割、提取特征等处理的方法和技术。数字图像处理的产生和迅速发展主要受 3 个因素的影响:一是计算机的发展;二是数学的发展(特别是离散数学理论的创立和完善);三是广泛的农牧业、林业、环境、军事、工业和医学等方面的应用需求的增长。

(一) 概述

1. 发展历史 数字图像处理最早出现于 20 世纪 50 年代,当时的电子计算机已经发展到一定水平,人们开始利用计算机来处理图形和图像信息。数字图像处理作为一门学科大约形成于 20 世纪 60 年代初期。早期的图像处理的目的是改善图像的质量,它以人为对象,以改善人的视觉效果为目的。图像处理中,输入的是质量低的图像,输出的是改善质量后的图像,常用的图像处理方法有图像增强、复原、编码、压缩等。首次获得实际成功应用的是美国喷气推进实验室(JPL)。他们对航天探测器徘徊者 7 号在 1964 年发回的几千张月球照片使用了图像处理技术,如几何校正、灰度变换、去除噪声等方法,并考虑了太阳位置和月球环境的影响,由计算机成功地绘制出月球表面地图,获得了巨大的成功。随后又对探测飞船发回的近十万张照片进行更为复杂的图像处理,以致获得了月球的地形图、彩色图及全景镶嵌图,为人类登月奠定了基础,也推动了数字图像处理这门学科的诞生。在以后的宇航空间技术,如对火星、土星等星球的探测研究中,数字图像处理技术都发挥了巨大的作用。

2. **应用领域**　图像数据是人类获取和交换信息的主要来源,因此,图像处理的应用领域必然涉及人类生活和工作的方方面面。随着人类活动范围的不断扩大,图像处理的应用领域也将随之不断扩大。

数字图像处理在生物医学工程方面的应用十分广泛,而且很有成效。除了上面介绍的CT技术之外,还有一类是对医用显微图像的处理分析,如红细胞、白细胞分类,染色体分析,癌细胞识别等。此外,在X线肺部图像增晰、超声波图像处理、心电图分析、立体定向放射治疗等医学诊断方面都广泛地应用图像处理技术。

3. **基本特点**　数字图像处理的信息大多是二维信息,处理信息量很大。如一幅256×256低分辨率黑白图像,要求约64kbit的数据量;对高分辨率彩色512×512图像,则要求768kbit数据量;如果要处理30帧/s的电视图像序列,则每秒要求500kbit~22.5Mbit数据量。因此对计算机的计算速度、存储容量等要求较高。

另外很重要的一个特点是,数字图像处理后的图像一般是给人观察和评价的,因此受人的因素影响较大。由于人的视觉系统很复杂,受环境条件、视觉性能、人的情绪爱好以及知识状况影响很大,图像质量的评价还有待进一步深入研究。另一方面,计算机视觉是模仿人的视觉,人的感知机制必然影响着计算机视觉的研究。例如,什么是感知的初始基元,基元是如何组成的,局部与全局感知的关系,优先敏感的结构、属性和时间特征等,这些都是心理学和神经心理学正在着力研究的课题。

(二) 图像转换

由于图像阵列很大,直接在空间域中进行处理,涉及计算量很大。因此,往往采用各种图像变换的方法,如傅里叶变换、沃尔什变换、离散余弦变换等间接处理技术,将空间域的处理转换为变换域处理,不仅可减少计算量,而且可获得更有效的处理图像数据。此外,在图像数据从采集端到终端处理的过程中,也会用到大量的图像数据转换,如Bayer转换成RGB,RGB和YUV之间的互换等。

1. **Bayer转换**　镜CCD(charge-coupled device)通过滤镜将普通的入射光分为红绿蓝RGB 3个分量。很容易联想到普通的图片每个像素点都包含RGB 3个分量的信息,这很容易误导我们认为CCD也接收了每个像素点的3个通道的信息。然而实际上每一个像素点CCD都只接收了RGB 3个分量中的1个分量。可能的排列方式是"RG/GB""BG/GR""GR/BG""GB/RG"中的其中一种。原理图如图2-7所示。

将Bayer Pattern的格式转换为RGB,那就需要通过插值的方式将每个像素点中丢失的两个颜色找回来。有几种插值的方式可以使用,但是最常用的方法是线性插值的方法对红色(R)和蓝色(B)分量进行插值。对RGB的计算方法如图2-8所示。

以"G测试点"为例,G数值有了,用G点的正上加正下方R的值除以2得到R值,B值用同样方法求得,即正左加正右除以2。

以"B测试点"为例,B数值有了,用B点的左上、右上,左下,右下4个角的R的值相加除以4得到R值,G值用正左,正右,正上,正下4个值相加除以4求得。

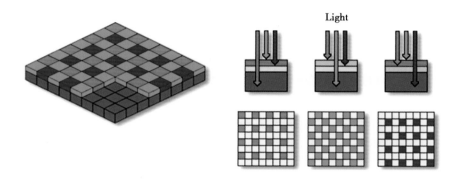

图 2-7 Bayer 转换原理图

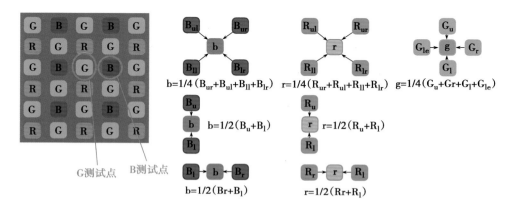

图 2-8 RGB 的计算方法

2. YUV 转换 YUV 是被欧洲电视系统所采用的一种颜色编码方法(属于 PAL),是 PAL 和 SECAM 模拟彩色电视制式采用的颜色空间。在现代彩色电视系统中,通常采用三管彩色摄影机或彩色 CCD 摄影机进行取像,然后把取得的彩色图像信号经分色、分别放大校正后得到 RGB,再经过矩阵变换电路得到亮度信号 Y 和两个色差信号 B-Y(即 U)、R-Y(即 V),最后发送端将亮度和色差 3 个信号分别进行编码,用同一信道发送出去。这种色彩的表示方法就是所谓的 YUV 色彩空间表示。采用 YUV 色彩空间的重要性是它的亮度信号 Y 和色度信号 U、V 是分离的。

主要的采样格式有 YCbCr 4∶2∶0、YCbCr 4∶2∶2、YCbCr 4∶1∶1 和 YCbCr 4∶4∶4。其中 YCbCr 4∶1∶1 比较常用,其含义为:每个点保存一个 8bit 的亮度值(也就是 Y 值),每 2×2 个点保存一个 Cr 和 Cb 值,图像在肉眼中的感觉不会起太大的变化。因此,原来用 RGB(R,G,B 都是 8bit unsigned)模型,1 个点需要 8×3=24bits(全采样后,YUV 仍各占 8bit)。按 4∶1∶1 采样后,而现在平均仅需要 8+(8/4)+(8/4)=12bits ﹝4 个点,8×4(Y)+8(U)+8(V)=48bits﹞,平均每个点占 12bits。这样就把图像的数据压缩了一半。

YUV 与 RGB 的转换公式如下:

$$Y=0.299 \times R+0.587 \times G+0.114 \times B$$
$$U=0.436 \times (B-Y)/(1-0.114)+128$$
$$V=0.615 \times (R-Y)/(1-0.299)+128$$

式 2-2

其中 Y 分量形成的图像也可以认为是彩色图像对应的灰度图像。

（三）图像增强

从数字成像设备采集到的原始图像数据往往需要经过一定的处理，以适应人眼的观察。因此需要利用数字图像处理技术对图像进行调整。图像增强的目的是提高图像的质量，如去除噪声，提高图像的清晰度等。图像增强不考虑图像降质的原因，突出图像中所感兴趣的部分。如强化图像高频分量，可使图像中物体轮廓清晰，细节明显；如强化低频分量可减少图像中噪声影响。

1. 白平衡调整　一个数字图像从目标对象到形成原始图像数据，受到影响的因素很多，包括光源位置、光源均匀性、镜头的位置、相机的垂直度等。这些因素的叠加导致采集到的图像难以达到完美的效果。因此，采集到的数字图像一般来说首先需要经过白平衡校正。

所谓白平衡校正，就是用成像系统首先采集一个系统认为是"白"色的完美图像。一般来说，可以定义为这个图像每个像素（R,G,B）的值是完全相同的，通常选择为 230~250 之间的一个数字。

例如，图 2-9a 图就是我们选择在某个成像系统下采集的最好的"白"色图像（为不与背景混淆，选择的图像平均灰度为 230），可以看出，图像并不均匀，中间会比四周的颜色要亮一些，除此之外，整体颜色还有点偏红色（即大部分的 R 要高于 G 和 B）。

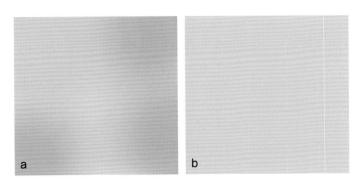

图 2-9　"白"色图像
a. 原始图像；b. 白平衡之后的图像

在成像系统完全固定的前提下，每个完美的"白"色图像都会呈现这样的图像。那么，如果我们用一个校正图像去与这个图像做补偿，那么可以通过补偿图像获得真正完美的图像，就像图 2-9b 所示。

补偿算法可以用较为简单的乘法来补偿。

例如，假设我们希望完美图像的像素值为 240，对于现在采集到的图像来说，我们对每个像素的补偿因子都进行如下计算：

$$C_i = 240/G_i \qquad\qquad 式 2\text{-}3$$

其中，G_i 为下标为 i 的像素点的颜色灰度值。C_i 为该点计算得到的补偿因子。

那么，对该成像系统采集到的每个图都做这样的处理：

$$G_i = 240/C_i \qquad\qquad 式 2\text{-}4$$

经过这样的补偿计算，上述左边的不均匀图像就可以变换成右边的完美"白"色图像了。

2. 亮度调整 亮度调整也是最基本的图像处理方法之一。一般是对一些成像较暗的图像亮度做调整,增加图像的亮度以便更适合人眼观察。

图 2-10a 是处理前的原始图,b 是亮度调整之后的图像,可以看出调整后的图像亮度更佳。

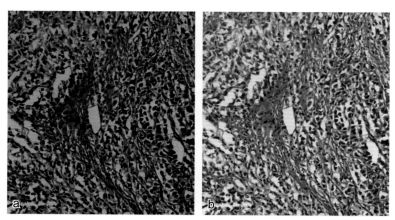

图 2-10 亮度调整前后对比

a. 原始图像;b. 亮度调整之后的图像

亮度调整的算法很简单,对于图像每个像素的计算方法如下:

$$Gi=Gi+L$$ 式 2-5

其中,Gi 就是需要调整的像素值,L 就是调整量,如果 L 为正,那么调整后图像亮度会增加;L 为负,调整后图像亮度会降低。

3. 伽马(Gamma)校正 所谓伽马(Gamma)校正就是对图像的伽马曲线进行编辑,以对图像进行非线性色调编辑的方法,检出图像信号中的深色部分和浅色部分,并使两者比例增大,从而提高图像对比度效果。计算机绘图领域惯以此屏幕输出电压与对应亮度的转换关系曲线,称为伽马曲线(Gamma curve)(图 2-11)。

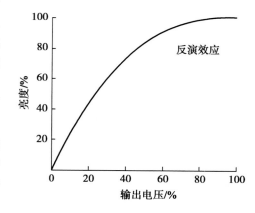

图 2-11 伽马曲线

以传统 CRT(cathode ray tube)屏幕的特性而言,该曲线通常是一个乘幂函数,Y=(X+e)^γ,其中,Y 为亮度、X 为输出电压、e 为补偿系数、乘幂值(γ)为伽马值,改变乘幂值(γ)的大小,就能改变 CRT 的伽马曲线。典型的伽马值是 0.45,它会使 CRT 的影像亮度呈现线性。

Gamma 变换,就是图像中的每一个像素,都进行如下变换:

$$Gi=256×[(Gi/256)^{Ga}]$$ 式 2-6

其中,Gi 表示某个像素的值,Ga 表示 Gamma 变换的参数。当 Ga<1 时,Ga 的值越小,对图像低灰度值的扩展越明显;当 Ga>1 时,Ga 的值越大,对图像高灰度值部分的扩展越明显。

这样就能够显示更多的图像的低灰度或者高灰度细节。

那么,对这个像素进行校正需要根据 Gamma 参数对输入值进行变换。

对整个图像来说,基于上述原理,我们只需为 0~255 之间的每个整数执行一次预补偿操作,将其对应的预补偿值存入一个预先建立的 Gamma 校正查找表,就可以使用该表对任何像素值在 0~255 之间的图像进行 Gamma 校正,大幅度提高计算效率。

图 2-12 分别是 Gamma 校正前(a 图)和校正后(b 图)的图,Gamma 参数为 2.0。

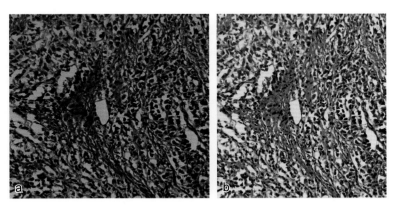

图 2-12　图像 Gamma 校正前后对比

4. 对比度增强　对比度对视觉效果的影响非常关键,一般来说,对比度越大,图像越清晰醒目,色彩也越鲜明艳丽;而对比度小,则会让整个画面都灰蒙蒙的。高对比度对于图像的清晰度、细节表现、灰度层次表现都有很大帮助。在一些黑白反差较大的文本显示、CAD显示和黑白照片显示等方面,高对比度产品在黑白反差、清晰度、完整性等方面都具有优势。

图像对比度增强的方法可以分成两类:一类是直接对比度增强方法;另一类是间接对比度增强方法。直方图拉伸和直方图均衡化是两种最常见的间接对比度增强方法。直方图拉伸是通过对比度拉伸对直方图进行调整,从而"扩大"前景和背景灰度的差别,以达到增强对比度的目的,这种方法可以利用线性或非线性的方法来实现。直方图均衡化则通过使用累积函数对灰度值进行"调整"以实现对比度的增强。图 2-13 分别是对比度增强变换前(a 图)和变换后(b 图)的图。

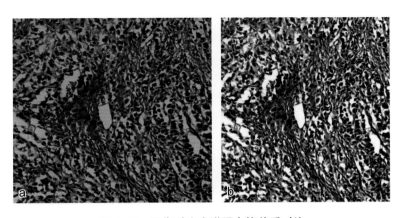

图 2-13　图像对比度增强变换前后对比

5. 图像锐化　图像锐化(image sharpening)是补偿图像的轮廓,增强图像的边缘及灰度跳变的部分,使图像变得清晰的一种常用图像处理方法。这种滤波方法提高了物体边缘与周围像元之间的反差,因此也被称为边缘增强。

图像锐化算法通常通过其逆运算导数(梯度)或有限差分来实现,分为高通滤波和空域微分法。图像的边缘或线条的细节(边缘)部分与图像频谱的高频分量相对应,因此采用高通滤波让高频分量顺利通过,并适当抑制中低频分量,使图像的细节变得清楚,实现图像的锐化。

图像锐化可以在一定程度上提高图像的清晰度,但同时也会提高背景噪音的突出程度。因此,需要根据实际情况选择合适的锐化因子。

图 2-14 分别是图像锐化变换前(a 图)和变换后(b 图)的图。

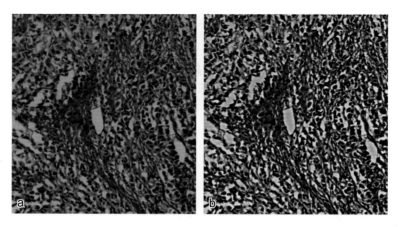

图 2-14　图像锐化变换前后对比

6. 饱和度增强　饱和度是指色彩的鲜艳程度,也称色彩的纯度,它是"色彩三属性"之一,可用 HSL 颜色空间里的 S 来表示。饱和度取决于该色中含色成分和消色成分(灰色)的比例。含色成分越大,饱和度越大;消色成分越大,饱和度越小。纯的颜色都是高度饱和的,如鲜红、鲜绿。混杂上白色、灰色或其他色调的颜色是不饱和的颜色,如绛紫、粉红、黄褐等。完全不饱和的颜色根本没有色调,如黑白之间的各种灰色。

对一个数字图像来说,彩色图像的饱和度越高,那么图像的颜色看上去就越深,红的更红,蓝的更蓝。对于医学图像来说,如果目标对象染色不足,可以通过调整饱和度来使得图像更适合人眼观察。

图 2-15 分别是图像饱和度增强前(a 图)和增强后(b 图)的图。

7. 色彩空间调整　色彩是人的眼睛对于不同频率的光线的不同感受,色彩既是客观存在的(不同频率的光)又是主观感知的,有认识差异。所以人类对于色彩的认识经历了极为漫长的过程,直到近代才逐步完善起来。

色彩模型是描述使用一组值(通常使用 3 个、4 个值或者颜色成分)表示颜色方法的抽象数学模型。最常用的就是光学三原色模式(RGB),以及对应的 3 种反色(青、紫、黄),如图 2-16 所示。

有的时候,我们并不想对所有颜色都增强,只想增强需要增强的颜色。例如,在病理切

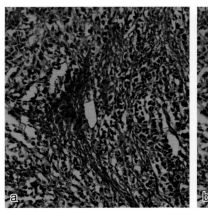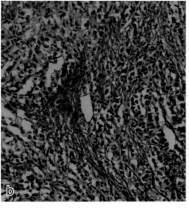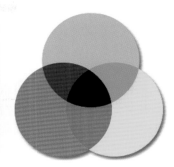

图 2-15　图像饱和度增强前后对比　　　　　　图 2-16　光学三原色模式以
　　　　　　　　　　　　　　　　　　　　　　　　及对应的反色

片数字切片中,对 HE 染色切片就只需要增强红色和蓝色信息,这时候就不能用饱和度增强了,只需要改变颜色空间对应的颜色即可。图 2-17 分别是原图(a 图)和增强了红色和蓝色光亮后(b 图)的图。

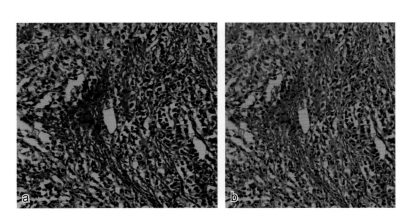

图 2-17　增强红蓝色光亮后的对比图

第二节　病理数字成像

一、概述

随着成像技术和计算机处理技术的高速发展,数字病理技术及其应用正处于指数级增长的发展期。现在,以接近光学显微镜分辨极限的全片数字扫描已经可以在 1min 以内完成,同时还可以对荧光切片实现全片数字化,也可以通过多光谱技术进行全片数字化成像。越来越多的计算机辅助算法可以实现对复合抗体染色的细胞亚结构进行计数和分析。随着显微分析迈入数字化时代,主要图像特征与高维基因组分析相结合已经成为可能。本节主要回顾数字病理技术以及其在临床和科研领域的主要应用。

二、全片数字化成像和数字病理

自从 Wetzel 和 Gilbertson 于 1999 年完成第一台全片数字化成像（whole slide imaging，WSI）系统的研发，在过去的近 20 年，WSI 技术在病理领域的各种应用获得了快速增长。

WSI 系统是由电脑控制精密机构对样本全区域自动成像的系统，所有的 WSI 系统包含以下主要硬件功能模组：光学照明模组、显微光学模组、精密控制模组、数字成像模组等。

不同系统的各功能模组会有差异，光学照明模组主要有科勒照明和临界照明；显微光学模组主要区别在物镜的数字孔径（numeric aperture，NA）和放大倍率（magnification）；数字成像模组主要集中在二维面阵（area sensor）成像技术和一维线阵（Line Sensor）成像技术两种；根据数字成像技术的差异，精密控制模组存在 X-Y-Z 三维控制和 X/Y-Z 二维控制的差异。

目前市面上主流 WSI 系统主要分为两大类：①基于 X-Y-Z 三维精密控制技术的面阵成像系统；②基于 X/Y-Z 二维精密控制的线阵成像技术。上述两类成像技术的差异产生对形成最终全切片图像需要不同的图像拼接技术，即二维成像技术需要复杂的二维图像拼接技术，一维成像技术对图像拼接相对简单。

各种 WSI 系统尽管有控制精度和扫描成像速度的差异，但实际影响成像效果和质量的关键指标还是与光学显微镜一样，包括数字孔径（numeric aperture，NA）和放大倍数（magnification）。

1. 数字孔径 是在固定物距工作模式下收集光线和分辨细节的光学能力。成像光波穿过样本后以倒锥形进入物镜。白光是由波长在 400~700nm 的宽频电磁波组成，其中绿光波长对应于 550nm 为中心的频谱区间，在显微镜上观察微小物体时（如典型的染色切片），入射在这些微小物体上的光线发生衍射现象，从而使光线偏离原来的路径和方向，物体越小，入射光线的衍射越明显，物镜的数字孔径越高，就可以收集倾斜角度越大的光线，从而形成更高的光学分辨能力，看到更为细微的物体结构。

因此，数字孔径直接决定光学显微镜和 WSI 系统的光学分辨能力，其定义如下：

$$NA = \eta \cdot \sin(\alpha) \qquad \text{式 2-7}$$

其中，α 等于物镜开口角的一半，η 是物镜和保护样本的盖玻片之间使用的浸没介质的光学折射率（$\eta=1$ 表示空气；$\eta=1.51$ 表示油或玻璃）。

由于光的波动特性和与这些现象相关的衍射，显微镜物镜的分辨率由能够进入前透镜的光波的角度确定，因此所有光学成像都会受衍射限制，虽然这个限制纯粹是理论上的，但即使是没有任何成像误差的理想的物镜的分辨率也是有限的。

如果物镜在中间成像平面上投影分辨能力大于人眼的分辨能力，观察者将错过图像中的细微信息。如果图像被放大超出其物理分辨能力，则会出现无效放大现象。由于这些原因，适合显微观察的有效放大率应该最好超过物镜数值孔径的 500 倍，但不高于数值孔径的 1 000 倍。

光学分辨率可以根据恩斯特·阿贝（Ernst Abbe）在 19 世纪晚期引入的公式计算，并代表光学显微镜图像清晰度的度量：

$$Resolution_{x,y} = \lambda/2 \left[\eta \cdot \sin(\alpha) \right] \qquad \text{式 2-8}$$

代入数字孔径计算公式，光学分辨率与数字孔径的关系为：

$$Resolution_{x,y} = 0.61\lambda/NA_{Obj} \qquad \text{式 2-9}$$

其中,λ 是光的成像波长,NA 等于物镜数字孔径。

从上面的公式可以得出结论:光的波长越短,光学分辨率越高;物镜数字孔径越大,光学分辨率越高。

2. 放大倍数(Magnification)　光学放大是增大物体的表观尺寸而非物理尺寸的过程。该放大量通常也称为"放大倍数"的计算数量来量化。当该数字小于 1 时,是指表观尺寸的缩小,反之即为表观尺寸的放大。

线性放大,对于真实图像,例如投影在屏幕上的图像,尺寸表示线性尺寸(例如,以毫米或英寸为测量单位)。

对于带目镜的光学仪器,不能给出目镜中看到的图像的线性尺寸(无限远的虚像),因此尺寸是指物体在焦点处所对的角度(角度大小)。角度放大率可以计算为:

$$MA=\frac{\tan \varepsilon}{\tan \varepsilon_0} \qquad 式\ 2\text{-}10$$

其中,ε_0 表示物体在物镜前焦点处所对的角度,ε 是目镜后焦点处的图像所对的角度。

常用光学显微镜的角度放大倍数为:

$$MA=Mo\times Me \qquad 式\ 2\text{-}11$$

其中,Mo 表示物镜放大倍数,Me 表示目镜放大倍数。

譬如,一台 20× 物镜的显微镜在 10× 目镜下观察,物体的表观放大倍数为 200 倍。

同样,相对于通过目镜观察的显微镜,WSI 系统成像后的物体观察是在显示器上完成的,因此,WSI 的放大倍数通常定义为:

$$MA=Mo\times Me\times D \qquad 式\ 2\text{-}12$$

相同的,Mo 表示物镜放大倍数,Me 表示从物镜到相机之间的光学组件的总放大倍数,D 表示相机有效成像区域到图像显示终端的数字放大倍数。

譬如,一台 WSI 系统,其使用物镜为 20×、光路放大倍数为 1×,相机成像的感光芯片的大小为 1/2 英寸,那么样本在该 WSI 系统成像后,在 25 英寸显示器观察的物体表观放大倍数为 1 000 倍(无软件放大)。

基于 WSI 系统,整张病理样本切片可以自动生成数字切片或者虚拟切片,病理医师可以通过软件实现在电脑或者各种移动终端的浏览,模拟与使用光学显微镜相似的用户体验和功能。传统的静态显微镜成像和动态显微镜成像(遥控显微镜)技术都会遇到无法获取高分辨率的完整的全片信息,需要进行远端控制,需要长时间才能完成整张片子的观察等制约,WSI 技术突破了传统静态显微镜成像和动态显微镜成像的制约,真正带来了病理数字化的新时代。

与其他医学分支一样,随着对亚专科的高度重视,病理学同样面临日益增长的质量需求、患者安全需求以及诊断准确性的需求。同时基于成本和经济考量,病理诊断的区域中心化发展,各种提供专业的亚专科病理服务和专家诊断意见的系统随之应运而生。基于 WSI 系统的数字病理云网系统正在发挥越来越重要的作用。

与放射医学数字化一样,病理数字化已经成为不可阻挡的发展趋势,在过去的近 20 年里,全世界已经涌现出了 40 多家大大小小的 WSI 系统公司。然而到目前为止,整个病理界导入数字化平台的速度依然较慢,WSI 系统更多地应用在教育、科研、第三方医疗机构以及少量的临床应用。在 WSI 技术广泛应用于病理诊断之前,依然还有大量工作需要完成,其中最重要的是要改变病理学家的工作习惯,让他们接受和认同基于 WSI 技术的诊断与基于显微镜的诊断的一致性。无论如何,相对于病理学家使用显微镜诊断的 100 多年历史,WSI 技术无疑是带来病理诊断模式变革的创新技术。

本节接下来的部分将重点分析推动和阻碍以 WSI 为基础的数字病理技术在病理诊断中应用的各种因素、学术界和产业界的主要发展动向,以及 WSI 技术在病理诊断数字化和智能化的可能应用等。

三、普及数字病理的动力和阻力

人们可以很容易地发现在显微镜上观察玻璃切片和在软件平台上观察数字切片的优缺点,但由于各种原因,病理的数字化发展速度并没有放射医学影像的数字化发展速度快。尽管病理学可以从放射影像的数字化过程学到很多经验,但是一些关键差异的存在,让病理医师很难简单地照搬数字医学影像的模板。相对于数字医学影像来说,数字病理的图像数据的彩色,全片数字化形成的大数据集对存储空间和传输带宽带来巨大挑战。另外,放射影像的数字化可以消除胶片和其他相关有害化学物质,但是病理的数字化依然需要制作玻璃切片,依然需要存储玻璃切片,因此数字化反而增加了额外的诊断流程。

(一) 动力

节省成本、提高诊断效能、提高工作流程效率以及远程诊断服务以及计算机辅助诊断等可以成为推动数字病理普及化的主要动力,随着院内以及区域内 WSI 系统使用的增加,用共享多用途电脑和显示器替换一台单一目的的光学显微镜会逐步成为医院的投资方向。另外,在数字化高度发达的今天,数字病理系统比起光学显微镜的人体工学性能也会更加友善,这也是吸引人们使用数字病理系统的重要诱因。WSI 系统还可以嵌入病理信息系统(pathological information system),从而减少患者与样本不一致的错误,同时在诊断过程中,数字切片浏览可以实现各种放大倍率的无级切换,比起显微镜阅片的流程会更加流畅和简便。毫无疑问,基于数字切片的各类计算机辅助诊断工具将极大地提高诊断效率和诊断准确率。

由于对数字病理使用过程中人性化因素的认知还不够,需要在充分理解诊断流程和路径的基础上,加强研发更加有用的数字切片数据的可视化界面,设计更加流畅和高效的数字读片环境,以及提高数字切片解读的准确性。在签发诊断报告时,与住院医师和学员一起浏览数字切片可以提高培训效率,住院医师还可以在线访问带标注的教育模块,尤其对罕见病例的自学以及没有病理医师的偏远地区的培训非常重要。根据西方国家的相关研究,病理医师花费约 15% 的专业时间用于匹配玻璃切片和材料、二次诊断意见,以及住院医师培训等工作,利用数字病理的在线数字档案可以极大地减少低效的工作,提高病理医师的工作效率。最后,对于没有病理医师或者病理医师短缺的偏远地区,WSI 系统具有巨大的应用场景和普及推广潜力。WSI 系统还节省了邮寄玻璃切片的成本和时间,规避运输途中玻璃切片丢失和损毁的风险。因此随着市场不断成熟,基于 WSI 技术的数字病理会越来越表现出传统显微镜无法超越的魅力和吸引力。

(二) 阻力

尽管罗列了数字病理的很多优点,但是要让病理数字化像放射影像数字化一样普及还需要突破不少技术问题和约束。这些问题主要包括成本投入、基础设施建设、图像质量、扫描速度、数据管理方式、相关标准、监管部门的认证,以及病理医师的认知和习惯等。

根据不同需求,一般来说,目前采购、实施和维护一套数字病理系统的成本还是相对比较昂贵,尤其是对小的病理机构会是一种成本压力。其中除了扫描仪设备的成本,还有相应的数据存储、网络服务,以及科室信息系统数字化改造等其他成本。

市面上已经有不少稳定的高通量扫描仪,但是综合扫描速度以及确保每张切片扫描质量还有待进一步改进和提高。数字病理厂商一直致力于保证扫描图像质量的前提下提高扫描速度,从而可以匹配或超过光学显微镜下的视觉体验,在这方面也取得了很大进步。高通量扫描仪已经可以加载并连续自动扫描 400~1 000 张样本切片,对于大型医院依然需要多台高通量扫描仪,同时还会有部分切片需要重扫。目前市面上大部分扫描仪用 20 倍物镜完成 15mm×15mm 的区域的扫描一般需要 60s 左右,其中多数图像质量问题都是因为对焦偏差引起的,也有很多是因为制片本身的质量问题,其中包括切片厚度不均、样本从盖玻片溢出、切片皱褶、盖片过程中产生的气泡等都会是影响扫描焦距的因素。虽然已经有在预对焦阶段自动识别这些玻璃切片本身质量缺陷的研究,但是离真正应用于扫描仪系统还有很多工作需要完善。并非所有的扫描仪都具有实时多平面焦距补偿的功能,尽管技术上虚拟对焦(焦平面拟合)是可行的,但是需要扫描切片上很多区域的很多层焦平面,增加了扫描总时间。因此,目前的全片扫描仪在细胞学读片应用中较少,因为细胞学读片需要检查细胞和成团细胞的三维细节信息,更需要频繁的多层对焦。

由于全片数字化病理数据都很大(几百兆至上千兆),因此另一个问题是需要有效的大数据综合管理系统,从而可以实现与医院信息系统(hospital information system,HIS)进行无缝对接,提供流畅简洁的图像检索和信息检索功能。由于数字处理技术、数据压缩技术和网络技术的快速发展,病理大数据管理系统不会成为技术障碍,目前国内外也已经有不少相关的成功应用案例。

国内外对病理诊断质量和准确性要求越来越高,医院病理科也在与时俱进,不断强化相关质量标准和操作流程,尤其在导入像数字扫描仪这类新的技术时,根据美国 FDA 的 CLIA 标准(临床实验室改进法案,1988 年颁布的强制标准),要求所有实验室测试必须具备有效性验证。然而,对于用数字切片扫描苏木精-伊红(HE)染色切片的哪一部分构成"测试"并不明确。因此,直到 2017 年 4 月美国 FDA 才正式批准 WSI 系统进入临床,飞利浦 IntelliSite 数字病理解决方案成为第一个获美国 FDA 批准进入临床市场的 WSI 系统。另外,还需要建立和完善显示器的分辨率、图像质量和数据格式等相关标准。相对于放射医学影像数字化,病理数字化才刚刚起步,很多标准、规范和指南还尚未出台。

今天的病理医师正面临着越来越大的压力,既要及时处理大量的诊断,又要在咨询报告里提供越来越多的预后信息。外科手术和治疗方案都是基于病理医师提供的信息,在这样的压力环境下,病理医师自然而然地对导入新的技术和产品持谨慎态度,担心可能会减慢工作节奏或造成误诊等。

四、病理图像分析

为了辅助病理医师诊断,WSI 技术的出现带来了计算机病理图像处理研究人员和研发企业数量的大幅增长,传统的病理图像分析受限于病理医师选取的图像区域,WSI 技术可以对全片数字图像进行处理和分析,实现图像区域选取的自动化,病理学家的任务变成了最终结果的解读和分析,而不再是图像处理区域的选择。

　　图像处理和分析一般是一个多步骤的处理过程,主要涉及图像特征提取、图像特征选择、特征降维和特征分类等。

（一）特征提取

　　受病理医师对诊断分级的启发,对癌症分类和诊断的各种重要图像特征的研究变得尤其重要。在病理医师的概念里,世界本质上是基于对象的,而不是基于像素的计算机视觉表示,因此,病理学家根据这些对象描述和理解各种图像。对于病理学家来说,诊断标准不可避免地通过使用细胞学术语(例如细胞核和细胞)以及较大物体彼此之间的相互关系以及良性邻近组织、腺体排列、组织浸润和促纤维化反应来进行描述。因此,开发能够进行这种基于对象分析的计算机视觉算法是准确实现计算机辅助诊断的重要基础。图 2-18 显示细胞核自动识别的算法,在图像处理术语中称为细胞核分割。

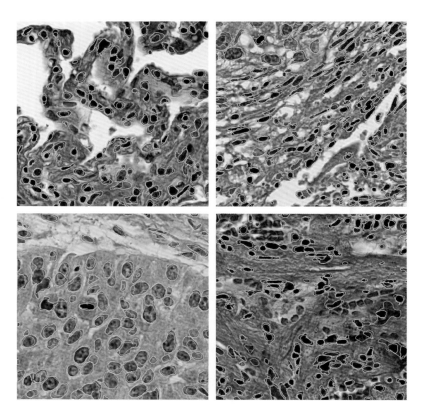

图 2-18　细胞核自动识别算法

　　除了各种细胞学特征(细胞、细胞核、细胞间质和细胞膜等)之外,病理医师在实际疾病诊断过程中还利用了细胞结构和细胞形态信息。为了从数学上表达和表述这些特殊的形态和结构关系,研究人员已经有效利用图形学的数学手法,定义大量的拓扑特征集,用于描述这些结构关系和空间信息。技术上,各种形态和尺寸的真实世界图形已经得到广泛研究,因此,利用图论的数学原理可以研发更多基于数字病理图像的图形特征,用于对组织和疾病的状态进行建模。这些图形特征都是能够量化可计算的,相对于在高分辨率条件下对核形形态的大量研究,在低分辨率条件下对组织体的结构的空间排列和空间关系的图形学研究还是一个新的尝试,基于目前的各种图形特征提取方法的研究,已经可以累积超过 150 多种新的图形结构特征。

通过将每个细胞核相连,可以生成可计算的细胞图形矩阵,从而获得大量表述性的图形特征用于对组织病变进行分类。这些特征提供关于组织的结构信息,例如,围绕单个细胞集群的局部和全局信息的分布或图形的全局连通性信息。这些特征提取算法的最终结果是生成一组可用于图像分类的特征。图 2-19 说明了基于两种计算工具的图形相关特征:Delaunay 三角剖分和最小生成树。

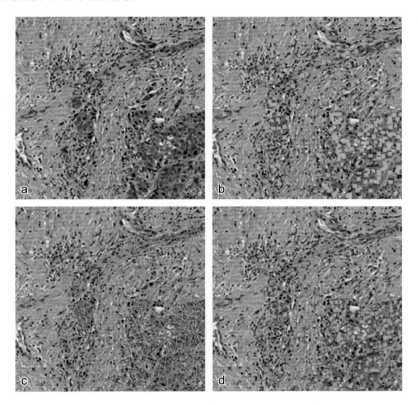

图 2-19　基于两种计算工具的图形相关特征
a. 乳腺癌 HE 染色;b. 基于颜色反卷积提取的癌细胞;c. 基于 Delaunay 三角
剖分算法的癌细胞;d. 基于图 b 的最小生成树算法

有趣的是,尽管病理医师在诊断时不会去实际计算这些简洁的图形特征,但他们经常观察目标之间的相互关系,实际上就是在通过对图形网络的观察来理解细胞核之间的关系(例如,细胞核是否重叠,是否均匀分布,是否基本定向),或者腺体形状的排列(例如,从浸润的腺泡图案分辨正常小叶等)。因此通过数学演绎的图形网络获得数字病理图像的各种空间信息数据更加符合自然的诊断思维。

(二) 特征选择

尽管人类天生就有很强的处理和理解各种图形、图像的能力,但解释和定义如何做出这些理解和认知结论本身却非常困难。病理医师通常依赖于在图像场景中以很高的频率出现的少量特征来对疾病状态和模式进行判断和分类,然而计算机图像分析软件通常会生成大量的特征集,在大量的特征集里期待包含了专家用于分析诊断的特征子集。因此,计算机生成的许多特征其实是多余或者不相关的,图形特征选择就是从大量的图像特征中选择相关特征和重要特征的方法。

除了提高诊断的准确性之外,图形特征选择在组织学病理里还会带来其他益处。数字病理图形一般来说数据都很大,尤其是基于 WSI 技术的全片数字图像,计算经过选择和精简的特征集可以大幅降低分类器的复杂程度。特征数量越小,越容易建构通用处理系统,越容易对其底层模型进行解释。另外,WSI 是一种具有多图像分辨率的数据框架,即使同一幅图,在某个分辨率有效的一组特征也可能与其他分辨率的特征是无关的。特征选择算法可以在固定图像分辨率条件下决定有用的图像特征。对于基于尺度大小信息进行诊断的病理医师来说,这个事实是显而易见的,切片在低倍放大时,颜色信息会是重要信息,但在高倍放大时结构信息和核形特征等信息就会变得更加有用。

特征选择的优化需要进行大量的搜索,但对于 WSI 这一类大数据特征的搜索就会非常耗时和占用资源。因此,在 WSI 的实际图像处理算法策略里已经开发了不少使用分类精度作为优化标准的启发式特征选择算法。

（三）特征降维

特征选择旨在选取那些经过优化的、与数据集的、类标签的特征。而特征降维旨在通过其他标准将数据集的总维度从几千个特征减少到较小的特征集。一种常用的线性降维算法是主成分分析法(PCA),几何如图 2-20 所示。

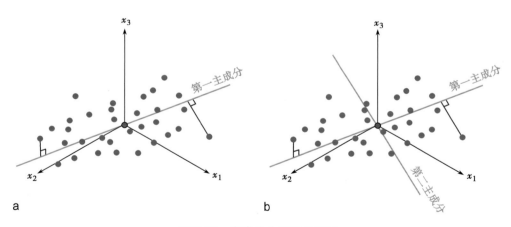

图 2-20　主成分分析法几何图

PCA 试图建立一个新的坐标系,可以显示定义数据最大方差的前 3 个轴。第一个特征(特征向量)包含在第一个维度,下一个最大的特征向量在起始高维度数据中保持次最大方差量,以此类推。通过将具有数千个特征的特征空间中的起始问题的维度降低到 3 个特征,可以更容易将数据及其与结果变量的关系进行可视化。在该低维度特征空间,可以利用相应的分类器对临床或生物条件进行分类。因此,当只保留 PCA 变换的前几个维度时,也同时保留了数据中大量变量的源数据。

最近,在深度学习的应用程序中,非线性降维(nonlinear dimensional reduction,NLDR)已经开始变得很流行。NLDR 很好地克服了线性降维的很多制约,例如 PCA,它假设高维特征空间的几何结构是线性的或者是直线关系。PCA变换是一种线性变换,它将特征数据转换到一个新的数据坐系,在这个新的坐标系里,最大的方差位于第一坐标(第一主成分),次最大方差位于第二坐标系,以此类推。但在现实中,高维特征空间通常是由高度非线性结构组成的,因此局部维度保留减维算法受到高度追捧。已经有几种流行学习算法构建用于处理不同类型的数据,图形嵌入法是其中的一种,旨在将高维度的数据非线性地投射到低维度空间,同时还保留了局部目标相邻关系信息,可以显著地降低高维度空间数据的维度数。NLDR算法的关键价值是保留了对象之间的邻接关系,因此如果两个对象(例如,病理图形)在原来的高维空间彼此邻接,则它们的邻接关系会同样嵌入到低维度的子空间里。这种特征邻接信息的保留,在生物学或者临床可以暗示两个对象是彼此相似和相近的。

(四) 分类

在特征提取、特征选择和特征降维之后,可以对图形数据执行分类算法,从而将特征分类成不同的临床类别(例如,不同的组织学状态、不同的肿瘤级别以及不同的预后等)。或者可以对大特征空间执行分类计算,但这样做会产生十分具有挑战性的计算问题,与其他的图像分析不同,在处理组织病理学图像时,重点需要考虑分类器处理大型高密度数据的能力和效率。而且,由于可以从WSI中提取不同分辨率图像的相关信息,相对于单一分类器,使用分类器的组合成为了一个新的研究方向。在特征提取、特征选择和降维之后,可以针对组织学病理图形使用不同的分类器组合策略。

1. 多分类器组合策略　理论和实践证明,分类器组合的准确性通常都会优于单一分类器。集成学习(emsenble learning)和多分类器组合系统是通过聚合几个相似的分类器的预测来提高分类准确性,从而减少每个分类器的偏差。

2. 支持向量机　支持向量机(SVM)通过核函数,将一组代表两个不同类的训练数据投射到高维空间,在这个转换的数据空间,非线性数据被转换,形成一条扁平线(区分超平面),将数据类最大程度分离(图2-21)。

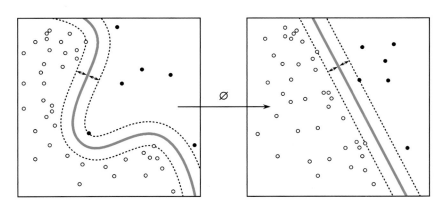

图2-21　SVM的数据转换

然后用相同核函数将测试数据投射到同一高维空间,根据测试数据落在高维空间中相对于超平面的位置来进行分类。其中核函数定义了将数据投射到高维空间的方法,一种称为径向基的核函数常被用于区分3种不同类别的前列腺组织,以及区分结肠腺癌组织病理学图像与良性组织病理学图像,并从组织病理学图像中分类4种不同的脑膜瘤亚型等。

3. 自适应增强 自适应增强（adaptive boosting）分类器是组合多个弱分类器（图像特征不单独对图形进行分类）形成一个强分类器（通过线性组合和加权弱分类器而生成的组合分类器）。西方一些研究提出了一种分级增强级联方案（hierarchinical boosted cascade scheme）用于在数字组织病理图像中检测前列腺可疑病变区域。首先通过检测低分辨率图像中的可疑区域进行有效且准确的分析，然后只对在低分辨率可疑的区域再在高分辨率模式下进行分析，那些在低分辨率模式被认为是非肿瘤的像素区域在高分辨率模式下不做处理，从而大量减少了在高分辨率处理时的像素数量，使用不断增加的图像特征和每次迭代时增加的分类阈值来重复该过程。

小结： 从20世纪90年代后期开始，数字病理已经成为临床病理和病理研究的重要工具。这个变迁的过程最初由研发病理切片扫描仪、荧光切片扫描仪、多光谱成像和计算能力推动的。如今，随着个性化医疗逐渐复杂化，功能越来越强大的复杂集成系统正在成为研发的方向，也将成为我们诊断工具箱里的重要组成部分。在外科病理诊断领域对数字病理技术的全面综合验证成为突破各种制约因素的关键。随着这个过程的不断深入和普及，毫无疑问，数字病理将为病变组织的计算和探索开辟新的途径，也将带来整个病理行业的变革。

第三节　数字病理质控

一、概述

病理诊断是随着现代医学的产生而产生的，作为现代医学的基础和诊断的"金标准"，病理诊断的质量也决定着现代医学的质量。质量永远是病理诊断的生命线，临床病理诊断的质量主要包括以下几个方面：首先是送检的标本是否正确取材，假如临床科室没取到病变部位，就会造成漏检；第二，对于疾病的病变，需要一定的技术质量以保证诊断的准确性和正确性；第三，病理诊断的标准化水平，需要通过提高实验室操作规范化，确保不同医院的取材、制片均达到一定水准，只有这样病理医师才能做出准确的诊断。从标本取材、标本固定、制片质量，到常规切片检测、免疫组织化学检测以及分子检测、数字切片的扫描图像质量、数字切片网络传输速度、电子病例信息的完整度等，都需要不断地规范，提高质量以达到高水平，才能满足诊断的需要。

要想病理诊断有较好的质量保证，建立起一套行之有效的质量控制体系，并系统地贯彻执行尤为重要。就我国病理诊断的质量而言，还存在很大的改进空间。尤其是中国经济发展不平衡的现状，使得城乡之间、不同地区之间，病理诊断质量与水平存在着很大差异。北京协和医院陈杰教授指出，从常规质控和专项质控同时着手是国家卫生健康委员会病理质控评价中心（PQCC）在开展质量控制活动以促进病理诊断水平提高的主要切入点。2015年国家卫生和计划生育委员会医政医管局颁布病理学科的质控指标，首次提出了常规质控方面的13项指标，其中包括结构性指标2项、过程性指标6项和结果性指标5项。6项过程性指标包括：组织标本规范化固定率、HE切片的优良率、免疫组织化学染色切片的优良率、术中快速病理诊断及时率、组织病理诊断及时率和细胞病理诊断及时率。5项结果性指标包括：分子病理室内质控合格率、免疫组织化学染色室间质控合格率、分子病理室间质控合格率、细胞病理诊断质控合格率、术中快速诊断与石蜡诊断符合率。

近几年,全国病理诊断的专项质控则由 PQCC 下辖的常规技术质控组、免疫组织化学质控组、细胞病理质控组和分子病理质控组 4 个专家工作组分别牵头进行。专家工作组已经组织了多次全国质控测评工作,对参与质控单位的切片质量及免疫组织化学染色、细胞病理及分子病理的规范化有很大的促进作用。

病理学已经进入数字病理时代。四川大学华西医院步宏教授曾提出,数字病理的发展分为 3 个阶段。第一阶段:基于全玻片数字扫描技术,将传统玻片上的全部图像信息进行数字化,形成数字化切片,可以通过计算机显示器进行阅片,完成对传统显微镜阅片形式的替代。结合计算机存储及网络传输技术,抵消切片信息传递中物理空间与时间的限制,可以开展基于互联网的病理远程会诊和冰冻切片远程诊断等。第二阶段:基于高通量与快速 WSI 技术,病理科将所有常规切片全部制作成数字切片整合进入日常工作流程,实现数字切片首诊、数字化报告和数字切片存档,从而实现病理过程全流程的数字化质控和管理的全数字化病理科。结合互联网技术,建立区域性网络病理诊断平台,形成打破地域限制的“大病理科”或“云病理科”。第三阶段:在全数字病理科的基础上,存档的数字化切片形成了丰富的数据集,当这些数据集与人工智能(AI)等新兴的计算机算法和计算机强大的运算能力相结合后,将会产生大量用于数字切片的辅助诊断软件,计算机能够自动检测数字切片中的病变区域并定量评估各项指标,帮助病理医师做出快速、准确、重复性高的病理诊断。在数字病理趋势的推动下,病理科的传统质控模式也发生了质的改变。

二、病理质控系统

质量控制就是在生产产品的质量环中的各个环节采用质量测量、数据统计等方法分析产品的质量原因,从而控制产品质量,使之符合质量技术要求。病理科的质控体系包括病理标本的送检、取材、脱水、包埋、制片、染色、扫描、诊断等各个环节的规范化操作与质量的评价,全流程监控切片制片质量,追踪切片质量不合格的原因,进一步优化方法或更新设备或技术培训,从而提高病理科的诊断质量。

随着精准医疗时代的到来,如何提高病理科室的整体实力,进一步助力精准治疗,实现标准化的全流程管理,是众多医院面临的难题。

PDCA 循环是美国质量管理专家休哈特博士首先提出的,全面质量管理的思想基础和方法依据就是 PDCA 循环。PDCA 循环的含义是将质量管理分为 4 个阶段,即计划(Plan)、执行(Do)、检查(Check)、调整(Adjust)。在质量管理活动中,要求把各项工作做出计划、计划实施、检查实施效果,然后将成功的纳入标准,不成功的留待下一循环去解决。具体流程见图 2-22。

业界内很多医院已经将 PDCA 管理体系成功引入病理科的日常管理中。最初,将“提高病理标本送检合格率”作为 PDCA 循环管理模式的首要目标。合格的标本送检是病理诊断质量提高的第一环节,遵循“人、机、物、法、环”的全流程原因分析方式,无死角地挖掘病理标本送检不合格原因(图 2-23~ 图 2-25)。精确的结果依靠的是严格的流程体系的保障。从根本上将病理科与临床相关科室打通,实现多学科的共同合作。以下列出一些具体实施的方法:

> 流程的规范
制定并落实新的标本处理制度,制定奖惩条例;

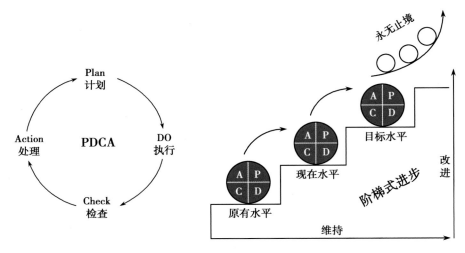

图 2-22　PDCA 循环法

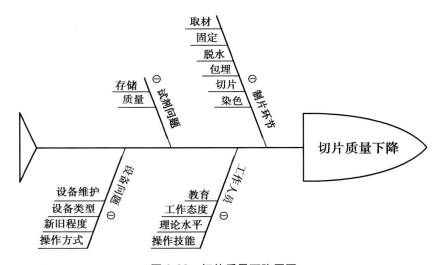

图 2-23　切片质量下降原因

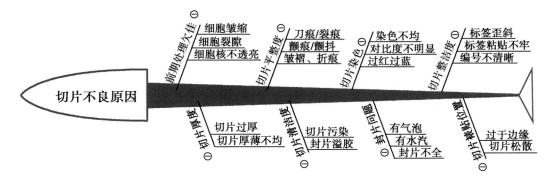

图 2-24　切片制片主要不良因素

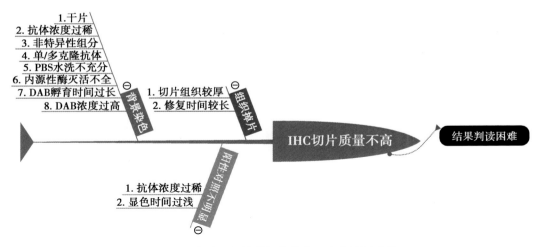

图 2-25　免疫组织化学切片染色不良的原因追踪

例如在手术室设立标本处理间，专门用于手术标本的及时固定；
淘汰手写标签，完全实现条码打印。

➤ 加强培训
对临床相关科室进行标本前处理培训；
重点科室每年必须进行 1 次以上的病理专题业务学习。

➤ 完善监督
成立 CQI（质量持续改进）小组负责监督标本前期处理的监督工作；
明确监督机制，制定合格的监管流程；
定期举行 PCDA 小组会议，及时审核项目进展。

三、数字病理时代的新质控模式

（一）质控数据的填报
病理科的相关信息直接填报颠覆了传统邮件附件填报的模式，减少了很多中间环节，提高了数据收集的效率。数据的智能分析功能，很直观地呈现不同医院病理科的现状，为政府的政策与资金的支持提供数据导向。

（二）切片质量的智能监测
基于云计算的切片质量监控系统，在制片的全环节对切片质量进行质控与警报，降低切片制片的不合格率。切片完成后，智能监测系统在数字化的过程中进一步对切片的主要可以量化的指标进行数据采集与智能分析，遵循"人、机、物、法、环"的全流程原因分析方式，对不合格的原因进行追溯。评价的指标主要包括：切片的厚度、切片的气泡、组织的平整度、切片染色是否均匀、标签的位置等（表 2-1）。

（三）在线质控考核
传统的质控考核，首先病理质控中心需要提前确定质控的项目，筛选切片及病例，确定后将切片邮寄给专家或者参与单位。质控活动结束后召开质控总结会议，为病理科的规范化管理提供合理的建议。典型病理质控流程见图 2-26。

表 2-1 常规石蜡包埋 HE 染色切片的质量评价与评分表

优质标准	满分	质量缺陷及减分
组织切面完整	10	组织稍不完整,扣 1~3 分;不完整,扣 4~10 分
切片薄(3~5μm),厚薄不均	10	切片厚(细胞重叠),影响诊断,扣 6~10 分;厚薄不均,扣 3~5 分;
切片无刀痕、裂痕	10	有刀痕或折叠,尚不影响诊断,扣 2 分;影响诊断,各扣 5 分
切片平坦,无皱褶、折叠	10	有皱褶或折叠,尚不影响诊断,各扣 2 分;影响诊断,各扣 5 分
切片无污染物	10	有污染物,扣 10 分
无气泡,盖玻片周围无胶液外溢	10	有气泡,扣 3 分;胶液外溢,扣 3 分
透明度好	10	透明度差,扣 1~3 分;组织结构模糊,扣 3~7 分
细胞核与细胞质染色对比清晰	10	细胞核着色灰淡或过蓝,扣 5 分;红(细胞质)与蓝(细胞核)对比不清晰,扣 5 分
切片无松散,裱贴位置适当	10	切片松散,扣 5 分;切片裱贴位置不当,扣 5 分
切片整洁,标签端正粘贴牢固,编号清晰	10	切片不整洁,标签粘贴不牢固,各扣 3 分;编号不清楚,扣 4 分
合计	100	

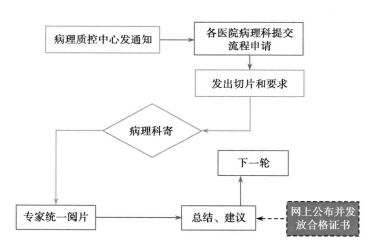

图 2-26 典型病理质控流程

　　针对传统病理质控模式中的质控工作难以落实、质控数据不完整、免疫组织化学类质控难以真实反映日常实际工作等诸多问题,现在通过远程网络进行质控即可实现。远程网络下,质控工作打破时间和空间的限制,操作流程简便快捷,更提供病理医师在线考试功能,对进一步健全和完善数字病理各项规章制度,严格制作规程,优化人员结构,保证切片质量,提高诊断技术水平有着积极的作用。数字病理诊断的质控流程见图 2-27。

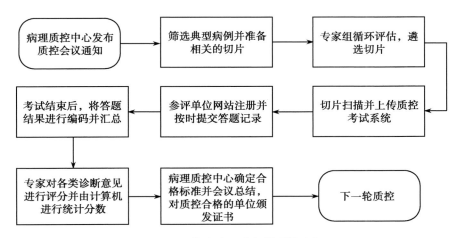

图 2-27　数字病理诊断的质控流程

　　病理诊断被称为诊断的"金标准",要实现"健康中国"的战略目标,病理质控显得尤为重要。病理质控是病理科由传统的经验管理模式向科学管理模式转变,确保优质服务、优质医疗、高效低耗的关键环节。

第四节　远程病理技术

　　远程病理利用电信通信技术实现跨地域数字病理图像和信息传输。远程病理可应用于远程病理首诊,二次诊断意见咨询,病理质控,远程教育和科研等目的。使用远程病理对临床患者的护理还一直受限于大型学术机构。阻碍其广泛应用的障碍包括昂贵的成本问题、法律和监管问题、技术成熟度、病理学家的抵制等,其中最重要的是缺乏通用标准。本章将概述远程病理技术及其主要应用。

一、远程病理概述

　　远程病理是远距离病理专业服务的实践,通过电信链路传输宏观和 / 或微观图像,实现远程解释(远程诊断),第二意见或咨询(远程会诊),以及远程教育等目的。原始资料(例如,样本玻片)在空间上与远程病理医师通常是分开的,医师可以在计算机显示器或手机屏幕上远程查看数字或模拟图像提供专业的服务。无处不在的互联网技术或其他宽带电信连接促进了几乎全球化的图像信息共享。因此,全球越来越多的医院和实验室已经开展了远程病理的实际应用,远程病理也被用于提高医院之间病理服务效率的有效工具。随着病理亚专科的不断增加,还可以利用远程病理获取亚专科医师的有效服务。同时,远程病理不但可以应用于病理诊断,还可以在病理质控、病理教育和科研等领域发挥巨大作用。远程病理平台见图 2-28。

　　第一个有记载的开展"远程病理"的案例是在 20 世纪 60 年代后期,美国麻省总医院(MGH)和波士顿的洛根机场医务站之间建立了实时"视频显微镜"服务。从那时开始,全球远程病理技术和服务开始快速增长。MEDLINE 索引的"远程病理"的引用次数从 1986 年的第一次增长到 2015 年的近 1 000 次,各种远程病理系统的开发和应用持续快速增长。迄

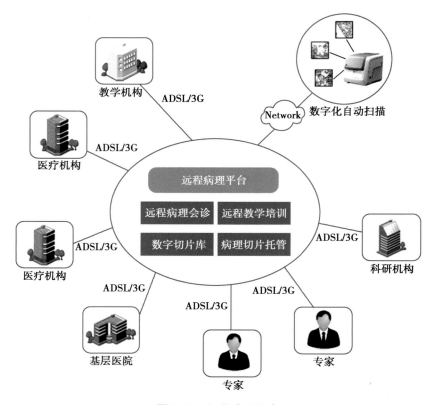

图 2-28　远程病理平台

今为止,各类文献中出现了超过 15 种不同的远程病理系统,其主要模式有静态图像远程病理、动态图形远程病理、数字切片远程病理等。尽管静态图像远程病理的初始成本较低,但是在应用中具有更高诊断准确性的动态图形远程病理逐步替代了静态图像远程病理模式。在动态图形远程病理模式下,病理医师可以遥控显微镜等手段更加积极地参与切片区域的选择。虚拟切片(virtual slide)远程病理模式是最近发展起来的全新的模式,该技术又称为全片数字化成像(whole slide imaging,WSI)远程病理,WSI 技术可以自动扫描生成整张玻片的高分辨率数字图像,颠覆性的 WSI 技术催生了全新的远程病理服务模式。

　　远程病理有很多潜在应用,远程病理已经成功应用于解剖病理(例如,远程冰冻诊断、远程细胞学诊断等)和临床病理(例如,远程血液、远程微生物等)。但是影响远程病理普及的制约因素依然存在,其中包括实施成本、技术限制(例如,巨大的图像数据、有限的分辨率等)、病理医师的抵制(例如,不愿意、不信任、技术恐惧等)、缺乏标准以及对病理服务形成潜在价值等。远程放射影像标准的制定对远程影像的发展起到了十分关键的作用,远程病理也应如此。在世界范围内,已经开展远程病理标准的研究,美国远程医疗协会提出了远程病理标准方案,加拿大病理专家协会和皇家病理专家协会也出台了远程病理指南,欧洲病理学会和日本病理学会均提出了各自的远程病理标准版本,在我国,远程病理的标准研究才刚刚起步,中华医学会、中国医学装备协会等均已经开始相关项目的推动。除了技术流程外,这些标准旨在解决远程病理中的法律法规和监管问题,相关标准的建立和完善有望推动远程病理的快速发展和普及。

二、远程医疗

远程病理属于远程医疗的一个分支,远程医疗描述了通过电子通信技术远程传输临床信息。远程医疗中使用的技术包括互联网、视频会议、存储转发成像、流媒体和无线通信等。远程医疗从专业上可以进一步细分(例如,远程病理学、远程放射学、远程皮肤病学、远程手术、远程精神病学等)。远程医疗领域很广泛,因为它还包括远程看护、远程监控、远程访问、远程家庭护理和患者的远程管理。虽然远程医疗的各个分支为患者和临床医师提供了独特的机会,但他们也面临不同的操作层面和道德法律层面的问题。随着该领域的发展,将需要更多的标准和远程实践指南。

三、远程病理发展历程

远程病理的发展历程比较长,下面列举几个主要里程碑事件。

— 1968 年通过洛根机场医务站的视频向波士顿的麻省总医院发送血液涂片的黑白照片。

— 1980 年商业化的远程病理广播演示。

— 1986 年第一个使用卫星的视频机器人远程病理系统;"远程病理学"一词引入英语词汇;第一份远程病理专利申请提交美国专利商标局,并于 1993 年获得批准。

— 1989 年建立挪威全国远程病理计划,用于冰冻切片服务。

— 1990 年发布了超过 2 200 例美国退伍军人事务部医院病例的远程病理经验。

— 1994 年完整远程病理硬件系统进入市场。

— 1995 年美国武装病理学院(AFIP)开始静态图像远程病理咨询服务。

— 2000 年 WSI 系统进入商业市场。

— 2001 年美国陆军远程医疗计划中使用动态图像远程病理。

— 2005 年美国陆军远程病理平台转入 WSI 系统;中国 WSI 系统进入商业市场。

— 2006 年我国病理年会首次引入 WSI 读片;四川大学华西医院步宏教授策划 WSI 病理学专著。

— 2007 年我国首个基于 WSI 系统的全国淋巴病理远程会诊中心在首都医科大学附属北京友谊医院成立。

— 2009 年美国 FDA 小组会议讨论使用数字病理技术进行初诊。

— 2011 年推出 6 家全球 WSI 设备主要生产商 WSI 动态机器人 / 静态成像系统。

— 2012 年我国卫生部新疆维吾尔自治区 WSI 平台远程病理会诊示范基地成立。

— 2013 年加拿大皇家病理专家学会发布远程病理指南。

— 2014 年美国远程病理协会(ATA)更新远程病理的临床指南;加拿大病理专家学会发布基于 WSI 的解剖病理学远程病理学服务的指南。

— 2018 年中国医学装备协会病理分会成立数字病理部;我国财政部首次建设内蒙古自治区远程病理服务体系。

远程病理的进步通常伴随着相关技术的进步,美国军方提供的远程病理服务的变化很好地说明了这种演变。1993 年,武装部队病理研究所启动了静态影像咨询服务,以期在全球范围内提供快速的专家咨询服务。到 2001 年,美国国防部在陆军远程医疗计划中采用了动态远程病理系统。2005年,这些系统被转换为WSI远程病理平台。从那时起,多家公司就在提供数字病理成像的竞争产品,为用户提供越来越多的扫描平台和图像浏览工具。一些商业软件解决方案(例如,Corista,ePathAccess,Xifin)已经开始构建国际化的网络平台,为用户和咨询小组提供远程病理会诊门户。这些数字病理网络为虚拟顾问联盟提供了对安全云服务的Web访问。随着移动健康(mHealth)的增长,我们可能会看到使用移动终端(例如,平板电脑、手机、谷歌眼镜等可穿戴设备)更多地在远程病理中得到应用。

四、远程病理现状

对于偏远地区以及缺少现场病理医师或病理服务的地区,远程病理现在可以发挥最重要的作用。逻辑上,远程传送图像比让患者或专家从一个地方移动到另一个地方更加容易。远程病理还可以加快解决对那些没法移动或者没有移动条件的病例提供专业咨询,也可以作为通用或者亚专科专家之间的沟通平台。通过远程病理平台咨询专家可以极大地提升患者看护。因此在适合的环境条件下,远程病理是一种经济高效的工具,可确保快速周转时间,几乎消除昂贵的快递成本,提高资源利用率,并创造附加值。表2-2重点列出了远程病理相关的一些主要优点和缺点。

表2-2　远程病理相关主要优缺点

主要优点	主要缺点
首诊	
快速诊断	不能同时应对多个病例诊断
节约成本	特殊情况下可能还需要玻璃切片
提供偏远地区服务	比镜下诊断可能时间长
对远程冰冻切片诊断有用	技术性偏差(颜色偏差等)
对实时细针穿刺评价有用	需要进行系统维护
有利于提升患者护理	法规的监管
平衡工作强度	
二次咨询	
实时咨询	不能同时应对多个病例诊断
比起物流更经济、更快速	技术失误
周转更快	图像质量问题(疑难病例)
原始材料可以留存主诊医院	收费方式
避免切片丢失或破损	
专家虚拟合作(会诊)	
专家灵活性(移动终端)	

远程病理技术已经在病理学的每个分支开始得到应用,包括组织病理、细胞病理、尸检和临床病理等,也应用于共享显微镜电子图像,远程细胞学也已经成功应用于妇科样本(巴氏检测)和非妇科样本(细针穿刺)的诊断中,目前远程细胞学更多地应用于现场快速评价。基于静态图像的远程细胞学进行诊断的准确性还有待提高,尽管通过 WSI 等新的技术改进,诊断准确性有了很大提升,但由于数字图像不能改变 Z 轴方向的焦距,对于细胞重叠区域的三维信息缺失阻碍了远程细胞学在诊断中的应用。

当现场没有病理医师或者人员移动和切片运送不可能的情况下,远程病理已经广泛应用于远程术中咨询(例如,冰冻切片)。最近几年,在中国、加拿大等国家,远程病理已开始应用于首诊,但目前美国还不行。在患者转诊的情况下,远程病理也已大量应用于病理医师之间的沟通交流和咨询。理论上,远程病理可以避免切片邮寄过程中的丢失和碎片等风险,尤其在不可能重新切片或者对于罕见的病例切片显得非常有意义。

远程病理和远程会议对于病理专业教育也是十分理想的工具,除了易于携带和多用户共享的优点,远程病理还可以保证用于教学的图像标准化。越来越多的病理教育机构已经用数字切片取代传统的切片,数字图像连同其相关的病例信息一起可以实现随时随地在线访问。越来越多的专业学会和学术机构开始使用数字切片进行定期读片活动、继续教育、学术会议以及专业考试等。北京市月度病理读片会从 2009 年开始使用数字病理切片进行读片活动。

五、远程通信

远程通信是为交流目的的远程传递信息的技术,远程病理之所以得到越来越多的广泛应用,主要归功于宽带通信网络和无线技术的发展。现在远程病理可以通过光纤、无线和卫星通信等方式接入局域网。在大多数地区,互联网已经可以为远程病理的开展提供通用、快捷、简洁和低成本的基础通信服务。互联网的局限性会在于无法保证通信质量、数据安全和患者隐私,在网络带宽不足的地区,可能还会影响实时性和诊断的流畅性。随着 4G 和 5G 技术的发展,基于智能手机的远程病理已经得到越来越多的专家接受和使用。远程会议和桌面共享工具(例如,QQ、微信、Skype、Lync、Team Viewer 等)可以与提供远程端的实时同步交互通信,也被用于远程病理的补充工具,目前有些远程病理平台上也已经集成了类似功能。但当使用这些第三方社交软件时,更多地需要关注数据的安全性和流程在专业上是否满足法规上的要求等。随着互联网技术和云存储服务的普及,政府和医院已经越来越关心数据的安全保护和归属责任等问题,相关法律法规也在不断完善。

六、远程病理系统及模式

到目前为止,远程病理存在多种技术模式,主要分为静态图像模式、动态图像模式、数字切片模式和混合模式等。静态图像模式主要是提前获取切片上的部分静态图像,通过邮件、微信、QQ 等通信手段发送到远端实现诊断或咨询。动态图像模式是利用切片的实时图像和视频图像进行诊断或咨询。一般来讲,动态图像模式会比静态图像模式有更高的准确性,因为专家可以获取更多的切片实时信息,不受成像焦距的影响。数字切片模式是把病理切片在高分辨率模式下完全数字化,专家完全在数字切片上实现诊断或咨询。混合模式是整合高分辨率成像传输和远程多轴驱动控制进行诊断或咨询。表 2-3 列举了几种主要模式的基本对比。

表 2-3　几种主要远程模式对比

远程模式	成像系统	远程操控	图像数量	图像选择	宽带要求	成本
静态模式	静态成像	无需	有限制	申请端	低	低
动态模式	实时成像	需要	无限制	专家端	高	高
数字切片	静态成像	无需	无限制	专家端	高	高
混合模式	静态或实时	需要	无限制	专家端	高	高

　　目前存在各种形式的远程病理系统,这些系统一般包括取材工作站、遥控显微镜、带照相功能的显微镜和数字切片扫描仪。取材工作站主要传送病理标本的大体图像,远程病理大致会有以下 3 种方式使用带照相机的显微镜:①将数字相机或者智能手机安装在显微镜上实现静态远程病理;②将视频相机或者带视频功能的智能手机安装在显微镜上形成动态远程病理;③利用远程桌面共享软件共享远端桌面上显示的显微镜成像。

　　早期的视频系统都会受到视频传输速度和传输图像分辨率的制约,遥控显微镜会需要远程对显微镜的控制(例如,以此来控制切片台、显微镜物镜和远程操控对焦等)。全新的数字切片技术完全突破了上述流程和技术上的制约,因此数字切片被称为大视野显微镜或者虚拟显微镜。

(一) 静态远程病理

　　静态远程病理可以共享各种病理信息,例如大体标本图像、寄生虫显微图像、微生物显微图像、组织切片图像、血液图片图像、巴氏涂片图像等。这些图像信息可以通过邮件传输或者共享文件服务器等方式共享,申请端(发送端)和接收端(专家端)不需要同时在线同时操作,因此也称非同步远程病理。除了图像信息外,其他如视频、音频、文字等信息也可以通过相同的方式共享。静态图像信息可以被一个专家浏览或者同时多个专家在线讨论。静态远程病理的优势是它的成本低、维护低、技术简单,基本不需要厂商特别服务,而且图像很小,易于管理和存储。但是也存在很多弊端,缺少远端控制,可能出现样本区域选择错误,样本区域选择有限等,这些因素很可能会导致评价结果的错误或者因为信息缺失而误诊。另外静态远程病理也不适合于紧急咨询,同时大量采集静态图本身也是一个高强度的工作。

(二) 动态远程病理

　　第一个动态病理系统的专利是在 1987 年申请的。动态病理系统,又称为遥控显微镜,主要由可遥控的三轴移动切片载台(机器人系统)显微镜,安装在显微镜上的数码相机和联网的电脑组成。病理医师通过自己的电脑(需要安装特定软件)发送指令,远程遥控显微镜的视野位置和图像焦平面选择等。动态远程病理的优势在于通过远程控制显微镜,专家可以浏览整张切片,选择不同视野和切换不同倍率,图像质量较好等。根据相关文献的统计数据,动态远程病理系统在远程术中冰冻切片诊断和咨询应用广泛,达到了接近 100% 的准确率。但缺点是价格昂贵,发送端和接收端电脑都需要安装特殊的软件工具,对网络带宽要求很高(带宽会影响远程控制和视频传输的实时性),需要长期的系统维护和技术支持等。

(三) 数字切片

　　数字切片提供了一种新的全片数字化技术。数字切片扫描仪一般由不同容量的切片装载模组、带不同放大倍数的显微成像模组、多轴高精度驱动模组和软件系统等组成。根据扫描仪的规格不同,市面上已经有装载容量从单片到接近 1 000 片的各种产品,有些扫描仪需要专用的装载切片盒,有些扫描仪已经实现与前端制片共享切片盒。切片扫描可以自动完成,也可以手动操作完成,常用的切片扫描仪可以实现 20× 物镜、40× 物镜的扫描功能,根据不同需求,有些扫描仪还装载有更高倍率的物镜。常规病理通常使用 20× 物镜就足够了,但是像血液病理等特殊情况时,可能需要 40× 物镜或者更高放大倍率的物镜。在开始扫描之前,扫描仪一般都需要预先设置切片的焦平面,对于细胞学样本,在 Z 轴方向的多层扫描往往是必不可少的。尽管高放大倍率扫描需要更长的时间,图像需要更大的存储空间,但是数字切片图像会有更高的分辨率和数字放大能力。

由于数字切片具有很高的分辨率以及可以自由地在不同倍率下进行整张切片的浏览等特点,因此数字切片已经证明是最适合应用于远程病理的一种新的模式。只要数字切片扫描完成后,基于数字切片的远程诊断要比遥控显微镜诊断高效得多,不过数字切片扫描和扫描之前的准备时间(其中主要包括切片焦平面的拟合时间)也需要考虑,尤其在术中冰冻诊断的情况下。随着计算机运算处理能力的高速发展,尤其是 GPU 技术的发展,很多扫描仪的切片扫描的整体时间(含预对焦时间)已经突破 30s(20 倍扫描模式)。由于其易于共享和交互浏览等特点,数字切片是非常高效的教育和培训工具。

目前,数字扫描仪设备加上数字切片巨大的数据存储等费用,对于很多医院病理科来说还是一笔不小的负担。随着技术的发展,扫描仪的扫描速度也已经变得越来越快。但是在高倍扫描,或者对于需要多层扫描的情况下,扫描时间还是相对较长。另外,对于制片存在缺陷的片子(盖玻片移位、封胶未干等)很难成功完成合格的扫描。小组织碎片、淡颜色组织、靠近玻片边沿的组织以及位于盖玻片外面的组织也很难扫出合格的数字图像。对于细胞学玻片需要多层扫描,扫描时间成为一个技术挑战。最重要的是,目前还没有数字切片的统一的数据标准和浏览标准,这也成为制约数字病理目前不能像数字放射影像一样得到广泛应用的重要原因之一。

第五节 远程病理应用

一、数字病理应用

传统病理切片的检测、研究、诊断等活动基本上是将切片放在显微镜的载物台上,通过人为的干预去选择不同的放大倍数以寻找和搜索目标,该方法需要用户具有较高的操作水平和实际应用知识,并且一次仅能观察到一个局部的区域,很难为有效分析提供全面的信息。如何获得高速、准确、不失焦、可复制并保存的数字化切片信息,受到医疗、科研、教学各界人士高度关注。

全自动数字全景显微扫描仪以及图像分析应用系统的问世,能为整个病理切片数字化提供图像采集、传输、控制、浏览、编辑、分析、管理整体解决方案,该仪器应用十分广泛。适用于科学研究[组织微阵列(tissue microarray,TMA)、毒理试验、细胞研究、刑事微物鉴别等],医疗病理诊断,病理质控,远程会诊,形态学教学(如组织胚胎学、病理学、微生物学、动植物学等),药物标准化以及药检、商检等领域。该系统被公认为是下一代生物医药产业的基础平台之一,为显微技术的广泛开展注入了新的活力。在临床、科研、教学等领域都具有深远的意义和革命性影响,彻底改变了传统工作模式,插上计算机技术的翅膀,极大地提升了生物科学研究和技术服务的水平。

由于数字病理切片系统可以使病理资源数字化、网络化,实现了可视化数据的永久储存和不受时空限制的同步浏览处理,它在病理的各个领域得到广泛应用。主要可用在病理学等形态学相关学科的教学与考试,病理学科读片交流会议,医院病理科信息管理,临床上重大病例诊断中的远程会诊与咨询,科研成果的分析与交流,病理专科医师的培训,建立常规和疑难病例的可视化资源数据库,图像的标准化分析和统计分析等诸多工作中。除此之外,数字切片技术还具有广阔的应用领域:

1. 植物、作物病理研究方面 植物病理学是一门理论与实践相结合的学科,专业研究和管理人员都需经过长期的病害诊断和病原鉴定培训。病原微生物的显微镜标本制备和观察是必备的专业能力。显微镜玻片标本大量用于植物病害的病原鉴定、病原物致病性和寄主抗病性研究、植物病理学教学和培训等领域。

基于数字全景显微扫描技术可以摆脱传统筛选方法鉴定速度慢、依赖人工镜检、错误率高、周期长等问题,填补在抑菌化合物筛选方法上的空白,形成高通量、数字化、自动化的新型筛选技术,显著提高筛选效率,实现高通量筛选的目标。

基于数字全景显微扫描技术的高通量筛选技术还可以延伸用于防病微生物资源筛选、突变体表型筛选等农业科学的多个前沿领域中,在农业科技进步中发挥巨大作用。

2. 农业科技研究、病虫害防治和生物育种等方面 全自动生物组织数字全景显微扫描仪在蔬菜作物上、重要禾本科作物上、重要林木上具有广泛应用,如通过采集白粉菌及霜霉菌样本,用台盼蓝或碘化丙啶染色,制作切片,应用全自动数字切片扫描系统,观察、记录菌丝生长和侵染情况,拓展全自动数字全景显微扫描仪在作物上的应用。

3. 药理分析和药物安全评价方面 在药物安全性评价工作中,实验动物的组织病理学检查结果对于药物毒性的判断至关重要。而病理学研究的基础即为病理学家应用生物显微镜对实验动物组织切片的阅读,进而对读片记录进行整理、汇总,对典型病例拍照存档,撰写病理学报告。每一个专题都需要阅读大量的组织切片,怎样快速、便捷、准确地进行阅片及相关资料归档一直是病理学家在工作中不断力求达到的目标。

基于本项目开发的全自动生物组织数字全景显微扫描仪,开展该仪器在药物安全性评价中的应用研究,解决了大量切片标本数字化全自动采集、储存与分析问题,填补了全自动生物组织数字全景显微扫描仪在药物安全性评价领域应用的空白,切实提高了药物安全评价水平。同时,与国内外现有计划及方法进行性能对比分析,进一步改进和完善了全自动生物组织数字全景显微仪的性能。

4. 医学研究(免疫组织学、病理)方面 生物组织研究为医学研究提供了大量的立证和立据,可建立国家肿瘤数据研究库、宫颈癌研究库、免疫组织化学数据库等,进行大量的病理分析及研究可为未来诊疗奠定基础。

例如:免疫组织化学(IHC)是生命医学研究中最常用的技术,它巧妙地将免疫反应的特异性、组织化学的可见性结合起来。然而,免疫组织化学是一项多步骤、多因素决定的实验方法,存在很多干扰因素,甚至会出现不理想的染色结果,从而导致误判和误诊。

全自动生物组织数字全景显微扫描仪及相应软件系统,结合组织芯片(又称组织微阵列)技术,开展 IHC 染色切片质量标准化检测技术及定量分析研究,可解决当前国内 IHC 染色切片质量控制无统一标准,弥补缺乏自动化检测仪器及系统软件等问题,切实提升我国各类研究实验室 IHC 内部及室间质量控制水平,更好地为动物实验研究以及临床各系统疾病(尤其是肿瘤)的早期诊断、指导新型靶向药物研发及应用等方面提供可靠的实验基础。同时,结合现有全自动生物组织数字全景显微扫描仪及相应软件系统,进一步改进和完善性能。

5. 法医鉴定、人口档案等　全自动生物组织数字全景显微扫描仪还可以应用于法医行政、法医破案。建立法医犯罪病理库、人口档案库等,对于案件破获、人口比对、法医资源共享等有重大作用。

6. 教学研究　科研院所和大专院校的植物组织切片、动物组织切片、微生物切片等都是经过专家长期努力而制作的标本,为科学研究作出了重要贡献,也是本科生和研究生专业教育的重要素材。这些玻片标本因长期保存而变形、损坏或褪色;现有条件下,一张具有典型特征的高质量玻片标本在教学或培训工作中,也不能同时满足多个受训者共享,而且一旦损毁,则难以弥补;部分通过 CCD 相机制作的标本数字图片也因视野狭窄、景深不足、分辨率低等问题影响教学效果。数字全景显微扫描技术可解决上述困难。其独特的标本信息采集、图像识别和数据处理技术,克服了目前教学图片视野局限、演示单调、共享性差等问题;而且高通量的图片扫描技术可以在相对较短的周期内批量获得高质量的图片数据,提高了建立高标准数据库的效率。通过数字全景显微扫描技术建立的生物图片数据库不仅可以服务于本校科研教学工作,还可通过远程网络技术在全国植物保护领域共享。

7. 数字病理学　病理学既是基础学科,又是临床学科,是连接基础医学和临床医学的桥梁,同时病理诊断是疾病诊断的"金标准"。全景数字病理切片系统在病理学教学,临床诊断以及科研领域将会占据越来越重要的位置,它的出现和应用将会带来传统病理学的一次革命,也会使数字病理学发展成为一门独立的新兴学科。

二、数字化病理的产业前景

(一) 数字病理产业

数字病理产业主要包括远程病理诊断服务、信息服务、知识库服务、资源库服务。

1. 远程病理诊断服务产业　病理切片数字化后,与计算机网络技术的结合,将促进远程服务产业的迅猛发展,例如远程病理诊断服务、虚拟病理服务中心、虚拟科研项目管理等,对于优质科研资源和专家资源的充分利用具有重大的促进作用,也将形成相关的服务产业。

远程病理诊断服务包括病理切片数字化服务、病理诊断服务、病理会诊服务、病理咨询服务,服务可以面向患者,也可以面向基层病理科。

2. 信息服务产业　数字病理综合服务平台将建立面向民众、病理医师、病理学家、医疗机构、病理诊断服务连锁企业以及卫生行政管理机构、病理专业协会和病理科研机构的信息服务体系,为他们提供信息发布的窗口、病理行业发展动态、信息交流、病理行业专题搜索等服务。

3. 知识库服务产业　一名医师成长为一名合格的病理医师,需要至少阅读 20 万张病理切片,以及约 10 年以上的病理诊断经验和知识积累。而且,许多病理医师实际不得不成为全科病理医师,知识库与病理诊断的结合可以缓解全科需求和病理高度专业性矛盾。因此,病理知识库对于病理行业服务水平的提高具有重要意义。

病理知识库由病理百科、病理问答平台、病理文库、病理文献期刊库、病理垂直搜索引擎组成。

4. 数字化资源库产业 病理切片数字化后,将形成一个全新的数字化资源库产业,病理切片数字化资源库是病理科研的基础资源,随着生物组织数字化扫描仪逐步替代传统光学显微镜以及应用的普及,将产生海量的病理组织数字化资源,这些资源的管理和利用,是一个重大的课题,也是一个重大的产业机会,将诞生一批专业提供数据管理和服务提供商,即 IDC(数据中心)服务提供商,由于病理切片数字化资源库的应用领域广泛,而且技术含量较高,所以病理切片数字化资源库产业将来是 IDC 产业的一个非常重要的分支,具有良好的社会效益和经济效益。

5. 数字化服务产业 病理切片的数字化不仅仅只是简单地把玻璃切片显微图像的电子化,它对病理研究和生物医药的科研活动将带来革命性的影响,主要是病理研究和生物医药科研与计算机技术、图像处理技术、网络技术的高度结合,将产生一系列新的研究手段和方法,产生一系列研究成果。

在服务产业方面,主要有针对不同研究领域开发的图像处理分析软件、分析设备或者集成的科研应用系统,病理科研与计算机技术、图像分析技术的融合,是未来软件行业、高端成套设备研发企业、应用集成行业的热点话题,该产业将成为国内信息技术产业的一个重要分支,也将为国民经济转型和经济增长作出贡献。

6. 远程病理会诊服务 它是一项民生工程,病理诊断在肿瘤的诊断治疗和预后判断中有着不可替代的作用,因此病理诊断的质量直接关系到临床诊治的质量,与患者的利益息息相关,是临床医师和病理医师以及医院管理层都非常关注的问题。

解决上述主要问题的核心是实现传统病理的数字化和远程化,让专家资源得以共享,让病例资源得以共享,让患者就近可以得到准确诊疗,让病理切片制作流程标准化和定量化。远程病理诊断不但解决了上述病理诊断本身的核心问题,同时还可以真正实现远程医疗的落地和产业化的飞跃,因此,数字病理技术关系到民众切身利益,关系到民众的健康,是一项利国利民的民生工程。

(二) 数字切片网络化

1. 数字切片传输 对于网络应用,需要将数字切片传输到服务器,便于统一集中管理,提供有保障的浏览和存储服务。而单个数字切片的文件大小为数百 M 至数个 G,属于超大文件。在网络带宽有限的情况下,数字切片传输速度是一个重要的性能指标,也是影响数字切片应用以及客户体验的重要因素。

目前数字切片的传输有两种方式:一是 FTP 方式,二是用分块的 http 上传,也就是通过 http 协议一块一块地上传文件,然后在服务器端合并所有的块。为对文件传输进行进程管理、进度管理以及支持断点续传等功能,都需要开发上传程序,安装在本地和服务器端。对于 web 应用,上传插件用 flash、silverlight 或者 activeX 技术,随着 HTML5 web2.0 技术的兴起,基于 H5 的上传插件是目前主流采用的技术。

数据传输速度受到限制,是目前国内许多地区难以普及远程病理诊断的主要原因之一。自 2015 年起,国内的网络基础设施提升很快,骨干网的建设突飞猛进,光纤接入逐步普及,这也为基于数字切片的数字病理应用提供了良好的基础环境,数字病理应用取得爆发性增长。

随着 5G 技术的诞生，用智能终端浏览节目的时代已向我们走来。根据目前各国研究，5G 技术相比目前 4G 技术，其峰值速率将增长数十倍，从 4G 的 100M/s 提高到几十 G/s。也就是说，1s 可以下载 10 余张数字切片。同时，端到端延时将从 4G 的十几毫秒减少到 5G 的几毫秒，数字切片的传输和浏览的用户体验将得到大幅的提升。

正因为有了强大的通信和带宽能力，5G 网络一旦应用，目前仍停留在构想阶段全数字化病理诊断和计算机辅助诊断、人工智能应用等概念将变为现实。此外，5G 还将进一步应用到工业、医疗、安全等领域，能够极大地促进这些领域的生产效率，以及创新出新的生产方式。

远程医疗也是 5G 重要的应用领域之一。目前，实施远程手术需要租用价格昂贵的大容量线路，但有时对手术设备发出的指令仍会出现延迟，这对手术而言意味着巨大的风险。但 5G 技术将可以使手术所需的"指令 - 响应"时间接近为 0，这将大大提高医师操作的精确性。在不久的将来，患者如果需要紧急手术或特定手术，就可以通过远程医疗进行快速手术。在 5G 时代，基于数字切片的远程病理会诊也如同在显微镜下浏览的体验一样，没有延迟，没有卡顿，图像超高清。

2. 数字切片存储　相对于玻璃切片，数字切片易于保存与管理。可以建立超大容量的数字病理切片库，保存珍贵的病理切片资料，解决玻璃切片不易储存保管、易褪色、易损坏、易丢片掉片和切片检索困难等问题，并且实现同一张切片可在不同地点同时被很多人浏览。

由于数字切片文件有数百 M 乃至数 G 之大，其存储和加载要综合考虑存储成本和访问性能，需要优化备份和存储技术。数字切片数据一般要经过压缩，既要能显著缩小图像文件体积，又要保持图像信息的真实性，即不能损伤图像的细节、比例、可缩放性、光度、色度等图像质量。此外，还可以选择容量更大、可靠性更好的储存介质，将数字切片数据永久保存起来。

随着数字病理的应用深入，尤其是全数字化工作模式，所有的切片都将数字化，数字切片的快速高质量扫描以及存储管理就是一个突出的问题。云存储是在云计算概念上延伸和发展出来的一个新的概念，是一种新兴的网络存储技术，是指通过集群应用、网络技术或分布式文件系统等功能，将网络中大量各种不同类型的存储设备通过应用软件集合起来协同工作，共同对外提供数据存储和业务访问功能的系统。

数字切片物理上存储在硬盘、磁带机等存储介质上。存储设备可以是 FC 光纤通道存储设备，可以是 NAS 和 iSCSI 等 IP 存储设备，也可以是 SCSI 或 SAS 等 DAS 存储设备。云存储中的存储设备往往数量庞大且分布在不同地域。彼此之间通过广域网、互联网或者 FC 光纤通道网络连接在一起。存储设备之上是一个统一存储设备管理系统，可以实现存储设备的逻辑虚拟化管理、多链路冗余管理，以及硬件设备的状态监控和故障维护。

数字切片的存储管理层是云存储最核心的部分，基础管理层通过集群、分布式文件系统和网格计算等技术，实现云存储中多个存储设备之间的协同工作，使多个的存储设备可以对外提供同一种服务，并提供更大、更强、更好的数据访问性能。

病理医师访问数字切片实际请求的是访问服务。使用者使用云存储，并不是使用某一个存储设备，而是使用整个云存储系统带来的一种数据访问服务。所以严格来讲，云存储不是存储，而是一种服务。数字切片云存储的核心是应用软件与存储设备相结合，通过应用软件来实现存储设备向存储服务的转变。

构建数字切片云存储可分为以下三类,即公共云存储、内部云存储和混合云存储。公共云存储通过租用云存储服务商的存储空间和计算资源,能够快速得到云存储服务,适用于远程病理会诊、数字切片共享资源库等基于互联网的应用。内部云存储主要适用于全数字化病理科,对于一些中大型医院,病理切片扫描后存储在局域网内部,医院利用自身的资源构建数字切片云存储基础架构。

混合云存储把公共云和私有云/内部云结合在一起。主要用于按客户要求的访问,特别是需要临时配置容量的时候。从公共云上划出一部分容量配置一种私有或内部云可以帮助医院面对迅速增长的负载波动或高峰时很有帮助。尽管如此,混合云存储带来了跨公共云和私有云分配应用的复杂性。

3. 数字切片网络浏览 全景数字切片是显微扫描,全景图像很大,用普通的图像浏览软件不能打开,也非常耗费计算机的缓存资源。所以数字切片需要专用的浏览软件。应用者可随时随地对显微切片任何区域进行不同放大倍率的浏览(2×、4×、10×、20×、40×、100×),浏览软件能在鼠标操纵下选择切片任意位置完成无极变倍连续缩放浏览,并提供切片全景导航,使高倍镜下的图像与低倍镜下的位置形成良好对应。还能够实现切片的定量分析和标注等后期处理。

为支持数字切片的无极变倍连续缩放浏览,数字切片通常采用瓦片金字塔模型技术,金字塔模型是一种多分辨率层次模型,分辨率采用倍率方式构建。

目前数字切片 Web 浏览可以采用 Seadragon 这样的开源 Javascript 框架,Seadragon 是一个软件环境,你可以通过它在本地或者以远程的方式与浩瀚的可视化数据进行互动。即使对于 G 级别的数字切片,也可以进行持续并且平滑的放大,还可以通过全景的方式浏览,甚至可以通过任何需要的方式对它们进行重新整理。不管所见到的数据有多少、图像集合有多大以及图像本身有多大,Seadragon 都拥有这样的处理能力。

(三)远程病理会诊平台

1. 应用背景 在一个 14 亿人口的大国,经济发展水平在较短时间内有了很快增长,但是医疗资源,特别是优质医疗人才集中在一线城市的三级医院内,造成大量患者涌入那里,医疗服务的倒金字塔现象愈演愈烈。

在这种情况下,远程医疗便成为缓解医疗人才短缺和分布集中、医疗服务可及性差和医疗费用昂贵等问题的手段之一。互联网、物联网、信息技术、移动医疗等一系列技术手段的发展,为远程医疗提供了技术上的支持。

远程医疗是通过运用现代信息技术,不受地域和时间限制、低成本高效率地共享优质医疗资源,提供远距离医学信息和服务,旨在提高医疗服务质量和效率、改善群众就医途径,降低医疗费用、推进城乡医疗卫生服务均等化的一项新型医疗服务模式。

由于病理诊断是疾病诊断中的"金标准",所以远程病理诊断是整个远程医疗服务体系的最重要组成部分。

病理切片显微扫描仪诞生后,大大促进了远程病理服务业务。数字病理远程诊断服务平台将切片显微扫描技术、计算机网络技术、计算机图形处理技术、病理计算机辅助诊断技术等高科技整合为一体,实现了病理切片数字化、大容量数字切片网络传输和 Web 浏览、远程病理会诊等关键技术,为做出快速、准确的诊断提供了便捷的应用服务平台。

目前全国癌症发病形势严峻,发病率与死亡率呈持续上升趋势,病理诊断需求很大,但是国内病理科的发展与其他学科相比明确处于滞后状态,是国内医疗服务中的短板;病理医师资源十分匮乏,而且资源分布严重不均,以上种种原因导致误诊误治率居高不下。

远程病理诊断改善了专家资源分布不均衡等问题,让偏远地区和基层医院更多的患者及医护人员能更经济、更高效地共享专家资源、教育资源、医学科技成果资源,大大节省了医疗开支,提高了医疗水平,有利于解决老百姓"看病难、看病贵"的问题。

远程会诊平台不仅仅涉及医疗或临床问题,还包括通信网络、数据库等各方面问题,并且把它们集成到云网络系统中。

2. 平台组成 远程病理诊断服务平台主要由数字切片扫描系统、网络传输平台、病理切片存储中心与远程会诊服务平台、服务运营体系等组成(图 2-29)。

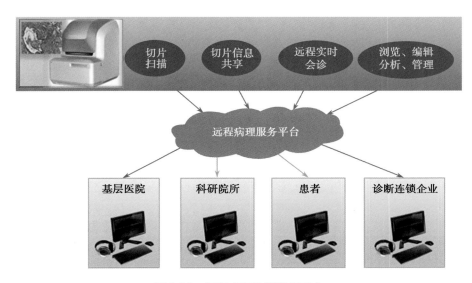

图 2-29 远程病理诊断服务平台

远程病理诊断服务平台由医院端、专家端和管理端三部分功能组成。

(1)医院端:可进行诊断或会诊病例资料录入,如患者基本信息、临床病史、大体所见、免疫组织化学等;根据诊断或会诊需要,进行切片扫描,并可进行浏览观察,每个诊断或会诊病例可选择多张切片扫描与上传;可指定病理学家进行诊断或会诊,数字切片与病例资料可自动上传到远程诊断平台。

(2)专家端:专家利用病理诊断服务平台,进行数字切片的病理远程诊断或会诊,不受时间与空间限制;专家诊断或会诊过程中,可对数字切片进行截图,并对截图进行说明解释,然后填写诊断意见,提交病理诊断报告,可选择电子签名;专家在病理诊断时,也可以查询病理案例库、病理特征图谱库和病理知识库;专家诊断或会诊结束后,形成专家诊断报告;该功能实现了患者、医院、专家之间远程诊断信息的及时传递,使病理医师、临床医师在最短的时间内取得诊断报告,使患者得到及时的救治。

(3)管理端:管理端包括用户管理、基层医院管理、角色权限管理、专家资源管理、费用管理、诊断服务流程管理、数字切片存储管理、服务质量管理以及性能监控和各种服务统计查询。

远程病理诊断服务平台有效地架起了专家与基层医院以及病理医师会诊、咨询、讨论的桥梁。平台上汇集了全国各类顶尖专长的病理学家，可以实现无时间、空间限制的快速的远程病理会诊和咨询业务。

3. 主要功能

（1）诊疗数据一体化呈现：异构集成系统将患者的诊疗数据从 HIS、EMR、PACS、RIS、LIS、CIS 等系统中通过筛选、转换、标准化、打包后汇聚到会诊中心数据库中，同时通过异构集成平台构建患者主索引（enterprise master patient index，EMPI）将患者在各业务系统中的数据串联起来形成一份完整的患者健康病历。供会诊管理平台使用。

医师可以将需要会诊的患者病历进行整理、预览、新建病历夹列表。将需要在会诊过程中用到的检查、检验数据进行调取，将自己的初步诊断和依据进行记录。以列表的形式罗列所有在院和出院患者的信息，包括姓名、性别、年龄、床号、所属科室等。临床医师可以很方便地按姓名、床号、科室进行检索。另外在患者主页将患者主诉、初步诊断、病程、检查检验报告等按模块展现，进入模块则可以查看患者在医院各个业务系统的详细信息，能对影像进行相关操作，检验数据后期处理。

患者的个人基本信息、检查、检验、手术、电子病历、医嘱等患者的全部诊疗信息在统一的界面呈现。

（2）会诊列表管理：远程会诊根据医院间远程医疗的现有情况提供在线会诊和离线会诊两种方式。

远程会诊列表包含未通过、待审核、待安排、待报告、待总结和已完成，用户可以分别查阅会诊状态情况对应的会诊患者列表情况。

（3）虚拟会诊室：利用计算机技术将传统的会诊室由线下搬到线上，将患者诊疗数据、参与专家数据在远程会诊系统中构建一个虚拟的会诊室，与会专家可以根据账号登录到虚拟会诊室中参加会诊。同时还结合视音频、电子白板、远程同屏等手段提高会诊过程中的互动效果，保障会诊质量。

（4）患者会诊数据调阅：呈现会诊患者的各项检查、检验、电子病历、手术等数据，同时还可以呈现上传的各种附件。

（5）信息同屏功能：医师在诊断时需要调阅患者的病情图像数据进行诊断分析，与此同时，医师往往还需要在患者的图像上用绘图操作标出其感兴趣的区域。而一个医师在患者的图像上的绘图操作必须能显示到其他参加远程会诊的医师的个人计算机屏幕上，实现图像共享功能，每一个医师屏幕上显示的内容是完全一样的，任何医师做出改变，其他医师屏幕上显示的图像都随之改变，这样就能够引起其他医师对于该区域图像的注意。

（6）文本交互功能：通常文本交互功能与图像交互功能配合使用。医师在医学图像勾画出其感兴趣的区域，但这还不足以阐明他关于对该图像上这个区域的患者病情的看法，所以，系统提供文本交互的功能。医师通过文字交互功能发表书面的诊断意见。其他医师可以结合这位医师在 WSI 图像上的绘图操作和输入的文字信息了解到这位医师的诊断意见。

患者和医师交流病情的时候也可以通过文本交互功能。遇见疑难病症医师还可以邀请别的医师加入，一起进行诊断。

（7）视音频交互功能：通过文字交互功能进行书面讨论，对于医师和患者来说都很麻烦，不如直接通过语言来表达各自的看法，因此，系统提供语音交互的功能。这样可以减轻医师的操作负担,提高诊断的效率。

虚拟会诊室包括患者电子病历、会诊信息同步、会诊记录、电子白板、远程音视频通信、在线专家等。

患者电子病历包括患者基本信息、主诉、初步诊断、首次病程、查房记录、检查、检验报告等全部信息。

通过远程会诊平台上展示的患者诊疗数据全貌,结合视音频进行远程会诊,充分利用视音频的交互性,能更好地服务于会诊全过程。

会诊专家在查看患者相关检查、检验数据的同时,可以通过视音频方式与患者、医师进行沟通。使与会专家更能清楚地了解患者现状、之前治疗情况,为确诊、制定治疗方案提供有力的支持。

(8) 系统网络及安全保障:远程会诊平台由于有大量的高清图像信息传输,对其基础的承载网络环境有着较高的要求。一般意义上来讲,1 080p 较好图像质量的呼叫带宽为1~2M。高清视频系统支持业界最新的 H.265、H.264High Profile 编解码协议。512k 即可实现 720p 高清视频效果,1M 即可实现 1 080p 高清图像效果,网络上的链路层丢包率不应该高于 1%。因此,建议用于远程病理会诊的带宽为 4M 或以上网络。

远程病理应具备良好的安全策略,安全手段,安全环境及安全管理措施。众所周知,信息系统完整的安全体系包括以下 4 个层次:最底层的是物理级安全,包括计算机安全、硬件安全等;其次是网络级安全,主要包括链路冗余、防火墙等;再次是系统级安全,包括数据灾备、病毒防范;最后是应用级安全,包括统一身份认证、统一权限管理等。而贯穿整个体系的是安全管理制度和安全标准,以实现非法用户进不来,无权用户看不到,重要内容改不了,数据操作赖不掉。

远程病理平台必须保证数据的安全和隐私,因此平台的建设必须考虑以下安全措施:
- 数据库应设置预定的备份策略进行本地备份,有条件的可做异地备份;
- 严格按照用户级别来授权用户对数据和资料的访问;
- 关键数据的修改记录应记录详细的操作日志,以备追查;
- 数据的传输与关键敏感的数据的存放需进行一定的加密处理。

制订数据库系统备份和恢复方案时,必须将重点放在防范用户失误和介质失效而造成的数据损失。远程病理会诊平台应采用专业的备份软件为整个网络中的服务器和工作站提供高速、可靠的备份和恢复能力。

远程病理平台应用级安全包括统一身份认证、统一权限管理等,其包括系统软件和应用软件应具有访问控制功能,包括用户登录访问控制、角色权限控制、目录级安全控制、文件属性安全控制等;系统软件(包括操作系统、数据库等)和应用软件等应定期进行完全备份,系统软件配置修改和应用软件的修改应及时备份,并做好相应的记录文档;及时了解系统软件和应用软件厂家公布的软件漏洞并进行更新修正;应用软件的开发应有完整的技术文档,源代码应有详尽的注释;使用基于 PKI-CA(公钥基础设施/认证中心)体系的数字证书实现各业务应用系统的用户身份验证、数字签名等功能。

远程病理会诊中,病理学家需要签发诊断报告,需要病理医师进行数字签名。电子签名技术来保证安全性和不可抵赖性。数字签名通过 CA 证书实现的。数字证书认证中心(certificate authority,CA)主要负责产生、分配并管理所有参与网上交易的个体所需的身份认证数字证书。每一个数字证书都与上一级的数字签名相关联,最终通过一个安全链追溯到一个已知的并被广泛认为安全、权威、足以信赖的机构。电子交易的各方都必须拥有合法的身份,即由 CA 中心签发的数字证书,在交易的各个环节,交易的各方都需检验对方数字证书的有效性,从而解决用户的信任问题。

(四) 病理质控服务平台

1. 应用背景　中国目前病理的误诊漏诊的其中一部分原因是病理诊断质量控制体系不够健全,导致人为的可以避免的质量事故或者误诊漏诊。

病理诊断质量是医疗质量的重要组成部分。病理诊断质量的好坏,直接影响着医疗质量和医疗安全,直接关系到该医院总体医疗水平。病理质量控制是病理科主任、医院领导以及卫生行政管理机构非常关注的问题,因此加强病理质量控制,健全病理质量控制体系是病理科由经验管理向科学管理的转变,确保优质服务的关键环节,也是病理科工作的一项重要内容。

一个病理诊断的形成,涉及制片和诊断(阅片)两个过程,因此其病理质量控制也主要是这两个阶段的控制。

(1) 制片质量的控制:制片质量的好坏很大程度上影响着病理医师做出正确的病理诊断。一张质量上乘的病理切片是病理医师得出正确诊断的关键,许多所谓疑难病理案例大多是由于制片质量差所造成的。而且病理切片制作需经取材、固定、脱水、包埋、切片、贴片和染色等十几个步骤,要对这样一个十分繁杂的过程进行全面质控其难度是很大的。为此,应制定完善病理制片规范,并通过病理管理系统实施和执行规范。

(2) 病理诊断质量控制:对一个病理诊断的质量要求,应该体现在诊断的正确性、完整性和及时性 3 个方面。其中诊断的正确性是对病理诊断的最基本要求,也是病理诊断的核心。诊断报告的完整性有利于临床医师做出更加切合实际的综合判断,采取有利于患者治疗和康复的合理方案。术中快速诊断的快慢直接影响患者的状态和手术的进展。因此,病理诊断的发出,应该是在保证诊断的正确性和完整性的前提下越快越好,越及时发挥其作用,效率就越高。因此,及时性也是衡量病理诊断质量高低的一个重要标准。在数字化病理的工作环境下,病理质量控制可以实现全流程管理和控制。

2. 质控模式　病理诊断质量控制包括病理切片制作过程及质量评价管理、病理诊断流程及质量评价管理、病理质量抽查及监控管理。

(1) 切片制作过程管理:切片的制作包括组织的固定、取材、脱水、透明、浸蜡、包埋、切片、贴片、烤片、脱蜡、染色、封片等一系列工序。每一工序都有各自的操作规范和注意事项。系统通过过程管理,记录了几乎所有与标本入科至病理报告出科这一过程中的全部数据,各种与质量有关的数据搜集就变得非常方便,医院和科室的管理层或科室的每个工作人员都可以根据需要对有关的质量指标进行统计和分析。通过对各质量控制点的监测,加强质量控制,避免人为差错。

(2) 切片质量评价:病理医师在阅片时,对切片的制作质量进行评价,并反馈给病理技师。系统可以设定切片的评价指标,并可以对切片的评价结果进行统计分析。

(3) 病理诊断过程管理:病理信息系统实现科内医师的三级检诊,即各级医师可按各自的职责在线进行初诊、复诊或发起会诊。每一位医师都有自己的工作列表,凡是未完成的报告均在列表中,并可跟踪诊断的过程。病理报告一经确认即通过医院网络发至申请科室的医师工作站,由此可以看出信息系统在病理报告的准确性、及时性和完整性这三大质量要求方面发挥的重要作用。

（4）病理报告:在诊断系统中提供公共模板,可以促进病理报告的规范和统一,特别是肿瘤诊断报告不会遗漏必须提供的信息,如肿瘤的大小、组织学类型和分级,切缘和淋巴结转移的情况,与治疗和预后有关的分子标志物的表达情况等。

（5）病理诊断质量评价:病理诊断质量评价主要是对病理诊断的正确性、病理报告的完整性以及及时性进行评价,每个评价又可以细分为多个评价指标,系统可以设定评价指标,并可以对评价结果进行统计分析。例如,单独事件发生率、漏诊率,术中诊断与常规诊断符合率,疑难病例的诊断正确率,疾病分型分期正确率、诊断报告修改率等。

（五）病理资源库管理和服务平台

医药行业的大数据时代即将到来,未来 10 年,将会逐渐对行业内产业链各个环节产生深远影响。"精准医疗"概念与以往所说的"个性化医疗"相似,指针对同一种病,根据每个患者的不同情况采用不同的临床路径。其背后依赖于对各个患者多方面数据的积累,包括各种生物组学数据(基因组、蛋白组等)、患者病史、生活习惯、行为习惯等多方面,对比过往患病人群的相关数据,通过大数据分析,找出最优的治疗方案。这一理念的实现,依赖于生物大数据的积累以及后续对这些数据的挖掘和解读。

数据积累 + 技术进步 = 病理大数据时代来临,伴随着电子病历、病理切片数字化、基因测序、互联网医疗、云存储这些全新技术平台出现,医疗数据电子化成为可能,医疗大数据的积累正在加速进行,病理大数据即将迎来量变到质变的一刻。

不同于以往基于人群统计结果的循证医学,精准医疗讲究"对人下药"而非"对症下药",数字病理让精准医疗成为可能。

通过对各种数字化病理组织切片资源进行系统性规划、整合,建立资源收集、分类入库、资源服务的标准化管理体系,采用先进的计算机技术、网络技术以及信息处理技术,在统一规划、统一标准、规范服务的基础上,高起点、高标准地建成一个信息资源收藏齐全、覆盖科技领域所有学科的数据加工规模化、服务手段现代化、信息传递网络化、运行管理科学化的数字化资源保障系统,包括数字病理切片库、病理案例库、病理特征图谱库等,并提供及时、快捷、有效的资源服务,以最大限度地发挥投资的效益,满足病理诊断、病理科研、技术创新和病理医师对数字化切片资源的需求。

针对不同的用途和资源特点,病理资源库包括病理切片库、病理案例库、病理特征图谱库等。

1. 数字切片库　随着数字全景显微扫描仪的应用和普及,数字化切片的来源渠道越来越丰富,数字化切片的数量也将急剧增长,数字化切片是生物医药和病理科研的基础资源和应用开发平台。当今,计算机技术、存储技术与互联网技术的发展也为建立大规模数字化切片资源库的管理和服务平台资源提供了坚实的基础。

根据扫描放大倍数的不同,单个切片图像文件的大小为 200M~10G,因此切片的传输和存储是一个很大的挑战。

通过对各种数字化病理组织切片资源进行系统性规划、整合,建立资源收集、分类入库、资源服务和标准化管理体系,病理切片资源库主要来源包括远程病理诊断服务平台、教学培训平台以及会员提交共享等多种渠道,因此,病理切片资源库要实现与这些系统的接口,它们既是病理切片资源的源泉,也是病理切片资源库的服务对象。

同时,病理切片库也要与实物病理切片(玻片)库、病理案例库和病理特征图谱库建立关联,使用户能够从病理案例库和病理图谱库访问到完整的数字切片档案信息。

2. **病理案例库** 病理案例库收集具有临床价值、培训价值、研究价值的病理案例,病理案例按照疾病分类、人体组织分类等建立多维度分类体系,便于检索和查询。按照案例来源、案例稀有程度、案例疑难程度等建立子库。

3. **病理特征图谱库** 病理医师阅读病理切片,通常是根据组织的病变特征匹配进行临床诊断,对于富有经验的专家,长期的阅片经验,在大脑中存储了大量的病理特征图谱,而对于年轻医师或者基层医院的医师,则这方面的积累较少,这是影响诊断能力、导致误诊漏诊的一个重要因素。如果有一个高质量的病理特征图谱库和病理案例库供病理医师在临床诊断时查询,这对病理医师的诊断提供非常大的帮助作用。

病理特征图谱包括病理特征图片、病理形态学描述、病理特征临床诊断标准、病变成因等信息。也包括病理特征库的管理信息,例如图片分类、图片所属数字切片、图谱提供者、图谱审核者、图谱讨论等信息。方便对病理特征图谱进行查询检索和管理。

病理资源库的内容具有高度的专业性,而且必须保证内容的权威性,因此需要广大病理医师尤其是病理学家的共同参与和不断努力,才能建立一个高品质的资源库。因此病理资源库的建设采用"共建共享"的模式,资源库来源于病理医师,并服务于病理医师。

(郑众喜)

参 考 文 献

[1] Bouzin C,Lamba Saini M,Khaing KK,et al. Digital pathology:elementary,rapid and reliable automated image analysis [J]. Histopathology,2015,68:888-896.

[2] Wolff AC,Hammond ME,Hicks DG,et al. Recommendations for human epidermal growth factor receptor 2 testing in breast cancer:American Society of Clinical Oncology/College of American Pathologists clinical practice guideline update [J]. Arch Pathol Lab Med,2014,138(2):241-256.

[3] Cheng CL,Tan PH. Digital pathology in the diagnostic setting:beyond technology into best practice and service management [J]. J Clin Pathol,2016,70(5):1-13.

[4] Higgins C. Applications and challenges of digital pathology and whole slide imaging [J]. Biotech Histochem, 2015,90(5):5.

[5] Krupinski EA,Silverstein LD,Hashmi SF,et al. Observer performance using virtual pathology slides:Impact of LCD color reproduction accuracy [J]. J Digit Imaging,2012,25(6):738-743.

[6] Redondo R,Bueno G,Cristbal G,et al. Quality evaluation of microscopy and scanned histological images for diagnostic purposes [J]. Micron,2012,43(2-3):334-343.

[7] Hashimoto N,Ohyama N,Bautista PA,et al. Referenceless image quality evaluation for whole slide imaging[J]. J Pathol Inform,2012,3:9.

[8] Kayser K,Grtler J,Metze K,et al. How to measure image quality in tissue-based diagnosis (diagnostic surgical pathology) [J]. Diagn Pathol,2008,3(Suppl 1):S11.

[9] Vossen D,Mueller D,Hulsken B,et al. Real-time deformable registration of multi-modal whole slides for digital pathology [J]. Comput Med Imaging Graph,2011,35(7-8):542-556.

[10] Schwarzmann P,Schenck U,Binder B,et al. Is today's telepathology equipment also appropriate for

telecytology? A pilot study with pap and blood smears [J]. Adv Clin Path,1998,2(2):176-178.

[11] Ziol M,Vacher-Lavenu MC,Heudes D,et al. Expert consultation for cervical carcinoma smears. Reliability of selected-field videomicroscopy [J]. Anal Quant Cytol Histol,1999,21(1):35-41.

[12] Eichhorn JH,Buckner L,Buckner SB,et al. Internet based gynecologic telecytology with remote automated image selection:results of a first-phase developmental trial [J]. Am J Clin Pathol,2008,129(5):686-696.

[13] Prayaga A. Telecytology:a retrospect and prospect [M]//Kumar S,Dunn BE. Telepathology,vol.12. Berlin: Springer,2009:149-162.

[14] Thrall M,Pantanowitz L,Khalbuss W. Telecytology:clinical applications,current challenges,and future benefits [J]. J Pathol Inform,2011,2:51.

[15] Williams S,Henricks WH,Becich MJ,et al. Telepathology for patient care:what am I getting myself into?[J]. Adv Anat Pathol,2010,17(2):130-149.

[16] Kayser K,Szymas J,Weinstein RS. Telepathology and telemedicine:communication,electronic education and publication in e-health [M]. Berlin:VSV Interdisciplinary Medical Publishing,2005:1-257.

[17] Dunn BE,Choi H,Recla DL,et al. Robotic surgical telepathology between the Iron Mountain and Milwaukee Department of Veterans Affairs medical centers:a 12-year experience [J]. Hum Pathol,2009,40(8):1092-1099.

[18] Halliday BE,Bhattacharyya AK,Graham AR,et al. Diagnostic accuracy of an international static imaging telepathology consultation service [J]. Hum Pathol,1997,28(1):17-21.

[19] Nordrum I,Engum B,Rinde E,et al. Remote frozen section service:a telepathology project to northern Norway [J]. Hum Pathol,1991,22(6):514-518.

[20] Kaplan KJ,Burgess JR,Sandberg GD,et al. Use of robotic telepathology for frozen-section diagnosis:a retrospective trial of a telepathology system for intraoperative consultation [J]. Mod Pathol,2002,15(11):1197-1204.

[21] Isaacs M,Lennerz JK,Yates S,et al. Implementation of whole slide imaging in surgical pathology:A value added approach [J]. J Pathol Inform,2011,2:39.

[22] Evans AJ. Re:Barriers and facilitators to adoption of soft copy interpretation from the user perspective: Lessons learned from filmless radiology for slideless pathology [J]. J Pathol Inform,2011,2:1.

[23] Pantanowitz L,Sinard JH,Henricks WH,et al. Validating whole slide imaging for diagnostic purposes in pathology:guideline from the College of American Pathologists Pathology and Laboratory Quality Center [J]. Arch Pathol Lab Med,2013,137(12):1710-1722.

[24] Jukić DM,Drogowski LM,Martina J,et al. Clinical examination and validation of primary diagnosis in anatomic pathology using whole slide digital images [J]. Arch Pathol Lab Med,2011,135(3):372-378.

[25] Mooney E,Hood AF,Lampros J,et al. Comparative diagnostic accuracy in virtual dermatopathology [J]. Skin Res Technol,2011,17(2):251-255.

[26] Chargari C,Comperat E,Magné N,et al. Prostate needle biopsy examination by means of virtual microscopy [J]. Pathol Res Pract,2011,207(6):366-369.

[27] Fine JL,Grzybicki DM,Silowash R,et al. Evaluation of whole slide image immunohistochemistry interpretation in challenging prostate needle biopsies [J]. Hum Pathol,2008,39(4):564-572.

[28] Tsuchihashi Y,Takamatsu T,Hashimoto Y,et al. Use of virtual slide system for quick frozen intra-operative telepathology diagnosis in Kyoto [J]. Japan Diagn Pathol,2008,3(Suppl 1):6.

[29] Fallon MA,Wilbur DC,Prasad M. Ovarian frozen section diagnosis:use of whole-slide imaging shows excellent correlation between virtual slide and original interpretations in a large series of cases [J]. Arch Pathol Lab Med,2010,134(7):1020-1023.

[30] Nielsen PS,Lindebjerg J,Rasmussen J,et al. Virtual microscopy:an evaluation of its validity and diagnostic

performance in routine histologic diagnosis of skin tumors［J］. Hum Pathol,2010,41(12):1770-1776.

［31］ Im HK,Gamazon ER,Nicolae DL,et al. On sharing quantitative trait GWAS results in an era of multiple-omics data and the limits of genomic privacy［J］. Am J Hum Genet,2012,90(4):591-598.

［32］ Knoppers BM,Dove ES,Litton JE,et al. Questioning the limits of genomic privacy［J］. Am J Hum Genet,2012,91(3):577-578.

［33］ McCloskey M,Cohen NJ. Catastrophic interference in connectionist networks:The sequential learning problem［M］//Bower GH. The Psychology of Learning and Motivation,vol. 24. San Diego:Academic Press,1989:109-164.

［34］ French RM. Catastrophic forgetting in connectionist networks［J］. Trends Cogn Sci,1999,3(4):128-135.

［35］ 步宏,魏兵,杨颖. 国外乳腺癌病理诊断报告标准化概述及对国内标准化报告的建议［J］. 中华病理学杂志,2008,37(12):844-846.

［36］ 包骥,步宏. 中国数字病理发展展望［J］. 实用医院临床杂志,2017,14(5):1-2.

［37］ 王治国. 临床检验质量控制技术［M］. 北京:人民卫生出版社,2004:243-260.

［38］ 童清,王清涛. 临床化学定量测定室间质量评价的有关问题［J］. 中华检验医学杂志,2005,28(2):131-133.

［39］ 王银萍. 病理专业医疗质量控制指标(2015年版)的解读［J］. 中华病理学杂志,2015,44(11):830-832.

［40］ Roullier V,Lézoray O,Ta VT,et al. Multi-resolution graph-based analysis of histopathological whole slide images:application to mitotic cell extraction and visualization［J］. Comput Med Imaging Graph,2011,35(7-8):603-615.

［41］ Bautista PA,Yagi Y. Improving the visualization and detection of tissue folds in whole slide images through color enhancement［J］,J Pathol Inform,2010:1:25.

［42］ Lyon H,De Leenheer A,Horobin R,et al. Standardization of reagents and methodsused in cytological and histological practice with emphasis on dyes,stains and chromogenic reagents［J］. Histochem J,1994,26(7):533-544.

［43］ Tosun AB,Gunduz-demir C. Graph run-length matrices for histopathological image segmentation［J］. IEEE Trans Med Imaging,2011,30(3):721-731.

［44］ Kong H,Gurcan M,Belkacem-Boussaid K. Partitioning histopathological images:an integrated framework for supervised color-texture segmentation and cell splitting［J］. IEEE Trans Med Imaging,2011,30(9):1661-1677.

第三章

—————————•———

数字病理的应用

第一节 数字病理在教育中的应用

一、数字切片的优点

病理学是一门侧重从形态学角度研究疾病发生、发展和转归规律的学科,属于基础和临床间的桥梁学科,在医学教育中具有极其重要的地位。病理学课程的教学效果直接影响着临床医学生对病理学知识的理解和掌握,以及运用病理学知识分析疾病的能力。病理学强调以形态为基础,病理学实验课教学中对于病变组织形态学认识和理解,既是教学的重点,也是难点。病理学学习过程中"一图胜千言",典型病变的图像对知识的理解具有非常重要的作用。传统病理学教学观察玻璃切片需要依赖显微镜进行,只能在实验室内观察,学习的时间和空间有很大局限性,学生必须在实验室内借助显微镜才能观察到切片,无法培养学生的自主学习能力;传统光学显微镜存在视野共享、病变定位困难及病变组织切片同质性差等局限性,学生往往对病变形态学难以完全掌握。传统玻璃切片的染色质量会随着时间的推移会不断下降,出现褪色。玻璃载玻片易于损毁,一些罕见病例切片一旦损毁,往往无法进行足够的补充,严重影响教学的实施。学生在显微镜下观察切片很难准确、快速找到病变部位,依照病理学图谱作为参照进行观察和绘图,学习效率低下,缺少独立思考和强化训练的过程,不利于发挥学生学习的主动性和团队协作能力的培养。

随着计算机技术、数字化扫描设备和图像处理算法的发展,全数字病理切片技术的出现给病理学教学带来了革命性的变革,结合网络教学平台的应用可以实现病理教学资源的共享,克服了传统病理实验教学依赖实验室显微镜才能观察切片的限制,给病理学实验教学带来全新模式的变革,可以不受时间和空间限制进行主动学习。病理学实验教学数字切片库结合网络进行教学改革,在病理学教学中使用包含原玻璃切片的全部信息的数字病理切片,不仅分辨率高、图像清晰;还可以不再依赖显微镜,在电脑上用相应的图像浏览软件即可快速视野移动、任意倍率放大或缩小,全面模拟普通光学显微镜观察,既有利于学生掌握局部和整体的关系,能对感兴趣的结构进行标记、注释和分析等,还可以避免教学玻璃切片的不断损耗和补充,尤其是一些少见病变组织扫描后可以永久使用,提高了教学资源的利用率。

二、数字病理在病理学教学中的应用

数字病理在本科病理教育中可以发挥重要作用。在美国超过 60% 的医学院校病理学教学中使用数字切片库。病理学数字切片库是一种基于互联网的病理学习系统,它提供了数以百计的基于器官系统分类的高分辨率数字切片。这些图像通常伴随有文字和参考信息,并允许用户放大图像的一部分,以模仿显微镜的功能。许多医学院校都有专属的适应自身特定需求的数字切片系统。其中一些能提供额外的功能,如一问一答的形式、互动注释。其中有些还能够灵活地在学习模式和测试模式之间切换。美国爱荷华大学的 Fred R.Dee 博士创建了如上提到的虚拟切片库的原型。现已证明基于数字切片的病理教育能增加学生花在学习切片上的时间,降低了获取切片的难度,帮助学生获得更好的考试成绩。有证据表明,基于数字切片的病理教育效果不亚于基于实际切片的病理教育。研究还表明与传统的切片相比,大多数学生更青睐数字切片,数字切片是一种有效的学习工具,易于使用,可以提高学习效率,还能促进协作和讨论。此外,与使用传统切片的学生相比,使用数字切片的学生往往会更积极地看待他们的实验成果、教师反馈。数字切片的使用也能更有效地利用教师资源。

充分利用数字切片易于存储的优点,将病理学数字切片库储存于病理学教学网络服务器中,将病理学数字切片库和基于网络的数字切片浏览系统有效结合,建立病理实验教学数字切片的网络教学平台,给传统病理学教学模式带来全新的变革,使其更好地服务病理学实验教学。数字切片能方便教师指导学生,在教学中授课教师无需花费大量精力指导学生如何寻找显微镜下的典型病变区域,而是通过全景导航图迅速直观地帮学生定位病变区域,连续地展示正常组织与病变的过渡情况,能够进行病变组织与正常组织的对比,从而节约传统教学中花费大量精力指导学生对典型病变的辨认和掌握。而且学生还可以通过观察已编辑标注好的全数字病理切片,更快、更好地理解和掌握病变特点,学生独立观察切片时能很快寻找到重点病变区域,对于切片的整体把握明显好于传统显微镜下观察玻璃切片示教的学生,提高了学习效率。另外,全数字病理学实验教学切片库还可以帮助学生复习,教师答疑时针对学生的疑问利用数字切片进行解答,学生易于理解,尤其是针对多数学生的普遍问题,可以一同解答,非常方便、高效。病理学实验教学数字切片库结合网络教学使学生在病理学互动实验教室可方便利用数字切片浏览系统进行浏览,还可作为网上教学的重要资源为学生复习提供素材,方便学生在宿舍和图书馆通过校园网中病理学精品课程网页进行随意浏览,突破了传统病理实验教学只有在实验课的课堂上才能享受到这种资源的限制,方便学生自主学习。不仅节约了传统病理实验准备所需的大量人力、物力,节省了实验室开放的成本,同时还扩展了病理实验教学的时间和空间,充分体现了病理学数字切片库的共享性和延伸性。

数字切片还有利于实现培训材料的标准化;数字切片这些优点使数字切片非常有益于医学教育和研讨。目前在很多情况下,数字切片已开始取代使用传统光学显微镜观察的玻璃切片,为病理学相关的教学活动提供了丰富的内容和先进的手段。数字化病理切片库的建立及其在病理学理论教学、实践教学、病例讨论及 PBL 教学中的应用,对形态学相关学科提供了有益的借鉴。教师可以有充足的时间来引导学生开展自主式学习、合作式学习及探究式学习,使学生上升到学习的"主体"地位上,真正以主角身份参与教学过程,改变了学生原来被动学习的状态,充分发挥其主观能动性,锻炼其分析问题、解决问题的能力,培养学生在实验课中的独立学习、思考能力和协作能力。通过主动学习和合作学习可以提高学生更多分析病理改变、探究疾病发生、发展及演变的能力,从而提高了学生的综合素质,为今后的学习奠定良好基础,有效地解决了传统病理实验教学的难点。将数字化切片贯穿病理学理论教学、实践教学、病例讨论及 PBL 教学中,可以为真正实现教学相长、教学并重的目的保驾护航,对医学生学习病理学起到极为重要的促进作用。合理利用数字切片,使之与传统实验教学模式整合发展,将成为病理学实验教学改革的必经之路。

病理学数字切片库的应用可以大大方便学生的考前复习,学生通过电脑就可随时随地浏览数字切片网站,既节约了教学资源,又提高了教学资源的利用率。病理学数字切片库和数码互动系统结合使考试变得简便易行,并趋向于标准化,确保了考试的公正性与客观性。病理学数字切片库结合网络教学改革病理学实验课考试彻底改变了传统考试模式,真正实现了标准化、数字化、无纸化、网络化考试。相信随着病理学数字切片库的不断更新、完善,以及网络环境的不断成熟,组织考试将越来越完善,使实验教学中教与学的效果评价更为全面、准确和科学。

三、数字病理在专业型研究生培养中的应用

目前,我国病理医师紧缺,而病理研究生特别是专业型病理研究生是将来临床病理医师的主要后备力量。目前,我国病理研究生的培养模式是理论和实际技能培训相结合的方式。其中,临床技能培训主要依靠阅读传统的病理切片。利用数字病理对临床病理研究生进行培养和教育,不仅可以快速培养适应现代医疗环境的优秀病理专业人才,毕业后能独立工作,而且学校还可以节省培养经费,还能大大提高病理诊断水平。数字病理可以满足学生个性化的学习方式,使学习更加便利、有效,并定期组织研究生读片会,由研究生导师或专家进行讲解,指导阅片,提高阅片质量和水平。另外,数字切片的读片内容统一、客观,还可以用于研究生的中期考核和毕业考核。利用数字病理培养病理专业研究生有如下优点:改革传统的显微镜看切片的培养模式,构建基于数字病理的临床病理研究生培养模式;改革传统的教学内容与课程体系,改善"一对一"的研究生-导师模式,高效地共享专家资源,与专家、同行进行诊断交流和疑难病例讨论,提高研究生的理论和实际病理诊断水平;创新教育教学方法,积极开展以学生为中心和自主学习为主要内容的教育方式和教学方法;完善评价考核方法,建立理论性和实际性评价的全过程评定体系;每个学生可以使用计算机随时随地独立查看数据库的任何切片,还可以自由地放大或缩小图像,提高阅片水平,可以在数字切片上标记特定的典型病变部位,以备日后查阅,还可以配有文字说明,方便使用。

四、数字病理在病理住院医师教育中的作用

住院医师规范化培训是医学专业本科及以上学历毕业生完成学校基础教育后,在经过认定的培训基地接受以提高临床实践能力为主的系统性、规范化培训,是培养医药卫生人才的重要措施,也是完善毕业后继续医学教育的重要组成部分。建立住院医师规范化培训制度可以为城市大医院和基层医疗卫生机构培养大批同质化的合格临床医师,有利于分级诊疗制度的建立,为群众提供更好的同质化医疗服务。按国家要求,住院医师培训基地认证是很严格的,必须有足够的病例、病种、师资力量和管理措施来保证培训的顺利进行。住院医

师规范化培训的关键是培训结果同质化。因此,全国应建立统一的题库,以考核的标准化来促进培训结果的同质化。必须培养出大批均等化、标准化的临床医师,只有这样才有可能提供同质化的医疗服务。目前培训基地不同,培训基地亚专业学科发展不平衡,导致各基地病例各有特色,远远满足不了培养同质化医师的需要。随着近年来网络的普及和数字化切片技术的日益成熟,整合地区病理资源,建立数字化病理切片库,在临床病理住院医师规范化培训中将有助于提高住院医师培训质量,进一步满足病理医师培训同质化的要求。数字化切片库可依托互联网建立网络浏览平台,并对住院医师全天候开放。同时,数字切片可以作为一种考试复习的材料,并且提供一种能持续评估诊断技能进步情况的方法。数字病理允许并行比较归档切片和当前切片,实时监控诊断的准确度,因此能帮助住院医师达到专业能力要求。数字病理不仅能够降低学员和教师的培训成本,还可以通过跟踪住院医师观察切片的时间、区域和使用到的放大倍率评估住院医师阅片习惯。

五、数字病理在继续医学教育中的应用

数字切片现在已广泛应用于医学继续教育的各种病理会议中,如美国及加拿大病理学会(USCAP)及美国病理学家协会(CAP)解剖病理专题会议。数字切片可以允许病理学家和临床医师随时随地检查病理切片,更好地认识容易忽略的特征或细节,通过实时问答的方式可以发现新的诊断情况或对诊断进行修改。数字切片易于归档,便于查阅,数字病理促进了会议室内外的互动并有利于实时虚拟会议。数字病理学协会(DPA)的网站上列出了所有的在线数字切片数据库,并提供相应的链接。它包含了许多大规模的收藏,包括 Juan Rosai 医师收藏的从 1945 年至今外科病理学研讨会用到的切片。这些切片库的访问无需会员资格,免费提供给公众。同样,大多数病理学教科书现在提供了数字资料(主要是在某些重要领域的数字图像)的在线访问途径,这比用纸质书来说明病理特征的方式更具成本效益。这些数字图像提供了更丰富的阅读体验,并且让学生能够接触到更多的学习资料,教育工作者也能在教学中直接使用。从 2011 年 1 月开始,《诊断病理学杂志》给供稿者提供了出版数字切片的机会。超过 50% 的作者已在相关的文章中使用了数字切片。《美国临床与实验病理学杂志》(*American Journal of Clinical Pathology*,AJCP)在 2014 年也开始为选中的文章出版数字切片。这些数字图像具有更完整的显微内容和更大的信息量,因而给读者还原了贴近现实观察结果的体验。

六、数字病理在其他领域中的应用

数字切片自 2005 年起成为美国病理学委员会考试中微观材料的一个重要部分。在此基础上,针对病理医师的在线维基百科全书已经编制了一份基于器官系统组织的数字图像链接清单。数字切片也可以用于其他类型的考试中,例如能力评估、就业前评估。当与新的模式相结合时数字切片还能用于冰冻切片的检测或免疫组织化学的分析。数字切片教学集是一个伟大的工具,已显示注释的数字病理切片更有利于学员学习,有助于规范培训、容易管理和归档,可用于能力测试。数字切片已用于内部和外部绩效改进继续医学教育计划。采用数字切片测试是更具成本效益并能提供更好的测试材料的标准化。

当前,电话会议和网络研讨会是常见的病理学分享和学习方式。Web 2 技术增强了在课堂或者不在课堂教学的经验。虚拟学习环境流行是因为它支持远程、灵活和具有成本效

益的学习。电子学习应用在病理学通常包括数字切片和利用交互数字切片增强以问题导向的教学。同样,虚拟空间成为一种公认的提供继续医学教育的方法。这样的研讨会往往是便宜的,参与者不再需要奔波到会议现场。在参加会议之前,与会者以前需要先提供玻璃切片,然后准备彩色投影仪。而在现在这样的情况下,网上的数字切片有很大的优势,降低了组织者的成本,提高了共享材料的质量。几个在线教育切片共享服务(例如,pathxchange)和公共网站(例如,VMIC pathorama,slide2go)提供网上虚拟教学集、虚拟地图、数字移动支持的学习。在目前,至少已有3个病理学期刊为读者提供数字切片与伴随国际期刊发表的文章:《外科病理学》《诊断病理学》《病理学和病理学档案实验医学》。另外,已有教科书也开始整合数字切片供读者访问,甚至可以使用常用的移动设备来学习。

小结:数字切片开始取代传统玻璃切片和显微镜观察,数字病理已经成功地应用于本科生、研究生、住院医师和继续教育,用来培养医学生和病理学学员。作为一个病理学教育工具,为虚拟跟踪辅导、电话会议、网络学习、嵌入出版物和考试都做出了贡献。数字病理具有较高的学习灵活性和成本效益、支持远程学习,可增强问题导向教学、素质评价和现场测试效率。新的人机界面使数字病理技术得以改进,这些成像系统会变得更便宜、更有利于用户,相信将来数字切片在病理教育方面会使用得更加广泛。

(姜 勇 邓 杨 包 骥 步 宏)

第二节 数字病理在临床诊断中的应用

一、数字病理在常规病理诊断中的应用

在临床医疗过程中,对疾病的诊断采取的方法多样,但最终仍需依赖活体组织检查。病理诊断作为疾病诊断的"金标准",是目前医学界公认的最可信赖、重复性最强、准确性最高的手段,在疾病诊断和治疗中发挥着至关重要的作用。病理医师对疾病做出的诊断,常是以显微镜观察病变组织和细胞的形态学改变,再结合相关临床资料和辅助检查来综合分析得出,这个依赖显微镜进行病理诊断的过程具有一定的时间和空间局限性。

计算机、网络、高清数字切片的发展使数字病理应运而生,数字病理诊断不再依赖显微镜,可在任何地点、任何时间通过数字设备对数字切片进行观察并做出诊断,亦可用于疑难病例会诊、病理教学、切片管理和科学研究等方面。目前的高清切片扫描系统可以将传统的组织切片、快速冰冻切片、细胞学涂片、免疫组织化学切片、组织芯片等转变成数字切片,数字切片图像在视觉上与显微镜下观察传统玻片几乎没有差异,完全可以满足诊断的需求;数字切片的图像便于标记、分析、传输和储存。随着数字病理的日趋成熟,病理医师的工作模式会逐渐发生改变,可能不再是端坐在显微镜前看切片、发报告。只需待技术人员将传统玻璃切片扫描转化为数字切片后,在相应的数字病理诊断平台登录、调阅图像,即可在屏幕上观察并做出病理诊断,并通过网络发送报告。病理诊断就实现了真正的数字化、无纸化,这或许会成为病理诊断工作的未来模式(图3-1)。

美国病理学家协会(CAP)数字病理专家小组自2014年起连续3年在协会学术年会上发起"Implementing Whole-Slide Imaging for Clinical Use:What to Do and What to Avoid"的专题讨论,对数字病理应用于临床病理诊断的可行性及相关具体问题进行了全方位的探讨,包

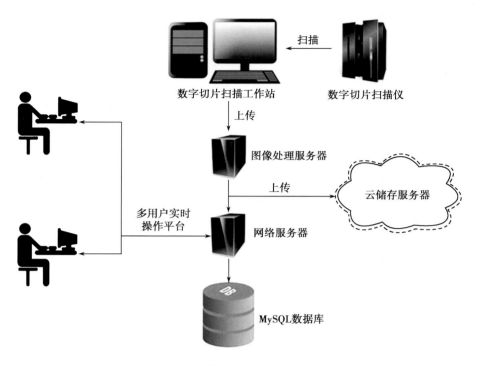

图 3-1　数字病理工作模式图

括如何分阶段分步骤推行数字病理的临床应用、如何基于预算选择恰当的扫描设备、起始阶段如何选择适当的病种、如何对数字病理诊断医师进行诊断培训和能力鉴定等。CAP 认为通过多年的探索,数字病理可被用于常规病理诊断、术中冰冻切片诊断、会诊和质量控制等。研究显示,传统光学显微镜和全视野数字切片诊断的一致率在皮肤病理中可达 94%、胃肠道病理可达 95%、乳腺癌病理可达 93%,其他混合病例的研究中可达 95%~97.7%;数字病理还适合减少不同诊断者对前列腺癌 Gleason 分级的分歧和诊断差异。目前,数字病理已经逐渐融入更多病理医师的日常诊断工作中,例如学习临床病理诊断、常规病理诊断、术中冰冻切片的诊断、疑难病例的远程病理会诊、学术报告中展示数字显微图像、基于数字切片的病理读片会、多学科诊疗(MDT)、质量控制等。

越来越多疾病的诊断需要病理医师实现定量诊断,但传统的单一显微镜诊断的模式比较主观,重复性差。数字病理中的图像分析软件工具能够实现免疫标记细胞或细胞区域的量化,如对 HER2、ER、PR、Ki-67 的量化和分析,诊断结果更为客观,可以为临床个体化治疗提供可靠依据。对数字病理图像分析功能更高水平的应用是自动化,其基本思想是使用一系列的数学算法来处理图像,使操作者能根据颜色、纹理把图像元素分割成感兴趣区域,对组织学特征进行识别和量化,最终实现自动化诊断。尽管自动病理图像分析目前处在初级阶段,但其发展前景非常乐观,其能否实现将最终取决于人工智能在模式识别和诊断算法中的进展情况。现在已经有病理诊断软件能在组织切片中识别出肺转移癌,并且灵敏度达到98%,特异性达到 97%,但它会花费较多的时间训练;当遇到更复杂的情况时,如对畸胎瘤的识别,其敏感性和特异性均会明显下降。可能当更复杂的模式识别技术开发后,自动诊断的实现才将成为可能。

二、数字病理在远程病理诊断中的应用

在传统病理工作中,病理医师面对本科室种类繁多的病例,亚专科诊断水平受本部门亚专科程度的影响。数字病理的应用可以通过网络集中区域内的不同亚专科病理医师进入诊断过程,打破以某一家医院病理科为诊断单元的局限,将数字切片分配给相应的亚专科病理医师跨医院、跨地区做出更专业的病理诊断。远程诊断医师在平台上通过对数字切片的观察,实现异地在线同步远程会诊或离线远程会诊。远程病理还在诊断交流、疑难病例讨论、专家数字切片解读、教学、病理医师水平在线考试、信息资料管理、质量控制等方面发挥积极的作用,基本实现医学资源、专家资源、技术设备资源和医学科技成果信息资源共享,实现地区之间、医院之间优秀人才、优质资源的共享;能够跨越空间障碍,克服地方基层医院医疗设备落后、辅助设备不全、缺乏专业诊断临床经验丰富的专家等问题,能够及时有效地帮助患者确诊并保证诊断的正确性;能够协助开展相关的技术培训交流以及质控工作,为中国甚至全球病理医师提供无时间与空间限制的数字切片交流机会。因此,Elmore 及其同事认为越来越强调病理诊断专科化的今天,数字切片取代传统玻片是大势所趋。

2013 年英国皇家学会病理学会、美国病理学家协会和加拿大病理学家协会发布了远程病理指南,2014 年美国远程医疗协会(American Telemedicine Association,ATA)发布的远程病理指南,将远程病理定义为医学专家通过对传输的病理图像及相关临床信息的判断,满足临床应用的一种沟通模式,适用于常规诊断、细胞学快速诊断、术中快速诊断或二次会诊、档案管理和质量控制等。远程病理的模式有静态图像、静态 - 动态机器显微镜、显微镜录像、全数字切片或者综合以上多种方式等。指南对远程病理的要素、技术说明、法律问题、安全问题、实施前的培训、系统的有效性、相关文件、质量控制、潜在的益处与问题等进行了不同程度的规定和说明。目前远程病理学在欧美国家以及日本等已广泛应用于组织学、细胞学的病理诊断、继续教育及质量控制。

(一) 远程病理的流程

首先,各联网基层医疗机构病理医师或临床医师提出会诊建议并填写会诊申请,由患者或其直系家属签署《远程病理会诊知情同意书》。然后,基层医院将手术中或活检取得的标本送至该院病理科制成数字切片,同患者的病史、切片信息、初步病理诊断及其他相关检查报告等一同上传至远程"病理远程诊断与质控平台"。接下来根据患者病变所属系统(如头颈部肿瘤、淋巴造血系统、软组织肿瘤等)在会诊平台专家库中依据诊断特长选择适宜的远程病理诊断医师。然后,平台发送短信提醒专家接收数字切片,专家阅片后撰写"远程病理会诊专家咨询报告"并签注电子签名后上传至会诊平台。最后,会诊平台发送短信提醒送检单位接收会诊报告,送检单位接收报告并打印,分别由病理科、临床送检科室及患者留存。

(二) 远程会诊的意义和优势

数字病理远程会诊模式以会诊平台及系统为依托,网络在线寻找合适的专家,进行快速会诊,打破了时空的限制,避免了传统病理会诊时邮寄切片过程中切片丢失、损坏等意外,节省了患者两地来回奔波的费用和时间,最大限度地节约了资源。高质量的数字病理图片和便捷的远程会诊平台,是目前最为理想的远程病理会诊方式:一方面,解决了会诊时切片的借阅、传输等问题;另一方面,使病理医师摆脱了显微镜,能够随时随地与申请端的

医护人员及患者、家属"面对面"交流,自由调阅、浏览患者的数字病理及电子病历资料,共同讨论病情,使患者能够及时获得专家的诊断意见。个别疑难病例经患者要求可以进行多点会诊,即同一份会诊资料同时发送给多位病理学家会诊,这是传统的切片会诊模式无法实现的。

远程病理会诊已逐渐成为基层医院解决疑难病例病理会诊的重要解决方法之一。不仅可以提高基层医疗机构病理诊断准确率,还可以提升基层医疗机构整体医疗服务能力,增加基层病理医师学习、提高的机会,降低基层医疗单位过高的人才流失率,帮助偏远地区解决病理诊断难的问题,降低患者就医成本。

(三) 远程会诊的质量控制

在《三级综合医院评审标准实施细则(2011 版)》中规定远程会诊的病理质控标准,需满足"常规诊断报告准确率≥95%"。在以往采用的由患者或家属带切片或蜡块到上级医院会诊的模式,往往无法得到完整的会诊随访资料,无法对"常规诊断报告准确率"进行客观统计和评价。采用远程病理会诊后,能帮助病理医师及时知晓每例疑难会诊病例的会诊意见,且能及时补充随访资料,将会诊意见与科室初诊意见进行比对分析,再结合科室内部非疑难病例诊断质控结果,即能较为准确地计算出"常规诊断报告准确率"。另外,部分会诊专家还可在会诊报告附件中注明诊断思路和所考虑的鉴别诊断,这对于提高基层医院病理医师的诊断水平起着积极的指导作用。

(四) 基层医院病理科在远程会诊中起着关键的作用

由于远程会诊所采用的病历资料主要由申请方所提供,而相关临床资料对实际诊断效果具有密切的相关性,所以基层医院病理科对远程会诊结果存在直接影响的作用。主要包括以下几点:①获取病理标本是否标准,是否明确为病变部位;②获取样本的数量是否充足;③开展 HE 切片与染色的措施是否达标;④所选标本是否完全适合免疫组织化学抗体标准;⑤数字切片扫描质量;⑥病例相关资料的完整程度。临床医师应向病理医师提供完整的患者临床资料及辅助检查信息(如考虑骨关节疾病时必须提供影像学资料),并由病理医师在远程病理会诊时转呈远程会诊专家参考。因为病理切片的质量将直接影响数字切片的扫描效果,所以远程病理会诊对病理技师提出了更高的制片要求。尽可能选择高带宽网络缩短上传时间,提高远程会诊效率。在远程病理会诊过程中,要严格把控质量,避免影响诊断结果的不良事件,保证远程会诊结果的可靠性。要认识到远程病理会诊对于提高基层病理科确诊率、提高病理医师诊断能力等方面的积极作用,积极采取针对性措施推动病理远程会诊在基层医院病理科的应用,扩大覆盖范围,充分提高基层医院的医疗服务水平,为广大人民群众提供优质的医疗服务。

(五) 远程病理存在的问题

数字切片标准化问题:目前国内外有多家公司在生产数字切片扫描设备,每个公司的工作模式、图像格式、储存方式都不一样,并且互相不兼容。各公司软件开发的系统平台存在兼容性问题,不同医院使用不同公司的产品影响远程病理平台的兼容性。令人欣喜的是,一些研究单位已经意识到了这个问题,或许不久的将来各个公司的产品可以兼容,这样可能会极大地方便远程病理的应用。

经济问题:远程病理平台的建立所需要的硬件,如高清晰度摄像机、显示器、扫描系统研发等的价格都很昂贵。同时,局部或全面区域宽带网络建设的投资也是巨大的。我国某些地区医疗设备较为滞后,经济实力不足以支撑平台的建设,这或许会使远程病理的推广发展阻力较大。

医学问题:病理样本是由外科医师采集,细胞切片、组织切片、冰冻切片等是由病理技术人员准备,但是控制操作是由远程工作站来进行,这就有可能导致数字化图像的精确度受限,误诊风险是会有一定程度的增加。

总的来说,远程病理在一定时间段内会存在一些问题,但作为一种全新的病理诊断模式,远程病理对现代医学模式和医学技术的发展都是一个良好的机遇。随着软硬件价格的降低、各种远程通信技术、网络的发展和成熟问题会逐渐解决,远程病理各方面会越来越成熟。目前而言,远程病理的发展必须解决多方面的问题:①工作站的模块性;②既可用实时动态图像,也可用静态图像;③建立多功能工作站;④降低工作站价格;⑤提高远程传输的效率;⑥工作站之间兼容性问题;⑦本地医院内部发展独特的多功能、多用户的远程医疗和视频会议系统;⑧高容量图像存储技术。

(六) 云计算的病理会诊管理平台

大数据时代的到来,使得云计算的病理会诊管理平台逐渐兴起,该平台的应用对帮带和解决基层医院病理诊断十分必要,体现出了绝对的优势。云计算是网格计算、分布式计算、并行计算、效用计算、网络存储、虚拟、负载均衡等传统计算机和网络技术发展融合的产物,实质是建立数据中心,存储和计算数据,以互联网为基础来提供基础架构、平台或软件等有偿或无偿服务。云计算的病理会诊管理平台是一个以数字病理为基础,利用云计算的数据扩展、高效计算管理及资源共享等技术为纽带,将申请站点、远程专家、运营中心机构等对象紧密连接起来以实现对数字病理远程会诊的综合平台。

以云服务器为核心,通过云存储和云计算,既可实现数字病理远程会诊,又能实现数据管理的公开平台,多方面优势比较明显:①具备良好的扩展性,各个医疗机构,包括大型第三方机构或基层医疗机构都可以加入云平台来,从而运营远程会诊业务生成报告;②经济投入少,接入云计算后,需求者不必购置、安装软件,也不必建立或维护私有数据中心,可通过少量付费的方式获得各种计算服务;③实现病理资源的大数据,通过收集云会诊管理平台的大量病例数据,建立数字切片病例库,通过互联网实现病理学习讨论和研究对比,为世界各地的病理人员提供了更好的学习平台,提高病理人员专业素质,更好地为临床诊断服务,同时也可提高临床研究水平,促进病理学科的发展。

(七) 远程病理前景展望

随着2015年国务院办公厅印发《关于推进分级诊疗制度建设的指导意见》及扩大远程病理会诊试点工作的展开,成立区域远程病理会诊中心被正式提上议题。建设和发展区域远程病理会诊中心是一个新的病理质控和分级诊疗发展方向。远程病理会诊中心可以在省内片区或省级片区成立区域中心,在一定程度上可分流部分会诊病例,避免"会诊拥堵";各会诊中心几乎也是所在区域的病理质量控制中心,可通过远程病理会诊结果统计分析来了解基层医院的病理技术和诊断基本情况,并进行相关质控,包括HE切片、免疫组织化学染色切片质量以及病理诊断质量等;会诊病例也可总结成为病理资料库供学术交流使用,极大提高了基层医院病理科的病理技术和诊断水平。远程病理会诊可提供准确、快速的病理学家咨询报告,具有较好的临床应用和病理质控价值,值得在基层医院病理科推广应用。

三、数字病理在细胞病理诊断中的应用

细胞病理是病理学的一个分支,也是病理学的一个重要组成部分。通过全自动显微镜可将细胞学玻璃图片进行扫描和无缝拼接得到数字化涂片,不仅可以保持原图像的真实性和完整性,允许在不同光学倍数下进行阅览,不受时空的限制。还可以解决传统玻璃涂片不利保存、图像易丢失、重叠细胞识别率低、涂片染色差异和不良以及背景杂质等干扰因素的问题。同时,扫描生成的数字化涂片可以应用于临床诊断、教学、科研等方面。对数字化肺癌细胞病理诊断发现,在强有力的技术条件下,能同时进行癌与非癌的判断、肺癌细胞的分类(鳞癌、腺癌、小细胞癌及未分类癌)及核异型细胞评估,且准确率均较高,判断快速准确,这或许可以对肺癌细胞病理学诊断提供相对客观统一的策略,可对肺部病灶穿刺细胞学识别分类诊断,为肺癌的早期诊治提供重要的科学手段。

四、数字病理应用于学习、临床病理讨论及 MDT 讨论

数字病理扫描的数字切片也应用于临床科室业务学习、临床病理讨论及 MDT 讨论,比如胃肠内外科的讨论,不仅可以加强病理和临床医师间的业务交流,得到临床和医技同行的普遍认同;也可以应用于市级、省级及以上病理学术交流活动,如疑难病例读片会,数字切片的使用降低了以往出片单位需制作几百张玻璃切片的时间和经济成本,减少了出片单位的工作量,也便于读片会资料的数字化保存。

五、数字病理在档案管理中的应用

传统切片的保存往往有切片破损、褪色(尤其是免疫荧光切片)、丢失或错误归档、占用空间巨大等缺点。数字病理的档案管理,消除上述缺点而导致的损失并且增强了材料的可用性。在保证系统没有故障、硬盘没有崩溃或没有断电的情况下能提供优化的手段来存档病理信息,这样的病理信息可存在于电子存储媒介中,方便随时调阅,阅览时不受时空限制,多个用户可以同时用于教学和患者护理中、额外的诊断或研究中、对珍贵的或有限的材料的归档中,如医疗法律材料。由于目前正在建立从数字切片到载玻片的等价诊断,那么这两种存储方法都需要维护,所以大量的存储资源会花费在切片归档上。不过,实现数字归档的一个重要问题是怎样创建一个强大的信息技术支持系统,怎样创建一个强大的备份策略和随时可扩展的存储,这些都是依赖于技术的支撑。

六、数字病理临床应用问题及展望

目前,对数字病理资料的利用仅限于病例数、疾病种类、发生部位等数据的统计、分析,对信息的利用相对不足。若深度开发病理信息资源,加强数据深度分析,将疾病的发生发展、治疗后反应等内在的联系进行回归分析、多因素相关性分析等,将会更具研究价值。尽管无人值守、高速、高通量的数字切片工作流程、全自动病理数字切片技术已经日趋完善,但"高速、高分辨、高通量、全自动"仍是数字切片制作的发展方向,这是数字病理的根本。而未来数字化病理诊断平台还应将病理资料储存、远程传输、调阅、检索、分析等不同部分进行有机结合,这会是一个复杂的系统工程。不过,根据目前的计算机及网络技术水平,平台的建立还是存在一些技术瓶颈和观念冲突。建立系统的数字切片教学库,能为病理诊断、培训、教

学、考核等提供资料,替代传统的"读片会",供不同领域的病理学家进行会诊、交流和互动,不受时间与空间限制,提升基层医院病理诊断水平。另外,跨地区病理信息管理中心的建立扩大了病理信息的资源,改变以前单个医院的病理资料研究方式,实现地区乃至全国的病理信息共享。

(王进京 郑 洪)

第三节 数字病理在医学研究中的应用

一、简介

随着数字病理技术的不断发展和推广,在远程病理会诊、医学教育、质量控制和医学研究等方面,数字病理技术得到了更广泛的应用。其中在医学研究方面,无论是临床病理资料的采集整理、细胞或亚细胞水平的蛋白表达变化,还是细胞在基因层面的改变,数字病理技术都提供了更有效的解决途径,丰富了研究人员的研究工具和方法。通过数字病理技术实现了不同研究机构和不同专家之间的即时沟通,提高了研究数据的应用效率。而针对数字图片的图像分析工具则进一步拓宽了这一领域,结合染色定量等研究方法,使得研究人员能够更精准地进行相关领域的研究,数字病理在医学研究中的重要作用开始不断体现出来。在此,我们将对这些要点进行简要的总结。

二、基于数字病理的数据整理及分析

在以往的基础医学研究中,用于量化特定荧光蛋白的细胞或用于量化活力分析用途的染色细胞虽然已采用基于图像的细胞计数,但所有的方法都是基于纯细胞培养,且仅仅在病理切片中会涉及复杂的模式识别算法。对于精准医疗或个性化医疗来说,基于数字病理的图像分析在组织标记物的研究中起着非常关键的作用。例如开发新药时,不同个体有不同的质量和数量的需求,这就要求并行开发"姊妹标记物",使之能针对受益的特定患者人群。数字病理在整个新药物的开发过程中都起到显著的作用,这其中包括生物样本库采集,组织微生物阵列中的标记物分析,以及试验结果的远程审查等。

基于数字病理的数据整理和分析在大数据和云计算时代具有巨大的价值。传统纸质存档和玻璃切片由于存储条件的限制,无法进行大数据的分析,这部分资料必须先转化成数据才能够用计算机软件进行分析,由于医学研究具有很强的时效性和连续性,如果不进行研究资源的数字化,势必影响进一步的数据分析,特别是大数据分析。基于数字病理的数据整理不仅仅是切片数字化,实际上包括所有研究数据的数字化,并且把这部分数据根据研究内容和研究样本进行关联,比如基于数字切片的病理诊断和蛋白表达水平分析、基因突变位点分析、全基因组测序等相关研究数据整合在一起,这样我们在研究中就可以方便快捷地进行数据的调取、整合及分析,目前在医学生物信息学方面及医学生物统计学领域已经开始广泛采用。

三、数字病理图像分析技术的应用

随着计算机技术的发展,基于数字病理的图像分析技术在21世纪初就已经出现,截至

目前,已有许多图像分析软件工具能够实现免疫组织化学染色阳性细胞或阳性区域的量化,目前采用图像分析的实验报道包括人类表皮生长因子受体 EGFR 的量化、雌激素受体以及孕激素受体的量化,肝组织凋亡细胞的计数,以及根据切片中不同染色细胞的分布来检测心脏移植排斥动物模型中巨噬细胞浸润的情况,此外还有研究人员采用计算机图像分析技术对肾细胞癌进行了核分级。

但以上研究方式在实验过程中还需要较多的人工参与,并未做到完全的智能化和自动化,最重要的还有可能会因为主观而产生人为偏倚。与此同时,由于模式识别和诊断算法中的不断进展,人工智能技术在图像分析领域不断地自动化和智能化,得益于此,数字病理中图像分析水平也得到了巨大的进步,在自动化、智能化和精准化方面迅速提高。基于人工智能的数字病理图像分析是在统一标准的情况下,采用一系列的数学算法来处理图像,并在此基础上根据颜色、纹理特征把图像元素进行分割,通过人工智能系统对图像内容的组织学特征识别和量化,并转化为相应的数据,再根据研究的需求对该数据进行分析和整理,从而得出最终的研究结论。人工智能图像分析技术结合数字病理在医学研究中具有的优势在于能够快速地进行大量的图像分析和结果处理,这一点在大数据研究中尤为重要,它可以将大部分人力解放出来专注于相关研究的其他方面。目前已有研究人员对包括乳腺癌、直肠癌、脑肿瘤在内的肿瘤初步实现人工智能辅助的图像识别、辅助诊断、肿瘤分类以及预后预测,其他研究案例还包括应用数字病理的图像分析技术对组织及其免疫标记进行识别和分析,如对结肠癌组织芯片中 CDX1 和 CDX2 蛋白表达进行的自动化分析,阿尔茨海默病患者神经病理改变的分析。

数字病理中的图像分析技术也可以对研究中技术环节的质量(染色一致性、切片完整性等)进行评估。目前对切片质量或染色质量的评估多数是病理学家的经验性评估,这一主观性的评估容易受到人为因素和时间因素的影响。相对而言,数字病理提供了一个更客观的评价方案,数字化的切片也杜绝了因时间过长造成的切片染色质量下降的可能。应用图像分析技术,通过设定可测量参数将所有切片或染色结果进行比较,以达到对切片质量或染色质量进行评估的目的,保证了实验结果的准确性。而且通过人工智能图像分析进行辅助消除了人为影响因素,使得所有图像数据能够在一个标准下进行研究,具有高度的可重复性。

虽然目前基于数字病理的图像分析技术不断发展,但还存在不少问题,例如识别率低、应用范围狭窄、受切片质量影响大等,需要病理学家、病理技师以及计算机软件工程师共同努力来改进。

四、医学研究数据的数字化与档案管理

相对于传统的病理学,数字病理在研究数据的保存方面有着得天独厚的优势,基于计算机系统的数字化病理系统将所有病例资料及研究资料存储在本地服务器或云服务器上,通过专用网络进行快速传输,不同研究点的研究人员通过网络计算机系统就可以进行初步的资料采集和整理。这一数字化流程大大减少了传统病理中的病案查询、资料提取、切片复习等繁琐的中间环节,为研究人员早期的资料筛选与整理节省了大量的时间。而当实验结果想要和归档切片进行比较时,数字病理使我们不必通过烦琐的检索工作来查找所需的传统切片,使得传统切片的信息得到更好的维护。

与此同时,对于不断增加的医学研究数据,数字病理提供了可靠、高效的档案管理方案。不同于传统玻璃切片及纸质文档的物理保存,对于医学研究中产生的所有切片及数据图像资料,数字病理提供了电子切片这一优化的手段来存档信息。对于特别珍贵或有限的材料,如医学研究中有关的医疗法律材料,数字病理消除了因物理损坏或错误归档而导致的损失,增强了这些材料的安全性和实用性。电子切片及与之相关的其他实验数据进行关联、整合,存储在本地存储设备或云存储服务器上,极大地减少了物理存储空间,增加了实验数据的保存时间,而且所有数据不受用户、时间及空间的限制,能够通过专用网络随时进行调阅、整理和分析,方便了研究人员的研究。与传统切片易破损、褪色(尤其是免疫荧光染色)、丢失或错误归档等缺点相比,数字病理存储系统一般只有系统故障、硬盘崩溃或断电的风险,但通过创建一个强大的信息技术支持系统,一个强大的备份策略和随时可扩展的存储设备,并加上定期的数据整理和备份,可将这些风险降至最低。

通过数字化的档案管理在医学研究中的应用还有一个优势,由于通过数字切片进行存档,不用制作大量的传统玻璃切片,因此大大减少了病理组织的消耗,从而使得研究人员可以留存更多的组织用于额外的诊断或研究。

五、展望

随着网络技术及计算机技术的发展,以及"互联网+"及大数据时代的到来,大量的研究数据通过数字病理这一途径展现出来,如何使用这些数据,发掘其中的热点,为进一步的医学科研工作做铺垫是一个需要迫切解决的问题,而人工智能技术与数字病理的联合应用将为我们的医学科研工作提供了一个更好的工具。

(徐烁　王巍　邓杨　包骥　步宏)

第四节　数字病理在病理质量控制中的应用

一、病理质量控制的重要性和内容

(一) 病理质量控制的重要性

病理科,作为大型综合医院必不可少的科室之一,通过活体组织检查、脱落和细针穿刺细胞学检查,以及尸体解剖,确定疾病性质,为临床医师的治疗原则、治疗方案提供客观缜密的依据。

病理诊断是病理医师通过对细胞水平的观察,根据标本的组织结构、细胞形态来解释疾病的本质,对疾病做出肯定的诊断和鉴别。它是目前世界各国医学界公认准确性最高、重复性最好的权威方法,被誉为疾病诊断的"金标准"。病理诊断的准确性直接影响相关科室乃至全院的医疗质量。提高病理诊断的含金量,保证提供可靠准确的诊治依据,是病理医师不懈追求的目标。

然而,病理诊断涉及的环节众多,一个病理诊断的形成,从制片到诊断阅片,囊括了取材、固定、包埋、切片、贴片、染色、交接、阅片、报告等十几个步骤。任何一个节点出现问题,即可能引起诊断失误。在一家美国大型教学医院对 2 694 例病理诊断的质量控制分析中,有 14.1% 的错误,其中 1.2% 是主要错误,另有 3.9% 是诊断差异,7% 是小错误,1.9% 是书写错误,12.9% 无临床意义。由此可见,对病理实验室进行质量控制十分必要。

（二）病理质量控制的内容

根据病理诊断流程,可将病理质量控制分为制片前、制片中和制片后3个部分。制片前,是从标本送到病理科至包埋结束,质量控制内容包括:标本交接、标本取材和固定处理,包埋处理以及病理技术室设备的检修维护。制片中,是从标本切片开始至封片结束,对病理技术室中标本切片、染色、封片的各个环节进行质量把控。制片后,是从切片上交诊断医师,到报告发出为止,对切片的交接、阅片过程和报告发出进行质量控制。

最终获得的病理诊断报告需要具有及时性、准确性和完整性。一般标本在 5 个工作日、冰冻标本在 40min 内发出报告。不同病理医师对同一张切片读片结果需要有一致性,同一位病理医师多次对同一张切片阅片结果也需要具有重复性。报告中回答临床医师关于病理检查的所有疑问,如果是肿瘤,应有名称、组织分化、分化程度、病理分期、免疫表型、浸润范围、淋巴结及附近或远处脏器转移、切端情况甚至治疗及预后有关情况的监测。

2015 年 4 月 13 日,国家卫生和计划生育委员会印发《病理专业医疗质量控制指标(2015 年版)》,其中涵盖了每百张病床病理医师数、每百张病床病理技术人员数、标本规范化固定率、HE 染色切片优良率、免疫组织化学染色切片优良率、术中快速病理诊断及时率、组织病理诊断及时率、细胞病理诊断及时率、各项分子病理检测室内质控合格率、免疫组织化学染色室间质评合格率、各项分子病理室间质评合格率、细胞学病理诊断质控符合率以及术中快速诊断与石蜡诊断符合率,总共 13 项指标。

二、传统病理质量控制的措施

我国病理质量控制体系包括:①建立行业技术操作规范;②健全科室内部规章制度,完善内部审核机制,定期考核检查;③加强病理技术人员团队的建设。

2004 年,中华医学会病理学分会组织编写了《临床技术操作规范·病理学分册》,这是中国病理首次建立了行业规范。书中对病理学常规检查、基本操作和相关操作都做了详尽的描述,自领申请单和标本验收、编号、登记开始,经过标本预处理、巨检、取材和记录,到切片制备,再到阅片和诊断、出示诊断报告,病理诊断每一个步骤的细节都有章可循。

健全并强化规章制度落实,这是医院各个科室、各个医疗环节保证质量、保证安全的法宝,对病理科同样适用。健全完善病理各项规章制度,包括病理室制度,技术室制度,室内质控制度,标本送检、取材制度,活体组织病理检查报告制度,查验制度,资料归档管理使用制度,三级复片制度,疑难病例会诊制度,借阅切片管理制度,人员培养制度,科研工作制度等,并严格制度落实。定期评价各规章制度执行情况,从制度上保证各项工作规范运行。

例如,①切片的上交与返还:由技术员上交诊断医师的切片记录在册,并在底单上签字,以分清质量事故的原因。当阅片完毕,经图像分析系统打印检查无误,签字后发出诊断报告。②实行三级复片制度:即对重要病例、疑难病例和少见罕见病例,实行住院医师、主治医师到副主任医师以上医师的逐级复查、报告审核制度,必要时组织全科人员讨论,以减少诊断的差错。③科外会诊追踪随访制度:对会诊结果进行登记、分析、随访追踪。④术中冰冻诊断查房制度:当接到申请单需要进行查房,分析患者疾病的位置、性质、辅助检查,如B超、X线、CT 等,特别是对肿瘤患者。⑤定期质量分析制度:定期分析总结病理诊断质量、切片质量、差错事故的原因、病种、发生时间及因素和其他问题,提示后续的工作目标,保持病理诊断质量的稳定性。

无论是遵循规范进行操作，还是落实规章制度，关键都需要有经验的病理医师。因此，加强对病理技术人员的培养和梯队建设，提高病理专业队伍的素质，发掘病理学科发展的内在动力，是我国病理质量控制的一个重要举措。具体包括：①进行一对一镜下教学，培养入门医师的实践能力；②实行集体读片会，培养病理医师解决临床实际问题的能力；③外出进修，到知名医院病理科学习提高；④举办全国、省、市学术研讨会、专题培训班及疑难病理读片等，组织交流活动，推广新技术、新方法。

三、数字病理在病理质量控制中的应用

数字病理切片是通过全自动显微镜或光学放大系统扫描玻璃切片后，采集得到高分辨数字图像。它并非一张静态图片，而是包含了玻璃切片上的所有病变信息。医师通过鼠标操纵即可选择任意位置连续无极变倍缩放浏览，浏览时为光学放大而非数码放大，因此不存在图像信息失真和细节不清的问题，这与普通计算机浏览图片缩放只改变图像大小而无法改变分辨率有本质的区别；并且提供全景导航，使高倍镜图像与低倍镜位置一一对应。

与传统玻璃切片相比，数字病理切片有以下优点：①不褪色，永久保存；②方便管理检索；③便于标记典型结构，单击鼠标即可回看复核；④方便传输，可随时调阅、浏览。它的发展对病理质量控制带来深远影响。

（一）对病理切片进行客观的评估和质量控制

刘彤华院士曾指出"一张质量上乘的 HE 切片是病理医师得出正确诊断的关键，许多所谓疑难病理案例大多是由于制片质量差所造成的。"因此，病理切片的质量控制非常重要。不同于传统玻片通过病理医师依靠经验来评价，数字化切片通过软件，测试玻片的完整性、平坦度、厚薄、均匀、细胞核与细胞质的染色对比度等客观指标，进而对制片质量做最终判断，避免了人为经验可能造成的失误。

（二）对病理新技术标本进行质量控制

病理新技术，如分子生物学的组织芯片、免疫组织化学技术已基本普及。

从《中华病理学杂志》近 10 年有关人体病理和诊断病理的文章来看，单纯的病理形态分析已很少，多数都加用免疫组织化学技术，而应用分子生物学甚至分子遗传学技术的文章亦日益增多。初步统计形态加免疫组织化学的文章与形态加免疫组织化学和 / 或分子生物学技术的文章的比例已从 1995 年的 7 : 1 降至 2004 年的 2 : 1。

在组织芯片应用中，经常会遇到组织图片后校对困难的情况。通过扫描获得的数字化病理切片，以及组织芯片制作的草图，可以轻松找到脱失的组织，以备下一步进行弥补。

免疫组织化学技术的应用中，不仅不同实验室做出的结果不同，同一实验室在不同时间重复同一抗体染色亦会得出不同结果。切片数字化之后，通过软件进行客观准确地筛选，并对组织内某个区域进行分析得到可靠的结论。

（三）便于科室内及科室间的复片和会诊

为了保证阅片质量，对重要病例、疑难病例和少见罕见病例，医院实行三级复片制度，即实行住院医师、主治医师到副主任医师以上医师的逐级复查、报告审核制度，必要时组织全科人员讨论，以减少诊断的差错。此外，部分病例也会请外单位的病理医师进行复核，确保最后的诊断结论准确性。

病理数字切片可以随时调阅,打开电脑,从数字切片库中调出切片查阅,也可以通过点击鼠标查看之前病理医师阅片时做的标记,提高复查效率。同时,可以通过网络快速传输给外单位病理医师进行同行评审,避免了邮寄玻片时破碎、丢失等隐患。

扫描获得的数字切片反映了最真实的标本状态,避免了褪色、荧光淬灭等物理原因给复核工作带来的阻碍。即使是一段时间之后进行复查,也能追溯到刚制片完成时的标本状态,更准确地进行查核。

(四) 提高病理医师培训的效率

截至 2013 年底,全国病理从业人员仅有 9 841 人,远远不足以应付不断增长的工作量,更难以保证病理诊断的质量。加大病理人员的培养是当务之急。使用玻片的传统培训,效率低下,而且受到时间、空间的限制。作为一种新的突破性技术,数字病理切片已经给病理学等形态学学科的培训带来革命性变化。

整理典型病例和疑难病例切片,挑选制作精良、图像清晰的玻璃切片扫描成数字切片,建立数字病理切片库。根据特征、疾病、症状、解剖部位等对数字病理切片进行分类检索和查询,在展示病变组织的同时对照正常图像,更准确地理解某些抽象概念。被培训人员随时打开切片库进行学习,提高培训资源的使用效率。

将数字病理切片上传到服务器端,通过网络传输,应用于讲座培训和研讨会。不同地点的人可以共同探讨和发表意见,不受时间、空间限制。

(五) 方便统计分析,进行区域网络质控

将数字病理切片结合远程病理会诊中心,可以打造病理服务综合平台,在区域内开展信息化质量控制评价和管理。对常规组织切片、快速冰冻切片、免疫组织化学染色切片的制片质量、诊断准确性以及病理报告的规范性进行评估,以实现在线网络室间质评功能;也可以通过个病理科定期上传室内质量控制指标,经网络质控平台统计分析,对区域病理质量起到管理作用。

四、数字病理自身的质量控制

(一) 制作待扫描切片时的质量控制

在制作待扫描的组织切片时,有取材、透明、浸蜡、包埋、切片、染色、封固等诸多步骤。对于此后进行的扫描工作而言,切片的厚度及染色效果影响相对更大。切片的厚度、所用的染色剂种类、染色时间等都应制定相关的标准,标准的制定可参考由中华医学会编著的《临床技术操作规范·病理学分册》,对于该规范外的病理组织的制片可根据临床实践具体要求制订出相应标准,并建立切片质量评价制度.以确保所制得的切片的质量。

(二) 操作人员和阅片人员资质的质量控制

组织切片的制作和扫描操作专业性和技巧性较强,进行这两项工作的操作人员应事先进行针对性的培训,提高所制作的数字切片质量。如将全数字切片运用于实际医疗工作,阅片人员的职业技能将直接影响最终诊断的准确性。进行阅片的医疗人员应具有一定的组织切片和数字切片阅片经验,能在两者的诊断中具有较高的准确率和相符率。国家的相关部门可以制定相应的制片、扫描操作规范,并建立数字切片诊断资格考核,以评定操作人员和阅片人员的专业能力,为具备所需职业技能者颁发资格证书,以规范操作流程,达到控制数字切片质量,提高诊断准确率的效果。

（三）病理数字切片的质量控制

病理数字切片若要满足临床应用的需要，对于清晰度应有一定的要求。通过软件对扫描获得的病理数字切片进行评估，并对扫描图像的清晰度和拼接质量进行计算测评。

（四）辅助诊断和远程会诊中的质量控制

远程会诊同样在病理学科的发展中有着重要的地位。

在国家卫生健康委员会领导下成立了"中国数字病理远程诊断与质控平台"，由国家卫生健康委员会病理质控评价中心建设、管理、运行，由麦克奥迪（厦门）医疗诊断系统有限公司提供技术支持，针对我国"肿瘤的规范化诊治"进行病理远程专家诊断、复诊和质控评价。这个平台促进了我国病理诊断的规范化，为病理会诊质控工作提供了一条行之有效的途径。

（黄荣生）

参 考 文 献

[1] Dee FR. Virtual microscopy in pathology education [J]. Hum Pathol, 2009, 40 (8): 1112-1121.

[2] Rocha R, Vassallo J, Soares F, et al. Digital slides: present status of a tool for consultation, teaching, and quality control in pathology [J]. Pathol Res Pract, 2009, 205 (11): 735-741.

[3] Kumar RK, Freeman B, Velan GM, et al. Integrating histology and histopathology teaching in practical classes using virtual slides [J]. Anat Rec B New Anat, 2006, 289 (4): 128-133.

[4] Blake CA, Lavoie HA, Millette CF. Teaching medical histology at the University of South Carolina School of Medicine: Transition to virtual slides and virtual microscopes [J]. Anat Rec B New Anat, 2003, 275 (1): 196-206.

[5] 金仁顺, 刘铭, 李珍玲. 浅谈数字病理在研究生培养中的应用[J]. 教育教学论坛, 2017 (6): 200-201.

[6] Hassell LA, Fung KM, Chaser B. Digital slides and ACGME resident competencies in anatomic pathology: An altered paradigm for acquisition and assessment [J]. J Pathol Inform, 2011, 2: 27.

[7] Kayser K. Diagnostic Pathology in 2011: reflecting on the development of an open access journal during the last six years [J]. Diagn Pathol, 2011, 6: 129.

[8] Cagle PT, Glassy EF. Whole slide images add value to journal article figures [J]. Arch Pathol Lab Med, 2014, 138 (5): 592.

[9] Pantanowitz L, Dickinson K, Evans AJ, et al. ATA clinical guidelines for telepathology [J]. Telemed J E Health, 2014, 20 (11): 1049-1056.

[10] 金仁顺, 刘铭, 李珍玲. 浅谈数字病理在研究生培养中的应用[J]. 教育教学论坛, 2017 (6) 200-201.

[11] 吴波. 基于虚拟显微镜的病理诊断工作的未来模式[J]. 中国体视学与图像分析, 2016, 21 (2): 145-151.

[12] Evans AJ, Salama ME, Henricks WH, et al. Implementation of Whole Slide Imaging for Clinical Purposes: Issues to Consider From the Perspective of Early Adopters [J]. Arch Pathol Lab Med, 2017, 141 (7): 944-959.

[13] Snead DR, Tsang YW, Meskiri A, et al. Validation of digital pathology imaging for primary histopathological diagnosis [J]. Histopathology, 2016, 68 (7): 1063-1072.

[14] Thorstenson S, Molin J, Lundstrom C. Implementation of large-scale routine diagnostics using whole slide imaging in Sweden: Digital pathology experiences 2006-2013 [J]. J Pathol Inform, 2014, 5 (1): 14.

[15] Al-Janabi S, Huisman A, Van Diest PJ. Digital pathology: current status and future perspectives [J]. Histopathology, 2012, 61 (1): 1-9.

[16] Al-Janabi S, Huisman A, Jonges GN, et al. Whole slide images for primary diagnostics of urinary system

pathology：a feasibility study［J］. J Renal Inj Prev，2014，3（4）：91-96.

［17］Campbell WS，Foster KW，Hinrichs SH. Application of whole slide image markup and annotation for pathologist knowledge capture［J］. J Pathol Inform，2013，4：2.

［18］Farris AB，Cohen C，Rogers TE，et al. Whole Slide Imaging for Analytical Anatomic Pathology and Telepathology：Practical Applications Today，Promises，and Perils［J］. Arch Pathol Lab Med，2017，141（4）：542-550.

［19］Webster JD，Michalowski AM，Dwyer JE，et al. Investigation into diagnostic agreement using automated computer-assisted histopathology pattern recognition image analysis［J］. J Pathol Inform，2012，3：18.

［20］岳丽娟，薛启勋，高全学. 虚拟切片技术在远程数字病理会诊系统中的应用［J］. 实用医药杂志，2017，34（3）：272-273.

［21］Houghton JP，Wilson CP，Dolaghan MJ. Digital pathology imaging offers more benefits than glass slides and microscopes［J］. BMJ，2016，354：i3813.

［22］Evans AJ，Krupinski EA，Weinstein RS，et al. 2014 American Telemedicine Association clinical guidelines for telepathology：Another important step in support of increased adoption of telepathology for patient care［J］. J Pathol Inform，2015，6：13.

［23］Pantanowitz L，Dickinson K，Evans AJ，et al. American Telemedicine Association clinical guidelines for telepathology［J］. J Pathol Inform，2014，5（1）：39.

［24］谢蕴，韩晓洁，李慧楚，等. 探索远程病理诊断在医疗援疆中的应用［J］. 中国卫生资源，2016（3）：213-216，220.

［25］王飞，汪鹏，陈蜀虎，等. 基于移动互联网的数字病理诊断平台及系统建设与应用［J］. 中国数字医学，2016（6）：55-57.

［26］张雨涛，周洪园，唐云，等. 地市级医院292例远程病理会诊病例分析［J］. 临床与实验病理学杂志，2016，32（1）：64-67.

［27］汪晓珊，罗建章，陈石岩，等. 509例病理远程会诊分析及应用价值的研究［J］. 现代预防医学，2015（3）：468-469，478.

［28］曾茂森，兰春莲. 探究病理远程会诊在基层病理科的应用效果［J］. 黑龙江医药. 2016，29（5）：985-986.

［29］Williams BJ，DaCosta P，Goacher E，et al. A Systematic Analysis of Discordant Diagnoses in Digital Pathology Compared With Light Microscopy［J］. Arch Pathol Lab Med，2017，141（12）：1712-1718.

［30］孙晓琳，张喜雨，王强修. 远程医学在病理会诊中的应用［J］. 中国数字医学，2009（5）：41-42，45.

［31］刘炳宪，谢菊元，王焱辉，等. 基于云计算的数字病理远程会诊及管理平台［J］. 中国卫生产业，2017（10）：72-73，114.

［32］Cornish TC，Swapp RE，Kaplan KJ. Whole-slide imaging：routine pathologic diagnosis［J］. Adv Anat Pathol，2012，19（3）：152-159.

［33］Fung KM，Hassell LA，Talbert ML，et al.，Whole slide images and digital media in pathology education，testing，and practice：the Oklahoma experience［J］. Anal Cell Pathol（Amst），2012，35（1）：37-40.

［34］Hamilton PW，Wang Y，Mccullough SJ. Virtual microscopy and digital pathology in training and education［J］. Apmis，2012，120（4）：305-315.

［35］Dee FR. Virtual microscopy in pathology education［J］. Hum Pathol，2009，40（8）：1112-1121.

［36］Hamilton PW，Bankhead P，Wang Y，et al.，Digital pathology and image analysis in tissue biomarker research［J］. Methods，2014，70（1）：59-73.

［37］Schuler R，Smith DE，Kumaraguruparan G，et al. A flexible，open，decentralized system for digital pathology networks［J］. Stud Health Technol Inform，2012，175：29-38.

［38］Potts SJ. Digital pathology in drug discovery and development：multisite integration［J］. Drug Discov Today，2009，14（19-20）：935-941.

［39］Higgins C. Applications and challenges of digital pathology and whole slide imaging［J］. Biotech Histochem, 2015, 90(5):341-347.

［40］Griffin J, Treanor D. Digital pathology in clinical use: where are we now and what is holding us back?［J］. Histopathology, 2017, 70(1):134.

［41］Oluwasola AO, Malaka D, Khramtsov AI, et al., Use of Web-based training for quality improvement between a field immunohistochemistry laboratory in Nigeria and its United States-based partner institution［J］. Ann Diagn Pathol, 2013, 17(6):526-530.

［42］Yeh FC, Ye Q, Hitchens TK, et al., Mapping stain distribution in pathology slides using whole slide imaging［J］. J Pathol Inform, 2014, 5(1):1.

［43］Yeh FC, Parwani AV, Pantanowitz L, et al. Automated grading of renal cell carcinoma using whole slide imaging［J］. J Pathol Inform, 2013, 5(1):23.

［44］Webster JD, Dunstan RW. Whole-slide imaging and automated image analysis: considerations and opportunities in the practice of pathology［J］. Vet Pathol, 2014, 51(1):211-223.

［45］Lloyd MC, Allam-Nandyala P, Purohit CN, et al. Using image analysis as a tool for assessment of prognostic and predictive biomarkers for breast cancer: How reliable is it?［J］. J Pathol Inform, 2009, 1(1):29.

［46］Barker J, Hoogi A, Depeursinge A, et al. Automated classification of brain tumor type in whole-slide digital pathology images using local representative tiles［J］. Med Image Anal, 2016, 30:60-71.

［47］Brazdziute E, Laurinavicius A. Digital pathology evaluation of complement C4d component deposition in the kidney allograft biopsies is a useful tool to improve reproducibility of the scoring［J］. Diagn Pathol, 2011, 6 Suppl 1:S5.

［48］Nolte S, Zlobec I, Lugli A, et al. Construction and analysis of tissue microarrays in the era of digital pathology: a pilot study targeting CDX1 and CDX2 in a colon cancer cohort of 612 patients［J］. J Pathol Clin Res, 2017, 3(1):58-70.

［49］Neltner JH, Abner EL, Schmitt FA, et al., Digital pathology and image analysis for robust high-throughput quantitative assessment of alzheimer disease neuropathologic changes［J］. J Neuropathol Exp Neurol, 2012, 71(12):1075-1085.

［50］Rocha R, Vassallo J, Soares F, et al. Digital slides: present status of a tool for consultation, teaching, and quality control in pathology［J］. Pathol Res Pract, 2009, 205(11):735-741.

［51］Wei BR, Simpson RM. Digital pathology and image analysis augment biospecimen annotation and biobank quality assurance harmonization［J］. Clin Biochem, 2014, 47(4-5):274-279.

［52］Ho J, Aridor O, Glinski DW, et al., Needs and workflow assessment prior to implementation of a digital pathology infrastructure for the us air force medical service［J］. J Pathol Inform, 2013, 4(4):32.

［53］Mroz P, Parwani AV, Kulesza P. Central pathology review for phase Ⅲ clinical trials: the enabling effect of virtual microscopy［J］. Arch Pathol Lab Med, 2013, 137(4):492-495.

［54］Al-Janabi S, Huisman A, Van Diest PJ. Digital pathology: current status and future perspectives［J］. Histopathology, 2012, 61(1):1.

［55］Patterson ES, Rayo M, Gill C, et al., Barriers and facilitators to adoption of soft copy interpretation from the user perspective: Lessons learned from filmless radiology for slideless pathology［J］. J Pathol Inform, 2011, 2(1):1.

［56］Rohde GK, Ozolek JA, Parwani AV, et al. Carnegie Mellon University bioimaging day 2014: Challenges and opportunities in digital pathology［J］. J Pathol Inform, 2014, 5(1):32.

［57］Zarbo RJ, Meier FA, Raab SS. Error detection in anatomic pathology［J］. Areh Pathol Lab Med, 2005, 129(10):1237-1245.

［58］朱增雄. 临床病理的质量控制和质量保证［J］. 中华病理学杂志, 1999, 28(1):62-63.

［59］王岩.浅谈病理诊断质量控制和质量保证［J］.中华病理学杂志,2007,36(5):359-360.

［60］张乃鑫.临床技术操作规范病理学分册［M］.北京:人民军医出版社,2004:9-12.

［61］王银萍.病理专业医疗质量控制指标(2015年版)的解读［J］.中华病理学杂志,2015,44(11):830-832.

［62］倪型灏.病理科规范化管理与临床病理质量控制［J］.临床与实验病理学杂志,2000,16(5):424-425.

［63］刘彤华.国内诊断病理发展的机遇与挑战［J］.中华病理学杂志,2005,34(8):466-467.

第四章

—— •—◦—• ——

远程病理学的应用

第一节　远程病理学的兴起与发展

远程病理学是利用电信链路传输大体和显微图像,用于远距离诊断、会诊咨询(teleconsultation)及远程教育目的的一种病理学实践活动。就其实现基础和技术特点而言,它属于数字病理学范畴的一种特殊应用。而从临床角度来看,它又是一个包含了图像处理、信息技术,基础设施,涉及病理、临床、患者及管理者各方在内的医疗诊断系统。因此,远程病理学应该是"病理学家和合格实验室人员之间在两个或更多地点之间就需要处理的病例,通过病理相关的信息网络进行的电子多媒体通信协商诊断,而且可以包括临床医师或患者的参与"。

远程病理诊断用于临床的探索始于1968年。当时,世界上第一份血涂片和尿液标本的黑白实时电视图像从波士顿的洛根机场医务站(Logan Airport Medical Station)传送到4.3km以外的麻省总医院(Massachusetts General Hospital,MGH)进行了结果解读。

1986年,"远程病理学(telepathology)"概念首次见于英文文献,标志着远程病理诊断作为远程医疗领域的独立分支学科正式诞生。此后,远程病理诊断的临床应用探索越来越多,各种应用和试用报道层出不穷。1989年,作为挪威北部卫生保健系统远程医疗项目的一部分,远程术中冰冻(intraoperative consultation,IOC)开始试点,成为世界上第一个可持续提供远程病理服务的临床项目。20世纪90年代,美国退伍军人事务部(Vterans Affairs,VA)医院病理科和美国武装部队病理研究所(Armed Forces Institute of Pathology,AFIP)超过数千例病例的大范围临床病理应用,展现出了远程病理的巨大应用价值。其中VA医院病理科利用阿波罗动态远程病理系统(Apollo dynamic telepathology system)为现场没有病理医师的其他医院提供解剖病理(如IOC)和临床病理服务,相关报道显示动态远程诊断与传统光镜诊断之间具有很高的一致性,并且缩短了异地医院的等待时间。截至2009年,VA医院病理科已经具有11 000例的远程病理诊断经验。而AFIP在1993年发起了利用静态图像提供远程病理会诊服务,其目标是在全球范围内提供快速专家会诊服务。2001年,美国国防部在陆军远程医疗计划中引入了动态远程病理系统,2005年,这些系统被转换成全切片图像(whole slide imaging,WSI)系统。目前,远程病理会诊在美国已经很普遍,但美国FDA对远程病理的初始诊断(primary diagnosis,PD)持谨慎态度。随着美国 FDA 于 2017 年批准飞利浦 IntelliSite 数字病理解决方案在美国临床病理工作中的商业化应用,表明美国 FDA 对 WSI 用于远程病理 PD(包括 IOC)的态度已经发生了改变,即美国 FDA 已经开启了把数字病理设备(WSI 扫描仪及相关配套组件)从原来的第Ⅲ类监管(高度风险)降为第Ⅱ类监管设备(中高风险)的进程。这标志着数字病理诊断在美国的发展取得了巨大进展。

　　20 世纪 90 年代末,欧盟体外诊断医疗器械指令 98/79/EC(European Commission for *in vitro* diagnostic medecal devece directive,IVDD)授予多款数字病理解决方案 CE(conformance European)标志,使远程病理诊断在欧盟范围内合法化。

　　2011 年,世界上第一个用于临床病理诊断的分布式远程病理网络系统:东魁北克远程病理网络(Eastern Quebec Telepathology Network)在加拿大魁北克省诞生,这个系统以拉瓦尔大学作为学术中心牵头,由魁北克卫生局和加拿大联邦远程医疗基金会健康信息中心出资建立。开展的主要项目有术中冰冻诊断、专家会诊、初始诊断 / 紧急分析和巨检指导等。3 年的运行实践表明,东魁北克远程病理网络可以平稳顺畅地在广阔地域内的 20 多个地点维持快速和高质量的病理服务。在此基础上,加拿大卫生部在 2013 年 4 月授予了 Omnyx 集成数字病理系统(OmnyxLLC,匹兹堡,宾夕法尼亚州)二级医疗设备许可证,允许 WSI 系统用于创建、管理、存储、注释、测量和浏览常规病理诊断的数字图像;同年 5 月 9 日,授予莱卡生物系统公司(Vista,加利福尼亚州)类似的许可。这些举措是 WSI 远程系统用于常规病理远程诊断方面的重大进步。

　　目前,一些商业公司也开始供应不同的数字成像产品,为用户提供越来越多的图像扫描平台和浏览器。几种商业软件解决方案如 iPath、Corista、ePathaccess、Xifin 等已经开始建立国际网络,向用户和咨询团体提供远程协作病理门户,这些网站为虚拟顾问联盟提供支持网络的安全云服务访问。

　　在国内,2010 年,国家卫生部办公厅发布了《关于开展肿瘤病理远程会诊及质控网络体系建设试点工作的通知》(卫办医管发〔2010〕160 号),开启了我国远程病理服务的探索。2011 年底,由卫生部医政医管局和病理质控评价中心组织实施的全国远程病理会诊试点工作启动,标志着远程病理会诊工作在中国已经正式进入实施阶段。首批 60 家试点县市级医院是在全国范围内由各省推荐,经卫生部病理质控平台测评遴选产生。以中西部地区的基层医院为主,地域跨度大,覆盖面广。数字图像采用 WSI 系统,确实为基层医院和患者解决了一定的实际困难,但由于当时的设备和网络条件所限,也出现了一些如断网、报告延迟、扫描速度慢及图像质量不高等问题。

　　随后在总结试点经验的基础上,国家卫生和计划生育委员会于 2014 年发布了《国家卫生计生委医政医管局关于扩大病理远程会诊试点的通知》(国卫医资源便函〔2014〕129 号),通过卫生主管部门推动远程病理会诊工作在全国范围进一步推广。为了保证试点工作平稳有序推进和实施过程中的规范性,随后又在 2015 年印发了《关于印发病理远程会诊试点管理办法的通知》(国卫医质控函〔2015〕2 号)。在原国家卫生和计划生育委员会及病理质控评价中心的一系列举措的推动下,有条件的省市开始以省级病理质控中心为依托,相继成立远程病理会诊中心,指导本辖区内的远程病理会诊工作。截至目前,由国家卫生健康委员会组织实施的全国远程病理会诊惠及全国各地,累计会诊病例已经超过 100 万例,做得比较好的有江苏、浙江、湖南、广东、四川等省份。特别是江苏省于 2018 年 10 月由省物价局、省卫生和计划生育委员会和省人力资源和社会保障厅联合发布了《关于制定部分"互联网+"医疗服务项目试行价格的通知》(苏价医〔2018〕154号),第一次在国内明确了"远程病理诊断(代码111103005)"和"切片数字转换及上传(代码111103006)"的服务收费标准,标志着我国远程病理诊断从政策层面正在逐步落地并逐渐规范化,对促进远程病理学这一新兴病理学科分支的发展具有里程碑意义。

最近几年,一些第三方参考实验室主导的大型区域性和多中心分布式远程病理诊断中心相继出现。广州华银医学检验中心依托南方医科大学建立了区域性的远程病理会诊平台,在最初的两年半时间内完成了5 000余例的远程IOC诊断,其结果显示与传统光镜诊断的一致率达到了99.77%。目前,该机构每年在全国范围内完成的远程IOC数量已经超过了10 000例,表明了远程病理诊断技术的可靠性与可行性。可以说,远程IOC已经成为广州华银医学检验中心的一个特色。云康集团广州达安临检中心的远程病理诊断系统于2015年开通,系统网络覆盖从乡镇医院到市级三甲医院的将近200家不同地域、不同级别的医疗机构,最远的医院有西藏阜康医院和新疆托克逊县人民医院。远程病理系统采用WSI技术,系统设计采用多中心分布式布局,设有广州、上海及成都3个中心。每年完成常规病理远程PD 100 000余例,远程IOC 5 000余例,远程会诊4 000余例,是目前国内覆盖全部临床病理服务(PD、IOC和疑难会诊)的远程病理诊断平台之一。

综上所述,经过近10年的发展,远程病理诊断在国内越来越普及,越来越受到业界的重视,并不断满足偏远地区和基层医院对病理服务的需求,有效解决了偏远山区交通条件差、患者出行不便的难题。同时,对提升基层医疗机构的整体技术水平、服务能力及患者就医体验也起到了极大的推动作用。随着图像处理技术的不断完善和网络带宽能力的提高(特别是5G网络实施以后),远程病理图像的质量越来越好,网络传输速度也越来越快,其高效、快捷以及不受时空、地域限制的优势也会越来越明显。有理由相信,随着各地的应用性探索不断拓宽、实例验证性研究不断深入以及各种标准和指南的建立,远程病理必将迎来快速发展的大好时机,应用范围会越来越大并最终成为造福于广大患者的成熟技术。

第二节　远程病理图像模式与系统分类

一、图像模式

在远程病理的发展过程中,不同时期和不同的切片数字化方式产生了不同的图像模式。基本的图像模式有静态、动态和WSI等3种,WSI属于一种特殊的静态图像模式。3种基本图像模式在实践中的不同组合衍生出了5种应用形式。

1. 静态图像模式　静态图像实际上就是照片、图片及截屏等资料,最大特点是存储-转发格式(store-and-forward)。这些图像文件可以通过电子邮件、共享浏览器及微信等方法读取交流,其他信息如音频、视频及文本等文件也可以通过静态图像模式进行存储、转发、读取。静态图像系统适用于大体标本、组织切片、细胞涂片、电泳凝胶、寄生虫及微生物培养等样本的远程图像传输及浏览,而且图像发送者与浏览者无需同时在线,时间安排灵活自由。优点是造价低廉、技术相对简单、维护费用低,缺点是无法远距离操控、图片视野受限、图片选取需要经验等。因此,静态图像系统不适用于复杂疑难病例会诊及远程PD,更无法完成远程 IOC。

2. 动态非机器人模式　动态非机器人模式又称视频显微镜,为第一代远程病理系统的主要代表。工作方式是处于不同地点的病理人员通过视频实时动态观察病理切片。优点是适合病理医师之间的疑难病例会诊,可实时互动,交流方便;缺点是受时空约束,无法满足缺乏现场病理医师的医疗机构的需求。

3. 动态机器人模式　动态机器人远程病理系统的主要原理是远程自动操控一台装有数字相机、与网络计算机相连的显微镜实现图像的数字化及传输过程,远程病理医师通过电脑上的软件驱动显微镜上的机器人系统实现全切片预览、相关热点区域选择、聚焦放大及驱动速度控制等功能。优点是远距离实时"一对一"互动交流,图像质量可靠;缺点是造价昂贵,系统技术复杂,网络带宽要求较高,技术支持及维护成本高。动态机器人远程病理系统最适合远距离会诊咨询和术中 IOC。

4. WSI 模式　WSI 模式是在初期静态图像基础上,提供了一种浏览全切片数字化(扫描 - 存储 - 转发)图像的全新方法。简单来说,全切片数字扫描仪由载片盒、安装有不同倍数物镜的显微镜、数码相机、机器人及软件等部件组成。扫描倍数根据不同厂家及不同要求,有 20 倍、40 倍、60 倍物镜等规格,目前最高可达 80 倍物镜左右。倍数越大,扫描一张切片所需时间越长,对于常规组织学切片,20 倍已经够用,但对于细胞学特别是血液病理如骨髓穿刺涂片、TCT 等,40 倍扫描可能是最佳选择,对于微生物远程浏览则可能需要更高的扫描倍数(如 83 倍的油镜)。

由于 WSI 具有分辨率高、放大倍数可调及全切片浏览等特点,非常适合远程病理学应用。与动态机器人模式相比,WSI 模式在 IOC 中所需时间明显缩短。过往的实践表明,两者在切片准备过程中所用时间基本相当,但在图像浏览解读用时上,WSI 模式明显短于动态机器人模式。WSI 模式适用范围广,除穿刺细胞学外,在远程 PD、远程会诊、远程 IOC 及部分 TCT 筛查等领域已经广泛应用。正是由于 WSI 模式方便、快捷、图像清晰的优势,使它成为一种目前被业界广泛接受的主流远程病理图像模式。

5. 复合图像模式　复合图像模式是静态图像模式与动态图像模式的技术融合,主要有复合型动态机器人/静态图像远程病理系统和双模动态机器人/WSI 系统。优点是功能齐全,使用方便;缺点是技术复杂,维护成本高,造价昂贵。

以上几种图像模式各有优缺点,具体适用的环境和范围也各不相同。在选择时一定要根据不同的用途、临床环境、基础设施如网络、工作流量及资金状况等综合考虑。表 4-1 是几种远程病理图像模式的比较。

表 4-1　几种远程病理图像模式的比较

远程系统	图像模式	远程控制	图像数量	图像选择	分辨率	带宽	价格
静态	静止	不能	有限	申请人	中高	低	低
动态	实时	可以	无限	会诊医师	中	较高	高
WSI	静止	可以	无限	会诊医师	中高	较高	较高
复合	实时静止	可以	无限	会诊医师	高	高	高

二、远程病理系统分类

由于至今没有相对统一的技术标准,导致市场上远程病理系统类型众多,模式各异。尽管如此,但其基本原理不外乎上述 3 种基本图像处理模式或者是两种模式的混合。目前国际上主要有 3 种分类,分别是 2001 年发表于《人体病理学》(*Human Pathology*) 的 Human Pathology 远程病理系统分类(表 4-2),2012 年发表于《斯堪的纳维亚病理学、微生物学和免疫学学报》(*Acta Pathologica Microbiologica et Immunologica Scandinavica*,APMIS) 的 APMIS 远程病理系统分类(表 4-3)和 2014 年 Weinstein RS 博士提出的从业者(Practitioners)应用远程病理系统分类(表 4-4)。最近,国内学者总结了上述分类并结合最新的临床应用实践,提出了面向临床应用的远程病理系统新分类(表 4-5)。

1. **Human Pathology 远程病理系统分类(2001)**　该分类是远程病理学中的第一个综合性系统分类,是在关于远程病理学三次小型座谈会中的第二次会议上提出的,之后在 *Human Pathology* 发表。Human Pathology 远程病理系统分类(2001)参考并整理了当时的工程学、计算机科学及病理学的文献。这个分类由工程师主导,主要目的是在技术研发过程中便于各地的工程技术人员交流。见表 4-2。

表 4-2　Human Pathology 远程病理系统分类(2001)

时间迭代	分类	型号	系统模式	技术特征
1952—1989 年	1A	DNR	动态非机器人	视频显微镜
(第一代)	1B	DR	动态机器人	机器人显微镜
	2A	SFNR	存储转发非机器人	图像摄取板
	2B	SFR	存储转发机器人	高清电视(HDTV)
1989—2000 年	2C	SFSR	存储转发针式 / 机器人	电子针式缝接软件
(第二代)	3A	HDSF-NR	复合动态 / 存储转发非机器人	
	3B	HDSF-R	复合动态 / 存储转发机器人	
	4A	VSA	虚拟切片 / 自动非机器人处理	
	4B	VSI	虚拟切片 / 交互处理	
2000—2001 年	5A	HVS	复合虚拟切片处理	自动与交互合成
(第三代)	5B	RVS	快速虚拟切片处理	连续移动频闪照明
2001 年—	5C	UVS	超速虚拟切片处理	微阵列显微镜
(第四代)				

上述表格中,动态指系统中的实时图像部分;存储转发式图像与静态图像是同义词;虚拟切片图像是指 WSI

2. **APMIS 远程病理系统分类(2012)**　该分类作为一个小型远程病理座谈会的部分成果于 2012 年发表于 APMIS。见表 4-3。

值得注意的是,除删除了表 4-3 两个注释(a,b)之外,美国远程医疗协会(American Telemedicine Association,ATA)的远程病理学指南几乎全部采用了上述远程病理学系统分类。

表 4-3 APMIS 远程病理系统分类 (2012)

图像系统	年份
实时图像远程病理系统	
电视显微镜 (television microscopy)	1952 年
研究应用	1955 年
临床应用	1968 年
动态机器人远程病理系统 (dynamic RT)	1986 年
静态图像远程病理系统	
静态图像远程病理系统 (static image telepathology)	1987 年
静态机器人远程病理系统 (static RT)	1989 年
自动 WSI 远程病理系统 (automated WSI telepathology)	1991 年
人工控制 WSI 远程病理系统 (operator directed WSI)	1994 年
多模式数字图像远程病理系统	
复合型动态机器人 / 静态图像远程病理系统 [a] (hybrid dynamicRT/SI telepathology)	1989 年
双模动态机器人 / 全切片图像远程病理系统 [b] (dual dynamic RT/WSI telepathology)	2011 年

[a] 又称为静态强化型动态机器人远程病理系统 (static-image enhanced dynamic robotic telepathology);[b] 又称为动态机器人强化型全切片图像系统 (dynamic robotic telepathology-enhanced whole-slide image or RT-WS)

3. **Weinstein RS 从业者 (Practitioners) 应用远程病理系统分类 (2014 年)** 该分类剔除了以往分类中过多无用类型和冗余信息,其目标是建立一个适于从事实际工作的病理医师的远程病理系统分类。见表 4-4。

表 4-4 从业者 (Practitioners) 应用远程病理系统分类 (2014)

图像系统	年份
实时图像远程病理系统 (RT)	
电视显微镜 (television microscopy)	1952 年
动态机器人远程病理系统 (dynamic RT)	1986 年
静态图像远程病理系统 (SI)	
静态图像远程病理系统 (static image telepathology)	1987 年
WSI 远程病理系统 (WSI telepathology)	1991 年
多模式数字图像远程病理系统	
复合型动态机器人 / 静态图像远程病理系统 (hybrid dynamicRT/SI telepathology)	1989 年
动态机器人 (dynamic RT)/WSI 远程病理系统	2014 年

4. **面向临床应用的远程病理系统分类** 最近,国内学者从方便临床应用的角度出发,结合远程病理图像浏览方式和浏览工具的发展在上述从业者应用远程病理系统分类的基础上,增加了可缩放移动远程病理系统 (scable WSI,sWSI)。考虑到病理医师可能更多地关注这些系统模式的功能和可用性,而对于其诞生的年代则显得不那么重要。因此,为便于记忆

和应用,该分类不再列出其诞生的具体时间。从而提出了新的"面向临床应用的远程病理系统"分类。见表 4-5。

需要指出的是,目前业界内应用的主要远程病理系统为 WSI 远程病理系统、动态机器人远程病理系统、动态机器人/WSI 远程病理系统和基于移动设备的 sWSI 系统,其他图像系统的应用越来越少,只在少数特殊的环境(偏远地区及非洲大部分地区)中有所应用。因此,现阶段还不宜将视频显微镜、静态图像等远程病理系统排除在分类之外,随着时间的推移和技术的发展,这些系统会逐渐淡出人们的视野。

表 4-5　面向临床应用的远程病理系统分类(2019)

图像系统	英文
实时图像远程病理系统	
视频显微镜	video microscope
动态机器人远程病理系统	dynamic robot telepathology
静态图像远程病理系统	
静态图像远程病理系统	static Image telepathology
WSI 远程病理系统	WSI telepathology
sWSI 移动远程病理系统	sWSI telepathology
混合图像模式远程病理系统	
复合型动态机器人/静态图像远程病理系统	hybrid dynamic RT/SI telepathology
动态机器人/WSI 远程病理系统	dynamic RT/WSI

第三节　远程病理系统规范化验证

一、远程病理系统规范化验证的原则

远程病理系统组建完成后,需要通过全面的规范化验证,确认系统运行平稳可靠后方能正式投入应用。对于 WSI 远程病理系统有 3 种不同类型的验证研究:学术、临床和供应商相关的验证研究。学术验证是根据各自研究项目本身的需要进行的自我定义的研究,常见于经同行评审的出版物文献,重点是关注某一个特定组成部分的验证过程,这种验证的结果着眼于研究项目的严谨性,而不需要推广和泛化。供应商驱动的验证旨在获得监管机构的批准,取得产品(扫描仪)和系统的临床应用许可证,例如美国 FDA、加拿大卫生部(Health Canada)和欧盟 CE 认证商标等。临床验证研究需要记录特定临床用途的过程和结果,以便为临床应用做准备。这些研究必须遵循公认的指南,而不是学术研究中使用的自定义方法。建议参考 CAP 验证指南(validating whole slide imaging for diagnostic purposes in pathology)。临床验证的目的和内容为:对 WSI 远程病理系统来说,就是 WSI 图像用于临床诊断的准确性、系统的可靠性及系统运行的稳定性;而对数字图像的本地诊断(全数字病理科)来说,主要是诊断的准确性和工作流程的顺畅性。

二、扫描仪校准试验(需供应商技术人员协助)

1. 扫描仪必须是有关监管部门批准的合格产品 检查核验扫描仪及其相关配套组件的生产许可证、注册证及产品合格证是否合格齐全。如果是进口产品,还要查验该产品在我国应用的相关批准文件。然后确认扫描仪及其配套组件安装正确,处于备用状态。

2. 最佳扫描参数测定 取一张制作优良的 HE 切片,建议是含有淋巴组织的切片,最好是带被膜的脾、扁桃体、淋巴结或胸腺组织进行扫描,观察 WSI 图像的色度、对比度、清晰度、聚焦平面、扫描完整性及伪影炫光等,直到调整到最佳状态为止,并记录最佳状态参数。

3. 扫描速度及失败率初测 选取不同大小、不同组织类型和不同部位的 10 张制作优良的 HE 切片,在最佳状态参数下扫描,记录扫描开始和结束时间,算出每张切片的平均扫描时间,同时检查 WSI 图像质量,计算扫描失败率。

4. 扫描仪连续工作性能测定 随机选取用于常规诊断的制作优良的 HE 切片满负荷加载(扫描仪一次性连续扫描的最大切片数量)进行自动扫描,重复扫描 3 次,每次换用不同的常规切片。分别记录每次扫描的平均时间和失败率,再计算 3 次扫描总和后的平均时间和失败率。

三、用于诊断目的的 WSI 系统验证

1. 对参与验证的病理医师进行培训 培训内容:①WSI 系统使用流程及注意事项;②60 例具有代表性的 HE 切片及 15 张不同表达模式(细胞膜、细胞核及细胞质各 5 张)的 IHC 图像观察学习。

2. 切片扫描倍数 常规扫描为 20 倍物镜;核细节及病原微生物(如核分裂计数及幽门螺杆菌等)扫描使用 40 倍物镜。

3. 验证常规光镜与 WSI 系统的观察者内(intraobserver)的诊断一致性 比较同一观察者用两种不同阅片模式观察相同组织切片的一致性(结果可重复性),目的是验证 WSI 系统的可靠性,与观察者的诊断能力无关。

4. 光镜观察与 WSI 图像观察的间隔期或记忆洗脱期(washout period) CAP 推荐两种观察方式之间的间隔时间至少为 2 周,文献显示间隔最长者为 1 年。建议 4~8 周比较合适。

5. 保证在验证过程中所上传的图像与诊断端接收到的图像一致 对于有损压缩模式,经过压缩 - 解压过程产生的图像可能与原始图像并不完全相同,但至少是"视觉上的"无损图像。

6. 不同应用环境必须重新验证 更换使用地点,增加用途或维修尤其是更换配件后等都需重新对系统进行测试和验证。

7. 参与验证的人员 验证过程应包括将来使用该系统的所有个人,包括病理医师、实验室主任、实验室工作人员和 IT 人员。

8. 验证材料存档 全面记录并保存 WSI 系统的测试及验证方法、数据及验证结果,形成用于批准 WSI 系统应用于临床的最后文件。

9. 验证方法

(1)一致性验证:常规 HE 切片验证的病例数≥100 例,IHC 病例数≥20 例,病例要随机

选择,具有代表性,能够反映不同的组织类型及难易程度;建议以光镜与 WSI 图像之间的诊断一致性≥96% 为可接受的最低标准。

（2）冰冻切片一致性验证:病例数≥60 例,方法及一致性标准与常规病例验证相同。另外,需验证比较两种观察方式的完成时间(从接收标本到冰冻病理报告发出)。

（3）非劣效性或等效性验证:非劣效性或等效性验证是指分别比较光镜观察实体切片和屏幕观察 WSI 之间的准确率(即分别与参考或标准答案比较的一致率)。建议设定 WSI 系统与显微镜检查的主要差异率大于 4%,则需要病例数≥225 例。分别用光镜和 WSI 图像观察切片、计算两种模式各自的主要差异率并进行比较,如果两种模式的差异率≤4%,则认为 WSI 系统的性能不低于光镜,或者说 WSI 系统的性能与光镜是等效的。

（4）前瞻性验证:通常在系统一致性验证后进行,相当于远程诊断正式实施前的试验性诊断。主要目的是测试系统运行的顺畅性,进一步优化工作流程,提高病理医师对数字图像诊断的熟练性。建议每个工作日使用 WSI 观察诊断 20 例,持续 4 周共 400 例日常送检的连续常规病例。先由一名病理医师用 WSI 系统做出诊断,随后再由另一名病理医师用常规光镜进行诊断。两种诊断模式的结果进行比较(两名医师不知道彼此的结果),如果 WSI 的结果与光镜一致,数字病理报告正常发出;如果 WSI 的结果与光镜不一致,数字病理报告则按光镜诊断结果进行确认后发出。验证结束后对两种模式的诊断差异及验证过程中发现的问题进行总结分析,并根据验证结果对 WSI 系统进行完善和优化。前瞻性验证不是必需的,但建议进行此项验证。

第四节　远程病理诊断

远程病理诊断的临床应用主要有远程会诊、远程 IOC、远程 PD 和远程细胞学(telecytology)。近 10 年来,这些临床应用的实例验证大量涌现,部分地区开始临床推广应用。应该说,在技术层面及诊断可靠性上,远程病理诊断正逐渐被接受。

一、远程病理会诊

在 2011 年前,全球 32 个国家 400 多个实验室发表了远程病理学研究文献,除细胞学外,主要的临床应用是疑难病例的远程会诊。从全球范围来看,首先是美国的各大学术医学中心先后开展了远程病理会诊服务,如 VA、AFIP、克利夫兰诊所解剖病理学系,以及由位于马萨诸塞州的拉希诊所(Lahey Clinic)、塔夫茨医学中心(Tufts Medical Center)和马萨诸塞大学医学院共同开发的皮肤病理学会诊网站等。这些会诊中心可以随时为全球提供远程病理会诊并主导许多国际合作,不受地域和时空限制。仅 2012 年美国克利夫兰诊所解剖病理学系就完成了 7 671 例外部疑难病例的远程会诊。随后,他们按照 CAP 病理学和实验室质量中心(Pathology and Laboratory Quality Center)关于数字病理指南的要求,对多年来实施的远程病理会诊项目进行了基于诊断目的实施 WSI 的实验室观察者内诊断差异性验证。验证过程在美国克利夫兰诊所解剖病理学系进行,验证范围包括病理学的 11 个亚专科的 217 个病例,分别是乳腺与头颈各 21 例,皮肤和骨骼肌肉各 22 例,泌尿、妇科、肺和神经系统各 20 例,胃肠道 25 例,肝胆 19 例及心血管 7 例。26 名病理学家参与了测试,光镜与 WSI 图像的观察时间间隔平均为 43 天。结果显示,WSI 的诊断与光镜有 2 例为主要差错(0.92%),8 例为不影响临床治疗的轻微差异(3.7%)。这2例主要差错的病例本身就比较疑难,在光镜诊断时就经其他病理学家会诊讨论过。验证结果表明,美国克利夫兰诊所解剖病理学系的远程病理系统稳定、可靠和高效,病理学家的能力和诊断水平也非常高。

欧洲是最早将远程病理学应用于临床的地区,时间大约在1989年以后,技术成熟,远程病理系统的组织运行经验丰富,参与很多国际项目和地区合作。

在非洲,由北卡罗来纳大学(University of North Carolina,UNC)教堂山分校提供技术支持,马拉维卫生部协助的卡穆祖中央医院(Kamuzu Central Hospital)病理实验室于2011年成立,并于2年后启动了远程病理会诊项目。对于疑难病例,先由当地病理学家阅片,按需要进行免疫组织化学检查并向临床医师传达初步印象。然后扫描切片并把WSI上传到UNC病理科供美国病理学家观察。在每周1次的远程病理学讨论会上,当地的临床医师、病理学家和他们在美国的同行共同讨论这些病例。一般情况下,每周讨论10~15个病例。远程病理会诊不仅解决了非洲病理资源匮乏及病理服务需求的问题,还为本地的病理人才培养和诊断水平的提高带来了机会。

国内的远程病理会诊试点工作于2011年由卫生部医政医管局和病理质控评价中心组织实施。2014年,国家卫计委病理质控评价中心发布了远程病理会诊试点后的总结报告,介绍了试点的组织运行和远程会诊情况。该项目建立了一个基于互联网的远程病理会诊平台,以连接参与的医院和专家顾问。项目由北京协和医院、四川大学华西医院和浙江大学医学院附属第二医院为牵头单位的3个区域中心组成,设有20个省级会诊咨询中心,60余家试点医院参与。2011年至2013年7月期间,平台共对16 247例患者提供远程病理会诊服务,其中84%属于诊断困难病例,16%是应患者的要求进行会诊。原诊断与会诊意见一致的病例为59.8%,不一致的病例为24.2%,16.0%的病例没有提供初始病理诊断。会诊病例按系统或器官分布为:消化系统17.3%,妇科16.7%,头颈部15.7%,骨软组织10.4%,肺和纵隔8.6%,乳腺7.6%,泌尿系统7.5%,血液系统6.4%,皮肤5.2%,神经系统2.5%,细胞病理学1.3%。该总结报告最后指出,远程病理学可以解决病理资源分布不均衡的问题,同时对提高我国病理诊断水平具有重要意义。

之后,相关部委机构多次发文鼓励和促进远程病理会诊在全国推广普及。截至2018年年底,很多省份(主要集中在中东部)都以质控中心为依托开展了远程病理会诊服务。一些单位与外国学术医疗机构建立了国际远程病理会诊合作关系。2019年底,由四川大学华西病理研究室牵头成立了西部病理联盟,远程网络系统涵盖了西部地区几十家县市级医院,在一定程度上缓解了基层医院病理服务能力不足的压力。应该说,目前国内对远程病理学的认识、接受及应用的程度已经远远打破2011年全国远程病理会诊试点时期的局限,甚至已经成为日常病理工作中的一部分。

远程病理会诊省时省力,方便快捷,避免了切片邮寄过程中的破损及丢失风险,同时也省去了患者或病理医师因现场会诊而带来的旅途奔波,具有明显的优势。但是,以往的实践也暴露出一些问题,对这些问题需要充分重视:第一,对于区域性远程病理会诊中心或大型分布式远程病理会诊平台来说,咨询专家来自全国各地,而会诊病例来自异时异地的医疗机构,如何保证及时约到专家或如何安排专家值班则是远程会诊顺利进行的关键。这可能需要从医师职责入手,平衡好责任与利益关系,对会诊专家有适当的制度约束;第二,区域性远程病理会诊中心与大型分布式远程病理会诊平台接触的医疗机构点多面广,层次不同,需求各异,如何将上传病例按不同组织类型分配到相应的会诊专家,做到既能保证时效,又能得到客观准确、完整详尽的诊断意见,可能需要一个简洁、清晰、顺畅的日常工作流程去协调各方面诉求;第三,实践中我们经常会发现,由于取材不充分、临床资料不全或重要病史信息遗漏等造成诊断困难而导致相当比例的专家会诊咨询意见过于笼统简单,少数甚至含混不清,达不到会诊目的,这可能需要加强与患者或临床充分沟通及增强责任意识;第四,网络环境不佳以及终端设备出现意外状况造成不能按时使用导致在规定时间内无法完成会诊工作,这就需要会诊专家和会诊平台做好应急预案(包括应急方法及解释沟通工作)。

二、远程术中冰冻

1989 年,挪威首次将远程病理学成功应用于 IOC 的初始诊断。当时,在 5 家偏远地区的医院使用电视远程显微镜提供 IOC,准确率达 100%。自此,世界各地开始了远程病理应用于包括 IOC 在内的临床病理 PD 的漫长探索。远程病理的图像质量、网络传输和诊断准确率一直是病理医师和临床医师所关注的问题,也是推广实施的主要障碍。随着技术的进步,图像质量和分辨率有了革命性的提高,画面质感完全能够满足诊断需要(图 4-1)。而且由于电脑屏幕和视野的开阔,在观察低倍图像时较传统光镜具有明显的优势。随着基础设施的普遍改善和网络技术的提升,网络传输速度早已不是 20 多年前的概念,按照 6M 以上的远程诊断专线带宽,传输一幅 WSI 图像不会有任何的图像卡顿和延时感,满足远程诊断已不成问题。尤其是在 2020 年底,随着 5G 网络正式商用和推广普及,远程数字图像传输已不再是人们关注的话题。目前,WSI 图像系统显示远程 IOC 的准确率平均已达到了 98.6%(97%~100%)。因此,影响远程 IOC 的准确率可能更多地取决于个人的诊断经验,而与 IOC 所用的系统和方法关系不大。

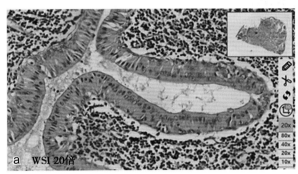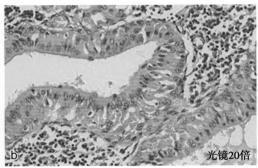

图 4-1　WSI 与光镜图像比较,清晰度无明显差别,视觉上 WSI 似乎更舒适

特别是近几年,远程 IOC 的临床应用范围不断扩大,从明确疾病的性质到确定肿瘤切缘的范围等,涵盖了人体几乎所有的组织类型,经验积累不断丰富。远程 IOC 与传统光镜一样,逐渐成为解决术中快速病理评估的常用方法,特别是在人口居住分散及偏远地区已经成为病理医师现场评估的替代工具;同时,远程 IOC 涵盖了临床日常工作的所有常见类型的手术标本,显示出远程 IOC 的广泛适用性;而且,所有系统图像模式包括动态(机器人和非机器人)、WSI 和动静态复合模式等都有所应用,虽然各种模式略有差异,但远程 IOC 的总体效果没有明显区别。

　　远程 IOC 主要用于不同地点医疗机构之间或区域远程病理系统内不同医疗机构的术中诊断,主要是解决现场缺乏病理医师或偏远地区的术中病理需求问题。因此,其工作程序、方式和要求与室内传统光镜下的 IOC 有所不同,图 4-2 是两种模式工作流程的比较。

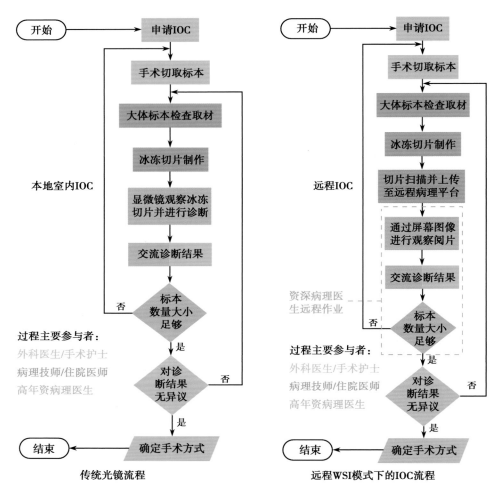

图 4-2　传统光镜与远程 WSI 模式下的 IOC 流程比较

　　因此,实际工作中需注意以下问题:一是提前进行任务分配及患者临床资料准备;二是注重取材及监控工作;三是保证切片扫描仪或动态显微镜处于正常工作状态、数字图像上传及时和相关各方网络传输正常;四是做好远程 IOC 各环节的质控工作,保证冰冻报告准确、及时发出。

三、远程初始诊断

　　远程病理学的初始诊断(PD)是指仅通过观察由传统载玻片生成的图像文件(包括 HE、组织化学或免疫组织化学染色)而做出的最终病理诊断。与远程 IOC 不同的是,由于常规诊断的工作量巨大,实时动态图像系统的应用受到了限制。因此,目前远程病理 PD 的图像模式基本上以 WSI 系统为主。

作为一种颠覆常规病理诊断方式的新技术,WSI 系统和基于 WSI 的远程 PD 的技术验证和临床应用在过去的十几年中持续开展。截至目前,随着淋巴造血系统、中枢神经系统及骨软组织等少数亚专科病理在内的验证应用数据不断涌现,几乎所有的组织病理领域的证据均显示 WSI 数字系统和基于 WSI 的远程初始诊断的效能并不亚于传统光镜诊断。

首先,在皮肤非肿瘤性疾病和肿瘤中,研究显示 WSI 系统与传统光镜之间诊断的观察者内一致性(intraobserver agreement)很高,分别达到了 94% 和 96%,而且没有出现影响临床治疗的重大分歧。

在乳腺病理中,WSI 系统用于常规诊断的有效性已经被多个不同的研究所证实。这些研究包含了常规活检和手术标本,样本数量为 100~150 例。在所有的上述研究中,WSI 系统和传统光镜之间的内部和观察者之间的一致性都非常好,一致率为 90%~99%,而且大多数分歧没有明显的临床意义。这两篇研究文献还显示,WSI 系统的诊断比传统光镜的诊断更准确。

研究表明,WSI 系统与传统光镜在胃肠道活检标本中的诊断效果相当,观察者内一致性均为 95% 且未出现影响临床治疗的重大分歧,并认为 20 倍物镜扫描可以满足胃肠道活检标本的诊断。类似的研究比较了 WSI 图像和传统光镜对胃肠道息肉手术标本的评估效能。两种模式在诊断上的内部和观察者间的一致性都很好,并且 WSI 图像为息肉的量化提供了方便,因为它的放大率可以低到查看全切片的完整息肉轮廓。

一项来自巴塞罗那大学医院病理科的研究对 452 例常规妇科标本进行了分析,结果显示 WSI 图像与传统光镜的观察者间一致性几乎完全一致(k=0.914)。并且发现 WSI 图像和传统光镜之间的一致性随着时间的推移也在相应地增加,说明 WSI 系统的使用过程是一个逐步学习和适应的过程,而 WSI 图像观察者经验的增加也提高了两种模式间的一致性水平。该研究只有 2% 的病例出现重大分歧,但与 WSI 图像质量差无关,而且大多数差异出现在子宫颈癌前病变的活检标本中。同样,对于这类病变即使是在传统光镜中也显示了较高的观察者间和内部的变异率。

前列腺穿刺活检标本是最适于 WSI 图像观察诊断,原因有以下几点:①穿刺组织的体积很小,所生成的图像文件较小;②经常需要多参数测量,而数字图像工具更方便这些测量;③WSI 的全景视图更方便浏览,从而使 Gleason 评分更易操作。WSI 图像的另一个特点是可以在同一个屏幕上同步观看 HE 和 p63、P504s 等免疫组织化学染色,从而可以将两幅图像进行比较,方便诊断和教学过程。因此,目前 WSI 系统用于前列腺活检标本诊断的证据比其他领域更常见。许多研究(50~800 例)的重点都集中于 WSI 图像用于前列腺穿刺活检标本的 Gleason 评分。诊断的 k 值介于 0.586~0.813,其中一份报告包括了仅在活检标本边缘有肿瘤组织的困难病例的 Gleason 评分。

一项验证研究对 100 例几年前经传统光镜诊断的存档泌尿系统活检和手术切除标本的 HE 切片重新用 20× 物镜扫描后进行 WSI 图像观察。标本类型包括肾脏、膀胱、输尿管和尿道。结果显示,WSI 系统与传统光镜的原始诊断符合率为 87%,对临床治疗和管理有影响的主要分歧为 5%,而且发现与原始诊断不一致的 13 例中,其中 6 例 WSI 系统诊断的结果优于原始光镜诊断。表明 WSI 系统可以用于泌尿系统活检标本的常规 PD。与泌尿系统活检和手术切除标本相似,40 倍物镜扫描的 WSI 图像与传统光镜在肾移植活检的诊断中也具有良好的一致性。

有两项研究证实了 WSI 图像在儿科病理 PD 中应用的可靠性。一项来自荷兰的研究包含了 80 例 18 岁以下患者的常规活检和手术切除标本及 20 例胎盘组织。其中 80 例儿科标本的诊断正确率分别为传统光镜 98.7% 和 WSI 图像 95%，两种模式之间的差异没有统计学意义。20 例胎盘组织两种模式的诊断正确率均为 70%。表明 WSI 在儿科病理和胎盘病理诊断中的表现并不亚于传统光镜。第二项研究基于 CAP 的验证指南标准评估了 60 例包括各种复杂性病变在内的儿童活检和手术标本的 WSI 图像诊断表现。手术标本用 20 倍物镜扫描，小活检和细胞学标本用 40 倍物镜扫描。结果显示，在 WSI 与传统光镜之间观察者内部的一致性几乎是完美的，只有 1 例诊断不一致。

除上述器官系统病理 PD 的 WSI 系统验证以外，其他系统疾病如呼吸、头颈及骨软组织等的专科验证应用虽然相对较少，但在几个大型常规病理的综合验证研究中都或多或少地有所体现。5 篇全面验证应用研究在 2011—2016 年完成，分别来自美国的 UPMC、内布拉斯加大学医学中心和克利夫兰医学中心，英国考文垂大学和匈牙利塞梅尔维什大学。验证的病例样本总数为 4 442 例（216~3 017 例，平均 888 例），涵盖几乎所有常规病理的标本种类如乳腺、皮肤、胃肠道、妇科、泌尿生殖系统、呼吸系统、肝胆胰、阑尾、耳鼻喉、骨软组织、甲状腺、淋巴结、产科、骨髓及普通病理等；WSI 系统与传统光镜的符合率（包括不影响临床治疗和决策的轻微分歧）为 90%~99.3%，平均为 96%。最后，这些研究一致认为：基于 WSI 系统的数字切片的组织病理学诊断与光学显微镜的诊断高度一致，WSI 图像在诊断中的表现并不比传统光镜差，支持 WSI 图像用于除骨髓血液外的绝大多数常规病理的初始诊断。扫描质量达标的 WSI 成像方式并不会导致诊断差异，但在 20 倍物镜扫描的图像中无法清晰地观察核细节或微生物体。质量差的数字切片可影响病理医师观察和诊断报告的时效，但不会危及患者的安全，因为病理医师可以识别这些错误，并采取进一步的纠正措施如重新扫描或切片等（图 4-3）。与传统光镜诊断一样，病理医师的能力和水平是造成 WSI 图像诊断差异的主要原因。

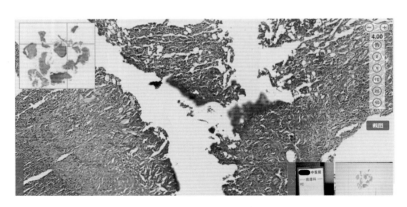

图 4-3　基层医院切片及扫描图像

图像很差，被诊断医师退回重新处理

除上述亚专科应用情况外，远程病理 PD 在世界范围内也得到了广泛应用。欧洲是世界上最早成功应用远程病理学的地区，初始诊断于 2009 年就已开展。目前一些 WSI 系统（包括扫描仪和数字病理学软件）已经获得欧盟"CE 标志"，并被归类为"其他"体外诊断医疗设备,意味着在欧盟范围内应用这些取得"CE 标志"的 WSI 系统从事远程病理诊断是合法的。除此之外,英国、西班牙和德国还发布了自己的应用指南进一步明确了鼓励和规范远程病理诊断和 WSI 系统用于临床目的的具体措施。2018 年,英国皇家病理学家学院(Royal College of Pathologists, RCP)发布了基于 2013 年远程病理学使用和实践指南的更新版本《实施数字化病理的最佳实践建议》,其中包括数字切片应用程序。该建议对相关的法律、责任和义务都作出了具体规定,并规定病理医生在应用前必须进行相关知识和技能的培训,确保自己有能力通过常规或数字显微镜进行准确诊断。换句话说,在英国只要是符合指南中规定的技术标准和质控要求,是否用数字切片进行病理诊断完全取决于病理医师的意愿。西班牙解剖病理学会和国际病理学会西班牙分会最近出版了数字病理学临床指南,对数字切片应用于临床病理诊断给出了具体建议,包括基于 CAP 和 ATA 准则的数字切片验证程序、样本可追溯性、图像分析和立法等,并提出了一种图像储存和保留方案。德国联邦病理学家协会于 2018 年发布了德国版的《数字病理诊断指南:数字图像报告》,目的是规范和促进数字病理在德国日常病理工作中的实施与应用。指南的主要内容为系统验证、切片扫描仪最低技术要求、可视化路径、图像资料存档及工作流程融合等。特别是对资料存档作出了明确要求:生成数字图像的原始切片与其数字图像一并保存,期限不能低于 10 年。

澳大利亚皇家病理学家学会(Royal College of Pathologists of Australasia)关于远程病理诊断的 2018 年修订版立场声明虽文字不多,但却明确表示使用数字切片诊断的准确性可与常规显微镜相媲美。并且肯定了近几年数字病理领域的技术进步和发展的成果,指出了远程病理学应用于包括远程 PD、远程会诊和 IOC 等在内的常规病理诊断的优势,以及对科研、教育、培训带来的促进作用。同时,对实施远程病理项目时的技术条件如网络带宽、图像处理等作出了明确的要求。应该说,这版立场声明较前一版对远程病理可用于常规病理的立场更加鲜明,而且比较全面地反映了当前数字病理的技术进步和发展现状。

在非洲地区,包括常规病理 PD 在内的远程病理学也得到了快速发展和广泛应用。这些远程病理项目是欧美国家与非洲国家官方或半官方合作的结果,不仅提供远程病理诊断服务,还帮助受援国和地区建立病理学实验室、培训病理技术人员以提升当地的病理服务能力。2004 年,由意大利 Patologi Oltre Frontiera 协会(成立于 2000 年,旨在改善发展中国家的病理服务)协助赞比亚奇龙杜(Chirundu)的姆坦代教会医院(Mtendere Mission Hospital)建立了病理实验室并培训了两名当地的病理技师。病理实验室于 2007 年开始处理常规病理标本,两名技师负责取材、制片及切片扫描上传工作,WSI 图像由意大利的两名病理学家负责远程诊断。同样,2007 年德国协助坦桑尼亚佩拉米霍(Peramiho)圣约瑟夫教会医院(St. Josef's Mission Hospital)进行远程病理诊断以满足当地医院的病理需求。标本取材、切片制作及基于兴趣区的静态图像(JPEG)采集上传由两名经过 10 周专门训练的本地病理技师完成,由位于德国两名资深的顾问病理学家完成远程诊断。1 年间的 545 例标本中,女性生殖道和乳房占 48%,皮肤占 18%,淋巴结占 10%,甲状腺、消化道、头颈及腹部病例分别占 5%、4%、3%、3%。2012 年 7 月,由卢旺达卫生部、健康伙伴(Partners in Health)、黛娜 - 法伯布雷格姆(Dana-Farber Brigham)和妇女癌症中心(美国)共同合作在卢旺达 Butaro District 医院设立的布塔罗癌症卓越中心(Butaro Cancer Center of Excellence, BCCOE)正式运营,其中包含了一个功能齐全的解剖病理学实验室。2013 年 3 月,BCCOE 开始试用静态图像远程病理技术,包括培训技术人员、建立互联网连接、使用在线共享工具和实现远程病理诊断。经过对

3个时间段内共9个月的953例静态图像远程诊断结果的评估,与传统光镜诊断的一致性在95%以上。随后,该项目组又对2013—2015年3种不同诊断模式(切片邮寄、静态远程诊断与现场光镜诊断)的3 514例的报告周转时间(turnaround time,TAT)进行比较。结果显示,切片邮寄组的TAT平均为30d(22~43d),静态远程诊断组的TAT平均为14d(7~27d),现场光镜诊断组的TAT平均为5d(2~9d),三组之间差异显著(P<0.001),提示在没有现场病理医师的环境中,远程病理诊断具有明显的时间优势。上述项目是远程病理学特别是常规病理的PD在非洲广泛实施和开展的典型代表,其他非洲国家的类似项目还有很多。远程病理学在非洲的成功实践表明,尽管还存在一些不足和障碍,还需要不断完善,但远程病理诊断是一个可以在资源有限和病理医师缺乏的环境中提供疾病诊断的可靠工具。此外,这些成功案例还为其他国家和地区获得病理服务和提升服务能力提供了参考。

加拿大远程病理学的发展和应用走在了世界的前列。世界上最早的多中心分布式远程病理系统于2011年正式运行。该系统由24家提供肿瘤手术的医院组成,其中21家已全面运作。在这24个医院中,7个医院没有病理实验室,4个医院有病理实验室但没有病理医师,6家医院只有一个执业病理医师,其他7个医院有2~15名现场病理医师。这个远程病理系统主要负责24个医院的IOC、远程会诊、远程PD/紧急分析和大体取材指导等工作。截至2014年3月,已经成功扫描了7 440张切片进行了远程PD/紧急分析,1 329张切片用于IOC病例,2 308张切片用于远程会诊。虽然最初的主要目的是解决术中冰冻问题,但实际应用中远程PD还是占比最大。东魁北克远程病理系统成功地在这样一个广阔地区维持20多个地点的快速和高质量的病理服务,不仅解决了偏远地区居民的就医难题,也为魁北克其他地区推广远程病理诊断的第二阶段工作积累了经验。另一个将WSI图像全面应用于临床病理PD的典型代表是加拿大多伦多大学卫生网(University Health Network,UHN)的远程病理项目。UHN是一个位于多伦多市中心的3处学术医疗中心的医学网络平台,由多伦多总医院(Toronto General Hospital)、玛格丽特公主医院(Princess Margaret Hospital)和多伦多西区医院(Toronto Western Hospital)组成。UHN的一个合作伙伴Lakeridge Health Oshawa自2012年以来将近3年的时间共上传了6 700多例(扫描切片超过35 500张)PD病例,超过90%的病例通过WSI图像远程签发而没有延迟到光镜室内诊断。结果证明,基于WSI图像模式的远程诊断系统在UHN的合作伙伴中发挥了不可替代的作用。

目前,虽然美国远程医疗协会(ATA)和病理学家协会(CAP)相继出台了远程和数字病理的应用和验证指南,但FDA只批准了飞利浦IntelliSite数字病理解决方案远程和数字病理的PD,因此在美国远程病理学还主要用于远程会诊、医学教育和科研。但UPMC最近介绍了他们从传统光镜诊断向数字病理平台的转变经验,其目的是逐步实现全部常规病例数字图像的PD。

四、远程细胞学

远程细胞学是远程病理学领域的一个重要分支,主要是通过数字图像技术实现对细胞学标本的远程评估和诊断。使用远程细胞学对疑难病例进行咨询和会诊,从而获得专家意见,在外科病理实践中也是非常成熟的领域,这一点在多项应用研究中已充分报道。

除远程会诊外,远程细胞学的另一个主要用途是对细针穿刺活检(fine needle aspiration biopsy,FNA)标本细胞数量的充足性进行快速现场评估即ROSE(rapid onsite specimen evaluation），以确定穿刺组织的细胞量是否能够满足诊断需要。研究表明，ROSE可提高细胞含量的满意度，减少标本的淘汰率，从而降低了并发症的发生率，并为活检材料的最佳分类提供了机会。在进行远程细胞学ROSE时需注意以下几点：一是根据不同的穿刺方式、不同的器官部位区别对待，例如，在对于CT引导下的FNA和支气管内超声引导（endobronchial ultrasound-guided）的穿刺标本，远程细胞病理医师与现场细胞技术人员及临床医师的充分交流讨论对于确保取材的准确性和充足性至关重要。二是选择合适的远程图像模式。由于ROSE过程中互动性要求较高，在远程图像模式的选择上以实时动态图像模式为首选。在充分考虑技术条件（包括网络带宽）、工作流量、人员情况及成本负担能力后，可在视频显微镜、机器人远程动态系统和复合型机器人/WSI远程系统中择优选择。必须指出，每种图像系统都有它们自己的局限和不足，如对系统稳定性的考验和高速互联网的需求等。这些挑战将在目前不断进行的临床研究中得到解决，相关技术指南也已处于酝酿阶段，相信随着技术的迅速发展，远程细胞学将成为越来越多的细胞病理医师的日常实用方法。三是加强对参与ROSE的病理医师、细胞技术人员、细胞病理学研究人员和临床医师进行远程病理系统基本知识的培训，包括性能特点、操作流程及常见的软硬件问题的识别能力等。最后，在远程细胞学ROSE过程中，作为处理、分类、分析和解释细胞学标本的专家，细胞病理学专业人员处于独特的地位，要承担起穿刺细胞学标本的把关责任，确保这些标本被妥善处理和使用，以获得最大的临床价值。

从理论上来讲，除远程会诊、快速现场标本评估外，远程细胞学也可以进行远程PD。但是远程细胞学在临床PD中的应用进展非常缓慢，主要原因有以下几种：一是细胞学涂片本身的材料和技术所限，如细胞分散，可供观察的材料有限，工作流量巨大等；二是含有干扰观察的成分如血细胞、黏液等杂质；三是涂片厚薄不一，含有许多三维立体的细胞团块，由于聚焦平面不同而无法形成清晰的WSI图像。最近，一种高倍放大的Z轴图像叠加扫描技术（Z堆栈，Z stack）有望解决WSI图像的上下聚焦问题，从而解决细胞学涂片大批量远程诊断的难题。Z叠加的结果是在同一张WSI图像上可以通过上下聚焦（如同传统光镜观察载玻片一样）观察不同平面上的目标，使聚集成团的细胞更好地聚焦并改善其中单个细胞的清晰度。但是由于Z叠加扫描耗时过长，加之产生的WSI图像文件太大，目前这项技术还很难大批量应用于常规细胞学的PD中。

第五节 远程病理质量管理

远程病理质量管理（quality management，QM）在各种指南和共识中都有重点描述，此处不再进行详细讨论。根据以往的实践经验，在此只列出远程病理QM中的相关要点，以供参考。

一、基础设施设备要求

1. **取材室** 除常规病理科的取材设施设备外，需安装大体摄像、实时音视频系统及电子画板。

2. **网络连接** 位于申请端的外围站点医疗机构要求不低于6M远程病理专线，用于传输大体照片、数字图像及其他影像文件。位于学术医疗中心的远程会诊中心的远程或数字病理系统按国际卫生通讯标准 HL7(Health Level 7)接入医院主干网络。在保证数据安全和患者隐私的前提下,建议远程或数字病理系统与医院信息系统(HIS)、实验室信息系统(LIS)进行集成,实现数据共享。

二、选择与工作量、工作环境及任务用途相匹配的扫描仪

1. 扫描物镜分辨率　20 倍扫描的物镜分辨率≤0.5μm/pixel;40 倍扫描的物镜分辨率≤0.25μm/pixel。μm/pixel 数值越小,图像分辨率越高,图像就越清晰。因此,推荐 40 倍放大扫描。

2. 扫描速度　组织片大小为 15mm×15mm 或 20mm×15mm 的标准切片。要求平均扫描时间:20 倍物镜≤1.0min/ 张;40 倍物镜≤2.5min/ 张。

3. 扫描失败率　扫描失败率指扫描后的数字图像无法用于观察,需要重新扫描或光镜观察的切片数量。要求扫描失败率在 3% 以内。

4. 非正常停机时间　非正常停机时间指一定时间内因机器故障导致的无法正常扫描而延误的时间,是反映扫描仪连续工作性能和计算数字图像产量的重要指标。要求非正常停机时间不能超过正常工作时间的 3%。

三、软件系统选择

必须选择与扫描仪相匹配的软件系统(包括图像浏览器、图像管理软件及用于协助工作流程和执行图像分析的算法),以便于工作流程管理和图像分析,特别是用于特殊目的时,如超大切片扫描或荧光扫描等。

四、数字图像文件存储及检索平台

根据工作量和数字图像的产出量计算存储服务器的空间大小,要足够大且可扩展,并制定相应的存储、管理和数据安全策略。

五、远程病理平台运行管理(主要针对区域性和多中心分布式远程病理系统)

1. SOP 文件　建立远程病理系统运行的 SOP 文件,用以规范数字病理的工作流程,并确保远程病理系统内所有工作人员按照各自的岗位职责,遵照 SOP 流程规范操作。

2. IT 工程师团队　每天专人值班,负责维护远程病理系统正常运行和故障处理,保证网络连接畅通平稳。

3. 日常运行团队

(1)专职病例分配员:负责上传病例的分配,患者临床资料收集,远程病理医师及专家排班,相关信息沟通反馈,协助远程病理医师与临床医师的联系沟通。

(2)审核发布员:由熟悉远程和数字病理工作流程的资深病理医师(副高职称以上)日常值班,协助远程病理医师和专家工作,审核并发布远程病理报告,负责常规和冰冻标本取材监控,解答临床医师咨询。

(3)专职 QM 内审员:整理、记录、分析日常工作数据,监测各种质量指标,如报告及时性、诊断准确性、冰冻完成时间、扫描失败率、延迟诊断率(包括补充取材、深切重新制片及推迟到光镜诊断等)、意外事件及用户满意度等。

六、培训与考核

1. 助理执业医师、低级别执业医师(住院医师及低年资主治医师)和病理技师　培训内容为大体取材规范、常规 HE 制片、冰冻切片、切片扫描上传及常用的基本 IT 技术,培训时间为 6 个月。适用于没有现场病理医师(独立签发报告)的医疗机构。

2. 主诊医师　负责复核或签发远程 PD 和 IOC 报告,应为高年资主治医师以上职称,培训内容:一是远程病理系统的操作流程、使用方法、注意事项及图像质量辨识等;二是 WSI 图像诊断训练,建议 60 例不同部位、不同组织类型、难易程度适宜的 HE 切片的 WSI 图像,每天 12 例,分 5 天不间断阅片。完成 WSI 图像诊断训练后另选 20 例的 WSI 图像进行考核。

3. 咨询会诊专家　应为高年资副主任医师以上职称,根据每个专家的亚专科方向和擅长学科领域选择具有一定难度的 10 例 HE 切片的 WSI 图像进行测评。

4. 培训考核材料存档　上述所有考核测试材料、过程及结果应形成记录文件作为质量管理文件的组成部分及时存档备查。

七、质量保证

1. 定期监控　复杂病例进行同行审查(peer review),并设置一定比例的病例回顾性监控分析。

2. 内审员监测　平台专职内审员应该尽职尽责,做好日常各种质量指标的监测工作。

3. 审核发布　专职审核发布员应该对所有远程报告负责审核后发布,建立远程 PD 和 IOC 报告的"三审"会诊制和远程会诊报告的"二审"签发。

4. 重视临床资料　必须强调,对于疑难复杂或对患者医疗安全有重大影响的病例,诊断所需的临床资料包括重要病史、影像学图像及实验室检查数据等必须齐全,远程主诊医师应避免在缺乏重要临床资料支撑的情况下勉强出具远程病理诊断报告。

5. 质量分析会制度　定期召开质量持续改进分析会,一般情况下以每月 1 次为宜,必要时可就某一专题或事项随时召开。

6. 建立"应急预案"　必须建立应急预案,在发生长时间停机(扫描仪)和断网等意外情况时,确保远程病理诊断能够在最短时间内就近回归到常规光镜诊断以确保患者得到及时诊疗。

7. 资料保存　远程病理系统运行过程中产生的所有记录、相关统计表格及日志等非数字材料按常规病理科的存档要求予以保存。

八、建立顺畅的沟通交流机制

1. 顺畅有效的沟通协调机制是保证患者安全和远程病理系统平稳运行的前提　远程病理平台要充分发挥远程诊断医师与临床之间各种信息、资料传递的中介作用。如果远程主治医师相对固定承担某个或几个医疗机构的诊断任务,则可充分利用现有通信技术如微信、QQ、手机通信等与被服务的医疗机构的临床医师建立直接的联系沟通渠道,效果会更好。

2. 针对基层医院临床医师普遍缺乏病理知识的现状,进行病理相关知识培训　一方面是在远程病理报告中对一些少见病变或涉及临床治疗预后的主要信息应该预先作出备注解释,实践证明基层医院的临床医师对此非常欢迎,这就需要远程主诊医师更加耐心细致的工作。

另一方面,远程病理平台要有意识地加强对基层医院临床医师的病理知识科普培训工作,随着时间的积累,基层医院临床医师对病理基本知识的了解会有明显提高,工作也会越来越顺畅。

九、注重患者隐私保护

监督上述所有人员遵守职业操守和相关法规,不泄露患者的就医材料和敏感信息,保护患者隐私。另外不合规的云服务不得用于个人健康信息或保密数据存储。

十、远程病理系统使用权限

对接触远程病理系统的工作人员包括病理医师、IT人员、病理技术人员及其他相关人员设置相应的权限,包括移动设施(手机和平板电脑),确保医疗安全。

第六节 远程病理教学与培训

病理学无论是对医学生还是病理医师来说,都是依赖形态学的实践科学。其中对疾病在组织及细胞水平甚至是蛋白质水平的辨认能力主要是靠形态学训练完成的。传统的训练方式就是用常规光镜观察大量的组织切片,这种训练由于需要显微镜,通常在实验室才能完成。而基于WSI的远程病理系统则使这种训练变得高效、灵活、简便。远程病理学在病理教学和培训中的应用主要体现在几个方面:一是医学生的组织学和病理学的形态学教学;二是病理住院医师的规范化培训;三是病理从业者的继续教育培训;四是病理医师针对某些亚专科疾病或特殊项目(如HER2的IHC结果判读、前列腺癌的Gleason分级等)进行自主训练。

一、医学生的组织学和病理学的形态学教学

关于医学生的组织学及病理学的形态学教学,国外许多大学和学术医疗机构在本科和研究生的病理实践环节都引入了数字图像及远程技术。很多大学也都开发了自己的数字及远程病理教学应用系统(表4-6),这些系统不仅供本校学生和教职工使用,而且对外开放,大多数都是免费服务。相比之下,国内的大学和学术医疗机构在这方面还有很多工作要做,相信国内一些大学或学术医疗机构也有类似的应用系统,但至少向公众免费开放的这类系统鲜有文献描述。

表4-6 国外大学常用的数字及远程病理教学应用系统

应用系统	大学/国家	应用系统	大学/国家
Histologiekurs	苏黎世大学/瑞士	Histonet	乌尔姆大学/德国
ScanScope Images	苏黎世大学/瑞士	HistowebAtlas	杜塞尔多夫大学/德国
vMic	巴塞尔大学/瑞士	NUS Histonet	马尔堡大学/德国
VSlides(Pathorama)	巴塞尔大学/瑞士	NYU Virtual Microscope	纽约大学/美国
Mainzer Histo Maps	美因茨约翰内斯古腾堡大学/德国	pathology2	约翰霍普金斯大学/美国
Virtuelle Pathologie	马格德堡大学/德国	Pathweb	康涅狄格大学/美国
Histoweb	图宾根大学/德国	Histology	伊利诺伊大学/美国

二、病理住院医师的规范化培训

为了适应时代发展,加强培训的针对性和有效性,病理住院医师规范化培训的方法和手段应该随着 IT 技术的发展有所创新和改变,包括增加互动性、学习讨论小组、主动自学及在线测评等方法,而远程病理学和数字图像技术正好契合了病理形态学培训的这种特点。但是截至目前,国内尚未发现利用远程病理和数字图像进行大规模、系统性病理住院医师规范化培训的项目经验报道。国际上,开罗大学建立了专门用于中东地区的病理住院医师培训的远程病理系统和数字化图书馆。杜克大学做了一项关于病理住院医师培训中应用远程病理和数字图像技术的全国性调查,发现在美国应用远程病理和数字图像等新技术进行学习的病理住院医师很普遍。在受调查的病理住院医师中,59% 使用过 WSI 图像,33% 访问过培训项目创建的数字切片数据库,52% 使用过远程病理。可以说,远程病理和数字切片在病理住院医师规范化培训中的应用正在越来越多地融入日常病理实践中。究其原因,一是官方鼓励病理住院医师在培训中使用远程病理和数字图像,不仅培训项目的规模与远程病理和 WSI 图像的使用率呈正相关,即越是大型的培训项目使用率越高(P=0.001 和 P=0.01),且美国病理认证委员会越来越多地使用 WSI 图像对病理住院医师进行评估。因此,使用远程病理和数字图像进行教学正变得越来越必要。二是美国的许多大学都有专门的远程病理系统和数字图像数据库对外开放,使学习者在获得数字病理图像资源时变得很容易。

三、病理从业者的继续教育培训

病理从业者(病理医师、研究人员和技术人员)的继续教育培训指毕业后在工作期间接受的专业培训,包括各种继续教育培训项目、学术讲座、各种学术会议及疑难病理读片讨论会等。远程病理及数字图像的应用主要有几种形式:一是视频学术讲座及会议直播,异地远程同时收看,如华夏病理网和 91360 智慧病理网等播出的视频课程;二是各种读片讨论会中利用 WSI 图像取代传统切片,既可省去重复多张切片的费时费力,又解决了微小组织无法提供充足切片的难题,方便了阅片及讨论;三是两地或多地进行的实时视频讨论会;四是计算机标准化测试等。这些应用无论是国内还是国外都很普遍,病理从业者也很熟悉。

四、亚专科疾病或特殊项目的自主训练

病理医师和相关研究人员可能会利用空余时间进行自主学习,对一些亚专科和特殊项目(如 HER2 的 IHC 结果及前列腺 Gleason 分级等)进行有针对性的训练,或者分享一些典型病例,或者对一些典型病例进行讨论、点评等。所有这些在常规光镜或传统病理模式下会费时费力或很难操作(如分享一些典型病例及病例讨论、点评),而远程病理和数字图像为这些任务的实施提供了极大的便利。目前,国内外许多专业网站和远程系统都提供这些服务,国内的如华夏病理网、数字病理远程诊断与质控平台和 91360 智慧病理网等,国外常用的远程及数字病理专业网站列表如下,供参考(表 4-7)。

表 4-7　国外常用的远程及数字病理专业网站

网站名称	用途特点
Simiagis Live Digital Pathology	数字切片管理软件、分析应用程序和云托管服务
PathForcedx	远程病理会诊,扫描仪供应、联网和数据存储。
CuePath platform（InvitroCue）	基于 Web 的虚拟幻灯片共享、管理和分析平台
DP3 platform（Corista）	病例和数字图像获取储存
Core + console（Proscia）	WSI 云平台
TeleSlide TeleMedecine（TRIBVN）	基于 Web2.0 的医学图像管理平台
ProNet（Xifin）	在线信息交换和全球数字病理咨询网络
Aperio ePathology	WSI 软硬件共享服务
Precision digital Pathology platform	WSI 软硬件共享服务
iPath	远程医疗、教学和医学知识通信平台
UPMC Pathol Consultation Services	美国数字病理学会诊服务
Réseau en Afrique Francophonepour la Télémédecine	面向农村地区远程会诊
MECES & VIPI	远程医疗交流平台、远程教育与培训论坛
Pathologyoutline	免费病理学专业网站
Pathologylinks	病理搜索引擎

第七节　远程病理的发展潜力与挑战

一、远程病理的发展潜力与积极影响

随着远程病理技术的不断完善、应用范围和领域不断扩大,其对改善病理服务的可及性、缓解病理医师资源短缺等方面的作用越来越明显,从而对提高整体医疗服务能力也带来了积极的影响,发展潜力巨大。

1. **远程病理增加了医疗保健服务的可获得性**　具体来说,主要体现在以下几个方面:一是扩大病理资源不足地区患者获得病理服务的机会;二是填补基层及偏远地区病理医师及病理实验室的空白;三是可以作为缓解病理医师紧缺的一种替代方法;四是减少因病理医师前往现场会诊带来的不便,以保证病理服务的连续性和及时性,远程病理可以全天候不间断向不同时区的病理医师上传提交病理会诊特别是亚专科会诊服务申请;五是促进外科、肿瘤科及妇科等手术科室业务拓展和人员保持稳定。

2. **远程病理可以促进医疗质量整体提升**　病理诊断水平的高低关乎着一个医院乃至一个地区甚至是整个国家的整体医疗水平。如同传统光镜诊断一样,远程病理本身具有巨大的直接和间接临床价值。最直接的表现就是解决基层医院及偏远地区居住分散居民的

IOC,以便外科医师确定手术方案,缩短手术时间,减少二次延期手术的发生率。这对缓解就医紧张,改善患者就医体验,促进临床医师诊疗水平不断提高具有重要意义。另外,远程病理能够确保诊断的及时性,使患者在短时间内得到及时治疗,减少因病理诊断能力不足造成的治疗延误或中断。远程病理会诊还可以防止医疗差错,有助于质量保证。特别是对于基层医院病理标本少,诊断能力弱或只有一个病理医师时,远程病理会诊就显得尤为重要。同时,远程病理可以促进医师专业知识的积累和可持续的继续教育培训。

3. 远程病理具有明显的社会经济效益　具体表现在:第一,远程病理在病理培训及教学中可以用比传统方式更低的成本获得学习资源并达到满意的学习效果。第二,一些关于远程病理系统应用的成本效益分析显示,远程病理的效益与医疗环境相关,发病率高、重大及疑难复杂病例数量多的环境下,远程病理的效益最高。第三,远程病理能够实现规模效益和优化资源配置属性如实验室、设备等,并在切片处理中某些重复活动的自动化,细胞学筛选或质量保证等方面体现出经济价值。第四,远程病理具有人力资源成本优势,它可以节省医疗机构雇佣全职病理医师的费用,降低存档成本,免除快递费用和切片邮寄风险。尽管这些收益通常被淡化和忽略,深究起来却也是一笔不小的开支。

4. 远程病理带来的病理工作流程和病理医师工作方式的改变　第一,病理工作流程从传统光镜到数字图像的转变,将意味着病理工作由传统的单一医疗机构的单一科室向连接多个不同医疗机构的不同层次的病理实验室转变;也将意味着参与病理工作的人员结构和属性发生显著变化,病理专家团队来自不同地区、不同层次的不同机构,IT 工程师的深度参与必不可少。第二,由于人员结构和属性的改变,医患关系和沟通方式也必将发生深刻调整。第三,对于小型医疗机构,可以通过远程病理以较低成本满足患者病理服务需求而不需要自己主持建立开展病理业务。远程病理的兴起将为实验室共建和远程病理外包服务带来极大方便。第四,远程病理将使医师的工作方式由线下光镜阅片转到线上屏幕阅片,特别是最近智能手机远程病理系统如"口袋病理学家"和 sWSI 的推出,使病理医师的阅片工作不再局限于电脑屏幕,而是真正能够做到病理诊断不受时空地域的限制。

二、远程病理应用所面临的挑战

远程病理系统的组织架构和人员结构与单一属性的传统病理科相比要复杂得多,包括临床医师、病理医师及专家团队、病理技术人员、系统维护的 IT 工程师等,而且这些人员往往属于多个医疗机构管辖,管理、沟通、协调的难度非常之大,特别是对于区域性或多中心分布式远程病理系统,如何能够保障远程病理作为一个整体平稳有序运行并取得良好效果确实是一个非常大的挑战。归纳起来,这些挑战主要来自个人因素、组织运营和法律层面上。

1. 来自个人因素的障碍与挑战　首先,部分人员对远程病理项目缺乏信心,对远程病理诊断心存顾虑。许多外科医师可能不相信他们不熟悉的病理医师的诊断;一些病理医师不愿意或不习惯通过数字图像阅片进行病理诊断,究其原因还是对数字图像和远程诊断缺乏信心或不认同;同时,负责病理切片制备和扫描的技术人员也要充分信任远程病理医师,并按照他们的指导完成切片数字化过程并及时上传。其次,较传统病理流程相比,远程病理增加了切片数字化等许多烦琐的不总是符合人体工程学的操作环节,如需要登录到患者文件、扫描切片、上传和下载数字图像以及浏览等。因此,远程病理改变了病理医师、技术人员和外科医师的工作环境和互动方式。深入了解远程病理系统和加强人员培训,是减少远程诊断应用阻力的可行办法并能够提高效率。值得指出的是,通过远程病理会诊在国内 10 余年的实践,加之近几年数字病理的大力推广普及,临床病理从业者对远程诊断和数字病理的认识也有了质的飞跃,来自个人的顾虑和担心越来越少,而且接受并使用数字图像进行远程病理诊断的人数正在快速增加。

2. **来自远程病理系统组织运营过程中的障碍与挑战** 实施开展远程病理服务,医疗机构和卫生保健组织也面临重大挑战,如资金投入与补偿、工作流程再造及远程病理系统 / 平台的组织运营等,都是需要克服的障碍,需要在实践中不断探索和突破。加拿大的东魁北克远程病理网络系统的成功运营表明,由官方资金投入或合理费用补偿、学术医疗中心牵头和第三方中介机构负责组织运营的远程病理运营模式不失为一种有效的方法。

3. **实施开展远程病理项目所面临的责任划分问题** 包括患者隐私保护、病理诊断申请方和诊断服务提供方承担的责任及义务、相关诊断医生和专家的执业合规性及诊断报告的法律效力等众多责任和义务的划分归属问题都需要明确。随着我国实施远程病理会诊的时间推移和工作深入,2014 年后远程诊疗和远程病理相关的管理办法和实施细则陆续推出。其中,《国家卫生计生委关于推进医疗机构远程医疗服务的意见》(国卫医发〔2014〕51 号)明确了远程医疗(包括远程病理)的合法属性和实施的相关事项。其主要内容为:一是加强统筹协调,积极推动远程医疗服务发展。二是明确了远程医疗服务的定义和内容,并要求医疗机构在开展远程医疗服务过程中严格遵守相关法律、法规、信息标准和技术规范,确保医疗质量安全。强调了实施远程医疗的主体是医疗机构,在服务内容中明确包含了"远程病理诊断"。三是要求开展远程医疗服务的医疗机构应具备相应的诊疗科目及人员、技术、设备、设施条件,签订远程医疗合作协议,约定远程医疗流程、权利义务、医疗损害风险和责任分担等事项,并取得患者知情同意。四是加强远程医疗服务监督管理的内容,包括安全风险控制、日常监管、适用法律及责任分担等。这份文件对国内开展包括远程病理在内的远程医疗服务的立场表明了态度:即不仅支持,还要大力推进。

4. **远程病理学实施的监管和法律问题** 经过近 10 年的发展和实践,国内外关于远程病理学的各种法规、标准正在不断完善。正如前述,ATA、CAP、RCP、澳大利亚和西班牙病理学家协会等病理行业组织相继发布了使用 WSI 的远程病理学指南,对实施远程病理诊断的具体操作流程、技术要求等一些细节问题作出了明确的规定。欧盟 CE 标志认证和美国 FDA 等医疗监管机构对实施远程和数字病理诊断的准入和监管方面也制定了具体清晰的条款。

我国于 2018 年 4 月 25 日正式印发《国务院办公厅关于促进"互联网 + 医疗健康"发展的意见》(国卫医发〔2018〕25 号),提出鼓励医疗机构应用互联网等信息技术拓展医疗服务空间和内容,构建覆盖诊前、诊中、诊后的线上线下一体化医疗服务模式,允许依托医疗机构发展互联网医院。同时,对发展远程医疗提出明确要求。为落实这份意见要求,卫生健康委和中医药局印发了《互联网诊疗管理办法(试行)》《互联网医院管理办法(试行)》和《远程医疗服务管理规范(试行)》等三份相关文件作为上述意见的附件一同发布。其中《远程医疗服务管理规范(试行)》的主要内容包括:第一,明确了远程医疗服务的两种情形(医疗机构和第三方远程服务平台),以及与互联网医院之间的管理。第二,明确了开展远程医疗服务的基本条件。对医疗机构、人员、设备设施的基本条件作出了规定。第三,提出了远程医疗服务流程及相关要求。重点明确了合作协议的主要内容,对知情同意、资料保存进行了明确,并规定了远程会诊和远程诊断的范围(包括远程病理诊断和服务流程),以及与互联网医院之间的管理。

　　这些指南不仅涉及技术层面和临床应用,如技术标准、系统维护、质量保证和操作规程等相关细节,对实施包括远程病理在内的远程医疗的医院、医生的合规性和监管也都作出了明确的规定。应该说,随着远程病理项目实施的深入和不断普及,相关的监管和法律问题正在逐步得以解决和完善。

　　尽管远程病理项目的实施和发展还面临诸多困难和挑战,但是,随着 IT 和图像处理技术的巨大进步,包括远程病理诊断在内的全数字化病理时代正在向我们走来。"我们的观点也被越来越多的病理学家所认同,那就是病理学实验室不再需要光学显微镜的日子已经不远了。病理学专业人士有责任确保这种转变能够安全有序地进行"。正如远程病理学先驱 Weinstein RS 博士指出的那样:"(自 1987 年以来的)25 年之后,开始建立远程病理诊断网络……可能被认为是对全球医疗保健的变革,是在世界各地实施以患者为中心的医疗保健的推动者。最终,以患者为中心的医疗保健成功的责任将落在诊断人员的肩上,希望是病理学家"。

(姚建国　叶　绿)

参 考 文 献

[1] Pantanowitz L, Evans AJ, Hassell LA, et al. American Telemedicine Association clinical guidelines for telepathology [J]. J Pathol Inform, 2014, 5(1):39.

[2] Farahani N, Pantanowitz L. Overview of Telepathology [J]. Clin Lab Med, 2016, 36(1):101-112.

[3] Weinstein RS. Prospects for telepathology [J]. Hum Pathol, 1986, 17(5):433-434.

[4] Nordrum I, Engum B, Rinde E, et al. Remote frozen section service: A telepathology project to northern Norway [J]. Hum Pathol, 1991, 22(6):514-518.

[5] Dunn BE, Almagro UA, Choi H, et al. Dynamic-robotic telepathology: Department of Veterans Affairs feasibility study [J]. Hum Pathol, 1997, 28(1):8-12.

[6] Dunn BE, Choi H, Recla DL, et al. Robotic surgical telepathology between the Iron Mountain and Milwaukee Department of Veterans Affairs medical centers: a 12-year experience [J]. Hum Pathol, 2009, 40(8):1092-1099.

[7] Mullick FG, Fontelo P, Pemble C. Telemedicine and telepathology at the Armed Forces Institute of Pathology: history and current mission [J]. Telemed J, 1996, 2(3):187-193.

[8] Abels E, Pantanowitz L. Current State of the Regulatory Trajectory for Whole Slide Imaging Devices in the USA [J]. J Pathol Inform, 2017, 8:23.

[9] European Commission, DG Health and Consumer, Directorate B, Unit B2 'Health Technology and Cosmetics': Guidelines on the Qualification and Classification of Stand Alone Software Used in Healthcare within the Regulatory Framework of Medical Devices [DB/OL]. [2019-06-13]. http://ec.europa.eu/health/medical-devices/files/meddev/2_1_6_ol_en.pdf.

[10] Têtu B, Perron E, Louahlia S, et al. The Eastern Québec Telepathology Network: a three-year experience of clinical diagnostic services [J]. Diagn Pathol, 2014, 9(Suppl 1):S1.

[11] Têtu B, Evans A. Canadian licensure for the use of digital pathology for routine diagnoses: one more step

toward a new era of pathology practice without borders〔J〕. Arch Pathol Lab Med, 2014, 138(3): 302-304.

〔12〕梁莉. 中国远程病理诊断调查报告〔J〕. 中华病理学杂志, 2020; 49(6): 533-5.

〔13〕Huang Y, Lei Y, Wang Q, et al. Telepathology consultation for frozen section diagnosis in China〔J〕. Diagn Pathol, 2018, 13(29): 1-6.

〔14〕Weinstein RS, Descour MR, Liang C, et al. Telepathology overview: From concept to implementation〔J〕. Hum Pathol, 2001, 32(12): 1283-1299.

〔15〕Weinstein RS, Graham AR, Lian F, et al. Reconciliation of diverse telepathology system designs: Historical issues and implications for emerging markets and new applications〔J〕. APMIS, 2012, 120(4): 256-275.

〔16〕姚建国, 徐国利. 远程病理学: 系统构建及临床应用〔M〕. 上海: 上海科技出版社, 2020.

〔17〕Bauer TW, Schoenfield L, Slaw RJ, et al. Validation of whole slide imaging for primary diagnosis in surgical pathology〔J〕. Arch Pathol Lab Med, 2013, 137(4): 518-524.

〔18〕Snead DR, Tsang YW, Meskiri A, et al. Validation of digital pathology imaging for primary histopathological diagnosis〔J〕. Histopathology, 2016, 68(7): 1063-1072.

〔19〕Mea DV. 25 years of telepathology research: A bibliometric analysis〔J〕. Diagn Pathol, 2011, 6(Suppl 1): S26.

〔20〕Caron JE, Ying Y, Ye Q, et al. International telecytology: Current applications and future potential〔J〕. Diagn Cytopathol, 2018, 47(1): 28-34.

〔21〕Zhao C, Wu T, Ding X, et al. International telepathology consultation: Three years of experience between the University of Pittsburgh Medical Center and KingMed Diagnostics in China〔J〕. J Pathol Inform, 2015, 6: 63.

〔22〕Ghosh A, Brown GT, Fontelo B. Telepathology at the Armed Forces Institute of Pathology: A retrospective review of consultations from 1996 to 1997〔J〕. Arch Pathol Lab Med, 2018, 142(2): 248-252.

〔23〕Bauer TW, Slaw RJ. Validating whole-slide imaging for consultation diagnoses in surgical pathology〔J〕. Arch Pathol Lab Med, 2014, 138(11): 1459-1465.

〔24〕Wamala D, Katamba A, Dworak O. Feasibility and diagnostic accuracy of Internet-based dynamic telepathology between Uganda and Germany〔J〕. J Telemed Telecare, 2011, 17(5): 222-225.

〔25〕Kumar N, Busarla SV, Sayed S, et al. Telecytology in East Africa: a feasibility study of forty cases using a static imaging system〔J〕. J Telemed Telecare, 2012, 18(1): 7-12.

〔26〕Montgomery ND, Tomoka T, Krysiak R, et al. Practical Successes in Telepathology Experiences in Africa〔J〕. Clin Lab Med, 2018, 38(1): 141-150.

〔27〕Chen J, Jiao Y, Lu C, et al. A nationwide telepathology consultation and quality control program in China: implementation and result analysis〔J〕. Diagn Pathol, 2014, 9(Suppl 1): S2:

〔28〕Al Habeeb A, Evans A, Ghazarian D. Virtual microscopy using whole-slide imaging as an enabler for teledermatopathology: A paired consultant validation study〔J〕. J Pathol Inform, 2012, 3: 2.

〔29〕Al-Janabi S, Huisman A, Vink A, et al. Whole slide images for primary diagnostics in dermatopathology: a feasibility study〔J〕. J Clin Pathol, 2012, 65(2): 152-158.

〔30〕Al-Janabi S, Huisman A, Willems SM, et al. Digital slide images for primary diagnostics in breast pathology: a feasibility study〔J〕. Hum Pathol, 2012, 43(12): 2318-2325.

〔31〕Krishnamurthy S, Mathews K, McClure S, et al. Multi-institutional comparison of whole slide digital imaging and optical microscopy for interpretation of hematoxylin-eosin-stained breast tissue sections〔J〕. Arch Pathol Lab Med, 2013, 137(12): 1733-1739.

〔32〕Al-Janabi S, Huisman A, Vink A, et al. Whole slide images for primary diagnostics of gastrointestinal tract pathology: a feasibility study〔J〕. Hum Pathol, 2012, 43(5): 702-707.

〔33〕Ordi J, Castillo P, Saco A, et al. Validation of whole slide imaging in the primary diagnosis of gynaecological pathology in a university hospital〔J〕. J Clin Pathol, 2015, 68(1): 33-39.

［34］Chargari C,Comperat E,Magne N,et al. Prostate needle biopsy examination by means of virtual microscopy［J］. Pathol Res Pract,2011,207(6):366-369.

［35］Fine JL,Grzybicki ,Silowash R,et al. Evaluation of whole slide image immunohistochemistry interpretation in challenging prostate needle biopsies［J］. Hum Pathol,2008,39(4):564-572.

［36］Al-Janabi S,Huisman A,Jonges GN,et al. Whole slide images for primary diagnostics of urinary system pathology:a feasibility study［J］. J Renal Inj Prev,2014,3(4):91-96.

［37］Al-Janabi S,Huisman A,Nikkels PG,et al. Whole slide images for primary diagnostics of paediatric pathology specimens:a feasibility study［J］. J Clin Pathol,2013,66(3):218-223.

［38］Arnold MA,Chenever E,Baker PB,et al. The College of American Pathologists guidelines for whole slide imaging validation are feasible for pediatric pathology:a pediatric pathology practice experience［J］. Pediatr Dev Pathol,2015,18(2):109-116.

［39］Jukic'DM,Drogowski LM,Martina J,et al. Clinical examination and validation of primary diagnosis in anatomic pathology using whole slide digitalimages［J］. Arch Pathol Lab Med,2011,135(3):372-378.

［40］Campbell WS,Lele SM,West WW,et al. Concordance between whole-slide imaging and light microscopy for routine surgical pathology［J］. Hum Pathol,2012,43(10):1739-1744.

［41］Fónyad L,Krenács T,Nagy P,et al. Validation of diagnostic accuracy using digital slides in routine histopathology［J］. Diagn Pathol,2012,7:35.

［42］Al-Janabi S,Huisman A,Nap M,et al. Whole slide images as a platform for initial diagnostics in histopathology in a medium-sized routine laboratory［J］. J Clin Pathol,2012,65(12):1107-1111.

［43］García-Rojo M,Conde AF,Ordi J,et al. Guía práctica para la implantación de la patología digital;in Guerra Merino I (ed):Libro Blanco de la Anatomía Patológica en España 2015. Vitoria,Sociedad Española de Anatomía Patológica,2015,247-278.［2019-06-13］. http://www.seap.es/libros-blancos

［44］Haroske G,Zwönitzer R,Hufnagl P. "Digital Pathology in Diagnostics" guideline. Reporting on digital images［J］. Pathologe,2018,39(3):216-221.

［45］The Royal College of Pathologists of Australasia (RCPA):Position Statement:Telepathology. Royal College of Pathologists of Australasia,2014. (2019-08-08). https://www.telehealth.org.nz/assets/2021/Regulations/RCPA-Telepathology-.pdf.

［46］Voelker HU,Stauch G,Strehl A,et al. Diagnostic validity of static telepathology supporting hospitals without local pathologists in low-income countries［J］. J Telemed Telecare,2020,26(5):261-270.

［47］Mpunga T,Hedt-Gauthier BL,Tapela N,et al. Implementation and Validation of Telepathology Triage at Cancer Referral Center in Rural Rwanda［J］. J Global Oncolo,2016,2(2):76-82.

［48］Muvugabigwi G,Nshimiyimana I,Greenberg L,et al. Decreasing histology turnaround time through stepwise innovation and capacity building in Rwanda［J］. J Glob Oncol,2018,4:1-6.

［49］Evans AJ,Salama ME,Henricks WH,et al. Implementation of Whole Slide Imaging for Clinical Purposes: Issues to Consider from the Perspective of Early Adopters［J］. Arch Pathol Lab Med,2017,141(7):944-959.

［50］Hartman DJ,Pantanowitz L,McHugh JS,et al. Enterprise Implementation of Digital Pathology:Feasibility, Challenges,and Opportunities［J］. J Digit Imaging,2017,30(5):555-560.

［51］Hanna MG,Monaco SE,Cuda J,et al. Comparison of glass slides and various digital-slide modalities for cytopathology screening and interpretation［J］. Cytopathol Cancer,2017,125:701-709.

［52］Hanna MG,Pantanowitz L,Evans AJ. Overview of contemporary guidelines in digital pathology:what is available in 2015 and what still needs to be addressed?［J］. J Clin Pathol,2015,68(7):499-505.

［53］Kraft AO. Specimen acquisition:ROSEs,gardeners,and gatekeepers［J］. Cancer Cytopathol,2017,125(6 suppl):449-454.

［54］Brochhausen C,Winther HB,Hundt C,et al. A virtual microscope for academic medical education:the pate project［J］. Interact J Med Res,2015,4(2):e11.

［55］ Ayad E,Yagi Y. Virtual microscopy beyond the pyramids,applications of WSI in Cairo University for E-education & telepathology［J］. Anal Cell Pathol(Amst),2012,35(2):93-95.

［56］ Vallangeon BD,Hawley JS,Sloane R,et al. An Assessment of pathology resident access to and use of technology:A nationwide survey［J］. Arch Pathol Lab Med,2017,141(3):431-436.

［57］ Hartman DJ,Parwani AV,Cable B,et al. Pocket pathologist:A mobile application for rapid diagnostic surgical pathology consultation［J］. J Pathol Inform,2014,5(1):10.

第五章

数字化病理科

第一节　数字化病理科的发展

一、数字化病理的发展

目前,临床病理医师仍主要通过显微镜观察玻璃切片上的组织病理图像,做出临床病理诊断。而在几十年前,已经有病理学家开始尝试在诊断中使用玻璃切片的数字图像。20世纪60年代末,临床上首次通过病理切片数字图像的传输实现远程病理诊断,到了20世纪80年代,远程病理学已经成为了一个专用术语,用来特指病理数字图像经过远程传输后的病理诊断。

然而,由于早期缺乏专用设备能够将病理切片上所有图像信息进行完整的数字化转化,因此,当时所传输的数字图像只是从病理切片上截取的一小部分图像信息。而受技术限制,远程病理诊断工作在病理科和病理实验室的整体工作中只占了很小的比重。

随着全片数字化成像(whole slide image,WSI)的出现,病理学家有了解决上述问题的基础,WSI可以高分辨地将整个病理切片图像信息数字化并且存储为数字切片,这些图像可以存储在本地查看或通过网络传输远程查看。2015年之前,虽然WSI用于远程病理诊断展现出了很多优势,但如果将其用于临床或实验室的常规诊断,其所需的扫描时间、远程传输速度、硬件储存空间都无法满足常规应用的要求。而随着网络技术、计算机设备的发展与升级,病理学家们有了将WSI用于病理科或实验室日常诊断的硬件条件,不再因为网速和计算机存储空间的限制而导致无法常规使用WSI。最后,随着互联网和大数据技术的飞速发展,我们可以预测,数字病理学(digital pathology,DP)将会给传统病理学诊断模式带来革命性的改变,正如过去30年放射科引入数字化革命后那样,病理诊断报告的质量和准确性都将获得大幅度提高。

第十二届中华医学会病理学分会主任委员、四川大学华西医院临床病理研究所所长步宏教授提出中国数字病理的发展可分为3个阶段:

第一阶段:基于WSI技术,将传统玻片上的全部图像信息进行数字化,形成数字化切片,可以通过计算机显示器进行阅片,完成对传统显微镜阅片形式的替代。结合计算机存储及网络传输技术,抵消切片信息传递中物理空间与时间的限制,可以开展基于互联网的病理远程会诊和冰冻切片远程诊断等。

第二阶段:基于高通量与快速 WSI 技术,病理科将所有常规切片全部制作成 WSI,整合进入日常工作流程,实现 WSI 首诊,数字化报告和 WSI 存档,从而实现病理过程全流程数字化质控和管理的全数字化病理科。结合互联网技术,建立区域性网络病理诊断平台,形成打破地域限制的"大病理科"或"云病理科"。

第三阶段:在数字化病理科基础上,存档的 WSI 形成了丰富的数据集,当这些数据集与人工智能(AI)等新兴计算机算法和计算机强大运算能力相结合后,将会产生大量用于 WSI 的辅助诊断软件,计算机能够自动检测 WSI 中的病变区域并定量评估各项指标,帮助病理医师做出快速、准确、重复性高的病理诊断。在这个阶段不断丰富的计算机辅助诊断软件将逐渐成为病理医师日常诊断中不可缺少的工具。

二、数字化病理的技术革新

数字病理的核心内容是将传统的保存于玻片上的病理图像信息进行电子数据化和网络化,因此数字病理的核心主要是一个技术问题。但数字病理带给病理学的改变是革命性的,它将带来整个病理服务流程的改变。将来可能不是每个医院都设有病理科,而是分为医院(组织来源)、病理技术服务(病理图像生产者,有利于病理技术的规范化、规模化)和病理中心(病理医师集中的地方,可在医院内,也可是第三方病理中心)。而在病理中心内部,医师则可以按照年资和能力划分等级和分亚专业。同时,病理图像的数据化也使得计算机辅助诊断成为可能。

从数字病理的用途而言,目前可将其分为 4 类:教学、诊断、研究和档案保存。国外数字病理文献发表量在近十年来逐年攀升,国内数字病理的概念也越发深入人心。但在过去十多年里,受当时技术发展的限制,主要是扫描速度慢、图像质量差、网络传输慢、数据存储贵等,数字病理应用只局限于病理教学与培训,少数的疑难病例会诊,而并未进入日常病理诊断中,而对于研究和档案保存方面几乎无法发挥作用。

目前不同建设主体(排名靠前的大型医院、市县级医院、区域病理诊断中心、第三方病理中心)总体进展存在差异,但整体上仍处于起步阶段。部分排名靠前的大型医院建设进度相对较快,已开始试行数字化阅片,而大部分医院仍以传统诊断模式为主;已经推动转型的科室中,大部分仍处于信息化建设阶段。不同建设主体总体建设虽仍处于早期阶段,但数字化智慧病理科建设重要性已被逐渐重视,初步建设雏形已显。

限制数字病理进入日常病理诊断工作流程中的关键技术瓶颈有以下 4 点:

第一,WSI 的扫描速度和图像质量。2011 年国家卫生部数字病理远程诊断与质控平台选择了由麦克奥迪实业集团有限公司生产的数字切片扫描仪,它采用块状对焦拍照方式,由于是早期机型,受技术所限,放大 400 倍扫描一张 15mm×15mm 的病理组织区域需要 40min 以上,无法满足临床使用要求,只能用于教学及疑难病例远程会诊。而在 2011 年时,美国专家预测数字病理在病理科常规运用其扫描速度需要达到 400 倍扫描一张 15mm×15mm 的病理组织区域的时间在 30s 以内(以一个中型病理中心推算,1 年 150 万张玻璃切片)。而到 2017 年,德国徕卡 Aperio 系列数字切片扫描仪、日本滨松 NanoZoomer 系列数字切片扫描仪、匈牙利 3DHistech 数字切片扫描仪等多家公司的扫描技术已经能够达到这个扫描速度,且最多可以一次装载入 60~1 000 张玻璃切片进行扫描,扫描图像压缩后大小在 1G 左右,图像质量完全满足诊断要求。除上述品牌,我国宁波江丰生物信息技术有限公司、麦克奥迪实业集团有限公司、山东志盈医学科技有限公司和深圳市生强科技有限公司等所提供的各种扫描仪也可以满足不同医院病理科或病理实验室的日常扫描需求。

第二,网络传输速度。2011 年我国国内网络的主流带宽是 1~4M,美国是 16M;而 2011年,美国专家预计的数字病理常规运用需要达到带宽 100M。2015 年,我家提出了网络提速和"互联网 +"计划,网络主流带宽已经达到了 100M,大大提升了网络传输的速度,并且随着互联网的快速发展,随着 5G 时代的到来,未来网络传输速度甚至可以达到 1 000M,足以满足远程数字病理的传输需求。

第三,图像存储空间和费用。因为 WSI 容量大,存储成本高,2011 年美国专家估算数字病理如果实现常规运用,在一个中型病理中心 1 年至少需要 40T 的存储空间,这在 2011—2012 年间是非常昂贵的。而现在云存储技术的成熟和应用大大降低了数据存储的成本,使超大存储成为可能。现在国内的多家电信运营商及知名互联网公司都在大力推进云存储和大数据研究,他们将为数字病理的发展提供相应的技术支持。

第四,数字化体外诊断(IVD)设备的性能。数字病理 IVD 设备就是病理医师用来进行WSI 阅片的设备。对 IVD 设备而言,首先是显示器的图像质量和分辨率,2010 年视网膜屏(分辨率 300ppi,即每英寸 300 个像素点)出现之前,电脑屏幕上显示的图像效果无法达不到显微镜下观察的效果,因此病理医师更愿意使用显微镜进行病理诊断。而 2010 年视网膜屏出现后,人的视网膜就无法分辨出像素点,其显像质量可以满足病理诊断要求。同时 2011 年IVD 设备主要是电脑显示器,并没有和移动平板电脑等触摸屏相配合的应用,WSI 只能在电脑显示上浏览,用鼠标操作,操作速度和体验远不如显微镜,所以病理医师不愿意在诊断中使用,而现在触摸屏的普及可以大大提高病理医师的使用体验。

最近几年,上述数字病理技术瓶颈均获得了显著进步,使数字病理推广至日常临床病理诊断工作流程在技术上变得可行。2017 年 4 月 12 日,飞利浦 IntelliSite 数字病理解决方案获得了美国食品药品监督管理局(FDA)批准,允许其在市场上销售,这是第一个获批的 WSI系统,这标志着数字病理诊断模式已在美国获得认可。随着数字病理进入了日常病理诊断工作,传统病理诊断中存在的许多问题都有望获得解决。第一,将数字病理技术在病理教学和会议中普及,而在教学中使用数字病理技术,使受培训的病理医师们习惯使用数字病理设备,也反过来推进了数字病理技术用于日常临床诊断工作。第二,既然数字病理技术能用于日常病理诊断,那么数字病理技术远程疑难病例会诊更容易完成,而市场的需求会刺激大量公司投入资本研发和改进辅助诊断软件来满足临床诊断的需求。第三,有了临床所积累的大量数据,数字病理研究才能更好地开展。第四,数字病理档案存储也就自然实现了。

三、"互联网 +"数字化病理科的出现

尽管实现数字化可以对病理学提供非常多的帮助,但是其临床应用实践却一直发展缓慢。这是由于缺少实际可行的运行模式,同时还没有将 WSI 的"数据化"优势发挥出来。为此,有病理研究者提出了"互联网 +"数字化病理科的新模式,这是一种以传统载玻片上病理图像信息的"数字化"为基础,以 WSI 为核心,包括使用图像分析系统、信息管理系统和数字化阅片设备等一系列数字病理技术的新模式。其目的是实现病理图像"数字化",改变传统临床病理诊断方法,探索计算机辅助临床病理诊断、远程病理会诊及学术培训交流。

在"互联网+"数字化病理科的模式中,首先是将承载病理图像信息的传统玻璃切片扫描成 WSI,WSI 可使病理资源数字化、网络化,实现可视化数据的永久储存及不受时空限制的同步浏览,在病理的各个领域都有着广泛的应用,比如用在病理学等形态学相关学科的教学与考试、病理读片交流会议、医院病理科信息管理、临床上疑难病例诊断中的远程会诊与咨询、科研成果的分析与交流、病理医师的培训、建立常规和疑难病例的可视化资源数据库、图像的标准化分析和统计分析等。

在此基础上,以 WSI 为核心,结合包括图像分析系统、信息管理系统和数字化阅片设备等一系列数字病理技术,病理学家在病理科建立和实现了"数字化病理科"的工作流程(图 5-1),为改变传统临床病理诊断方法,探索计算机辅助临床病理诊断和进行远程病理会诊及学术培训交流创造了新的机会。

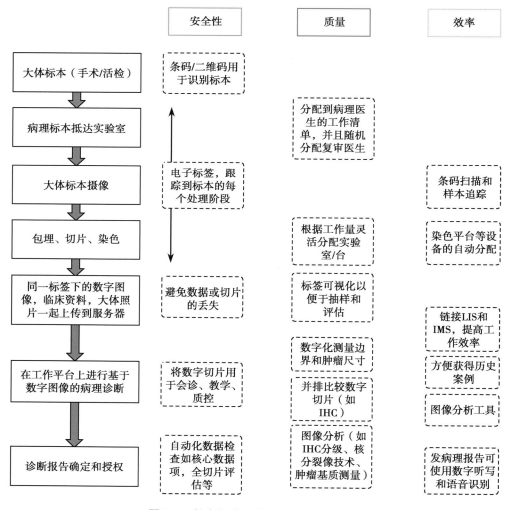

图 5-1　数字化病理科工作流程以及特点

"互联网 +"数字化病理科的建设不单是一项技术,或是建立一个平台,而是对病理整体现状的改变,是一种模式和理念的创新。它将充分挖掘中国病理医师的潜能,尤其是市县级医院病理医师所蕴藏的巨大诊断潜力。利用这个技术平台,基层病理医师可以通过网上获得的病例,积累更多的诊断经验,再辅之有效的学习和培训,不断地提高诊断水平,分担上级医院的诊断量;同时也可以大大提高收入,调动起积极性,这也是中央提出的分级医疗在病理科的最好实践。同时,病理医师可以利用自己的碎片时间在网络上为患者提供会诊服务,甚至会出现病理医师团队在网络上提供诊断服务。并且网络集成的大量病例,还可以促成基层病理医师向专科化发展,提高病理诊断的质量和效率,进一步满足临床和患者的需求。

四、数字化病理科的发展模式

从传统病理科到"互联网 +"数字化病理科,需要改变病理科的运行模式,即从部分切片数字化到全部切片数字化;此外还需要改变病理科的网络交互模式,即从只连接医院内网到联通互联网(图 5-2)。一个完整的"互联网 +"数字化病理科,它所具有的功能可以分为 3 个主要方面:病理科内部工作使用,院内多学科会诊使用,以及院外病理会诊使用。

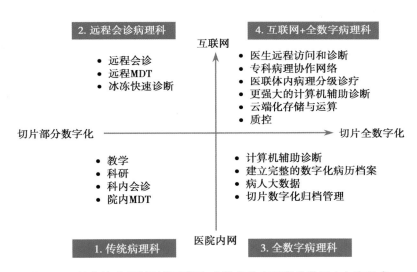

图 5-2　从传统病理科到"互联网 +"数字化病理科的发展方向和特点

科室内部使用,使用 WSI 扫描设备将传统玻璃切片扫描成 WSI,以便用来进行保存、查阅和分析。这一功能又可以分为两个阶段:开始时可能面临科室人员不足、对数字化模式不适应、储存资源不丰富等问题,此时可以先将小规模的传统玻璃切片使用数字化手段扫描,主要作为教学和研究目的;待病理医师对 WSI 熟悉到一定程度,并且习惯于在电脑屏幕上用 WSI 进行病理诊断后,可以将 WSI 扫描作为日常工作,并且病理医师们都通过阅读电脑上的 WSI 进行诊断和发出诊断报告。后期,随着数字化病理的发展,还可以实现诸如用图像分析软件进行定量分析和辅助诊断,用手机或电脑上的应用程序或网页远程访问科室的 WSI 等功能。

院内多学科诊疗,是指将病理图像和院内其他信息共享,使病理的数字信息可在院内任意终端进行查询和分析;这样不仅使得病理信息能够用来进行多学科诊疗,还可以帮助患者建立更完整的数字化病历档案。

院外病理会诊,即通过网络的方式,以 WSI 图像为基础,在不同级别的医院之间按照由下往上、逐级申请的方式申请和处理在线病理会诊,并在指定网络内接受质控。

第二节 数字化病理科建设模块与工作流程

在实现数字化工作流程之前,传统病理科主要是依靠人工操作、显微镜诊断来实现科室运转。数字病理、AI 技术的出现为传统病理工作模式带来了创新范式。然而,不同层次的医疗单位对数字病理科建设的诉求也有所不同。排名靠前的三甲医院每日病理切片数量可达数千张,病理医师缺口问题亟待解决。因此,这类医院为了解决病理诊断需求,更好地完成科室职责,对数字化、智慧化转型升级的驱动力要更强。而对市县级医院而言,它们的病理接诊量小,转型需求不够强烈,整体进度相对落后。市县级医院核心问题在于缺乏高资历的病理专家,疑难病理诊断能力差,因此,这部分市级医院对于远程病理的诉求非常强,从而带动了科室数字化建设的进度。同时,由于承担了地区病理中心示范性建设的要求,院方对于科室建设的重视程度及支持力度也要远胜于普通市县级医院,对于数字化智慧化建设的认知要领先于其他医院。综合而言,可将数字化病理科建设工作划分为信息化、数字化和智慧化三个模块,主要体现在以下四个环节:

1. **科室全流程运转** 依托数字信息系统,优化科室协同效率和工作流程管理。病理科工作流程分为标本送检、登记、取材、制片(脱水、包埋、切片、染色)、诊断、报告出具、归档。传统工作流程的运转依赖人工操作以及实物载体(纸质记录、玻璃切片等),通过建立全流程信息管理系统以及标本追踪系统,可以实现全工作流程无纸化、质控管理精细化。

2. **阅片环节** 结合数字扫描技术,实现数字化阅片。传统病理阅片需要进行人工分片后,医师通过显微镜对玻璃切片进行分级审阅。传统的模式下,医师审片等待时间长,并且受限于实验室和显微镜。进行数字化升级后,通过数字扫描仪,玻璃切片以扫描图片的形式在电脑端呈现,并且通过信息化的系统实现实时的分配。一方面,病理医师不再需要依赖显微镜,工作地点或能散布至临床科室,加强与临床端的沟通与合作。另一方面,以系统取代人工分片,可以极大程度节约医师的工作时间,从而提高工作效率。

3. **诊断环节** 通过数字图像实现远程应用拓展,引入人工智能技术减少病理医师重复性工作。实现切片数字化后,其图像文件经网络传输从而实现远距离病理诊断,突破了时空限制,延伸了数字病理的应用范围,可以实现更多医师参与疑难病例的共同决策。另外,对于常规病理切片的诊断来说,大部分常规切片难度较小,但是切片量往往较大、具有高度重复性,因此很容易造成诊断医师的疲劳,难以体现病理医师的真正价值。通过 AI 技术深度学习能力,可以辅助病理医师决策和诊断,减少医师的重复性工作。

4. **归档环节** 数字化存储技术可帮助科室建立数字病理图书馆,赋能教学及科研。未实现数字病理流程之前,传统的病理归档是通过建立档案室,对玻璃切片及蜡块进行统一管理。随着时间流逝,容易出现玻璃切片褪色等问题,并且玻璃切片很难对有价值病例进行大规模分享,限制了进一步的应用拓展。通过数字化升级后,病理切片可以通过数字图像的方式永久性存储,并且通过网络可以进行无上限的分享,打造更有价值的知识共享平台。

第三节 数字化病理科信息化模块

信息化是指基于信息管理系统对传统病理科工作流程进行全面线上化升级,实现全流程信息化管理。信息化是数字化的基础。在数字化智慧病理科室建设的背景下,适用于病理科管理的信息系统的建设有一个重要的原则——"数字化驱动"。即,无论信息系统的技术架构,还是功能设计,均应该首先考虑如何匹配和适应将来数字化病理科的发展需要。

病理科的工作操作流程繁杂,涉及不同设备、样本、试剂、人员等。在标本送检、接收、固定、取材、脱水、包埋、切片、染色、诊断、归档等诸多环节中,保持准确性和标准化的操作流程对后续病理诊断十分关键。以往病理科内部管理系统仅提供患者信息管理、简单的数据反馈和出具报告等信息类功能。在样本流转环节往往只关注最终的结果,缺乏对样本流转过程的管理,导致出现临床信息缺失或不准确,标本固定不良,包埋、制片、染色等环节不正确操作或失误导致切片有褶皱、细胞拥挤、染色透明欠佳等,组织污染或漏取等一些实际操作问题。同时,病理科质控贯穿于病理诊断的全流程,全流程精细化的质控管理是科室实现精准诊断、提高治疗决策水平的重要参考指标。科室可以通过病理全流程信息管理系统的建立,来管理和处理病理学相关的信息和数据,目前这已经成为全国范围内病理科日常管理工作的重要基础设施,各级医院建设需求及意愿强烈。通过病理全流程信息管理系统的应用,把病理质控关口前移,从临床医师取样、样本处理、切片制作、数字病理切片扫描、诊断、存档等全流程进行把控,最大程度降低人工基础信息审核、存档、管理工作,不仅进一步提升病理科亚专科的专业水平及诊断水平,提升运营效率,减少病理误诊,还为医院全科诊疗水平提升奠定坚实基础,推动全院发展进程和建设进度。

传统病理实验室缺乏追踪系统,组织标本、蜡块和玻片都是通过手写的方式记录,并通过纸质记录单进行业务交接以及保存;这种工作模式下很容易因为人工失误导致记载错误以及记录丢失的情况,并且无法进行追溯。信息化建设的第一步就是需要对工作全流程进行无纸化、线上化升级,其建设前提是引入追踪系统。通过追踪系统,可以真正实现病理检查全流程无纸化操作,在符合生物安全规范的同时,也大大地节省人力、耗材和储存空间。追踪系统包括条形码和条码阅读器(即扫码枪),通过机器扫及计算机自动记录的方式进行智能化信息抓取,可以完全取代人工操作,对每个环节交付物进行线上记录,实现全程无纸化的留档和交付,避免人为误差。并且,通过与病理信息系统(PIS)对接,可以实时记录操作人员、环节用时等,方便后续进行错误追踪和统计,实现工作流程监控。

另外,传统病理科信息管理系统只能支持简单的签发报告功能,无法实现科室内部工作流程信息化管理,样本流转仍是依靠人工。因此,要实现无纸化管理,采用先进的病理信息管理系统是必要条件。同时,信息系统所记录的日常工作中产生的多项数据也为病理科医疗质量控制及其持续改进提供了有效依据。

质量控制一直都是传统病理科十分重视却一直未解决的一大痛点。通过信息化升级后,可以有效解决无法质控的痛点。质控系统一般包括三个细分模块。质量控制管理模块:用于记录和管理病理科的各项质量控制指标,包括标本质量、标本数量、标本来源、诊断准确性、报告及时性等方面的指标。质量评价与分析模块:用于对病理科各项质量控制指标进行评价和分析,帮助发现问题和优化改进措施。质量报告模块:用于生成病理科各项质量指标的报告,并将报告提供给相关管理人员,以供其做出决策。

第四节 数字化病理科数字化模块

数字化是指基于数字切片实现病理诊断以及其衍生的相关数字病理的应用。随着数字化智慧病理科建设进度的不断推进,数字切片的存储量也将逐渐增大。数字切片作为玻璃切片的数字形式,其数据价值极为重要。不仅可以代替显微镜,实现院内病理诊断的线上阅片,还可以便利实现会诊、教学和远程诊断。其次,数字切片数据还可以支持与医院各个信息系统的数据对接,实现病理数据和临床、门诊、检验等数据的一体化存档等。另外还值得特别注意的是,数字切片相较于玻璃切片更便于引入新技术如大数据、AI 辅助诊断等,在不断提升诊断效率和初诊符合率的同时,能够有效解决病理医师少、分布不均等问题。因此,数字化病理数据管理是病理科建设必不可少的环节。

一、数字化模块的五个组成部分

数字化是指基于数字切片实现病理诊断以及其衍生的相关数字病理的应用,数字化建设主要包括数字病理系统(DPS)及其衍生应用平台的搭建。数字病理系统包括扫描工作站、数字诊断、存储模块、质控模块、数据安全管理模块五大模块。

1. 扫描工作站 扫描模块包括扫描以及显示两个细分模块。扫描模块主要负责数字病理图像的采集和处理,包括数字化扫描、图像预处理、图像增强、归一化和标准化等。该模块的核心是扫描仪的配备,扫描仪的质量决定了输出图片的压缩情况,直接影响显示成像的质量,是数字切片能否还原模拟实体切片的第一步。

2. 数字诊断 数字病理诊断模块主要用于支持病理医师通过数字阅片的形式进行病理诊断。数字诊断模块需要实现显微镜诊断下所有操作功能,包括诊断视野移动、图像缩放、多层次展示、图片截图等。通过辅助个性化组件开发可以实现自动检测以及优化工作流程,包括自动检测物镜放大倍数和形态校准、关联载切片标签数据和图像、增强目镜功能,实时查看注释、数据库管理和过滤,自动保存高价值数据。

3. 存储模块 存储模块由各种存储设备和控制部件及管理信息调度的软件组成。专业数据存储模块主要负责数字病理图像的存储和管理。数字病理图像需要按照一定的规则进行存储,以便进行后续的访问、处理和分析。该模块还需要实现图像检索、筛选、比较和归档等功能。

4. 质控模块 质控模块主要对切片数字化过程的质量以及一致性进行管理和控制,提高数字化病理诊断的准确性和可靠性。其主要针对扫描、切片、诊断、数据四个方面进行质控管理。①数字切片扫描质控:扫描过程中,可能会因玻璃切片清洁不当、扫描聚焦不佳、拼接方式错误导致扫描伪影,从而影响最终诊断结果。因此,需要对数字切片扫描的质量进行评估,包括切片图像的清晰度、分辨率、对比度等。②数字切片管理质控:对数字切片的存储、检索和共享进行质量控制,确保数字切片的完整性和可靠性。③诊断质控:对数字化病理诊断过程进行质量控制,包括对诊断过程中的误诊、漏诊、误判等问题进行监控和纠正。④数据质控:对数字化病理数据进行质量控制,包括对病理报告、诊断意见、病例资料、影像资料等进行质量监控和纠正,确保数字化病理数据的准确性和可靠性。

5. 数据安全管理模块　病理数据属于患者隐私信息,一旦泄露容易造成医疗风险,尤其是实现病理切片数字化后,数据安全成为一个重点问题。因此,数字病理系统中必须设置数据安全管理模块来保障系统的安全以及对权限进行管理。通过数据加密、访问控制、身份验证等一系列技术来确保数据的安全;同时,通过权限管理和审计等功能,进一步确保系统的安全。

在其衍生应用平台中,病理科可根据自身发展需求,基于数字病理系统进行应用平台的叠加。一般包括三个应用平台:会诊平台、教学平台、科研平台。①通过远程会诊平台实现数字病理远程会诊和交流。数字病理系统可以通过远程会诊和交流功能,让医师之间展开协作,提高诊断的准确率和效率。远程会诊平台核心是远程会诊系统的搭建。数字病理切片的出现彻底改变了病理诊断培训的模式,利用数字切片可以突破培训规模、地点、人员的限制。②教学平台基于教学数据库以及远程教学系统可实现线上教学、培训等功能,促进医学教育的发展。教学相关模块包括教学课件的输出与展示、教学任务的分配、教学成果的统计,还可以针对具体教学需求,设置规培测试、教学打分等。③科研平台基于数字病理数据库和云计算技术,为病理科研人员提供更多有效科研数据,提高病理科研的效率和质量。从科研角度来说,数据统计分类以及价值挖掘,是最核心的内容。

二、数字化诊断模式的优越性

在"数字化病理科"中,使用 WSI 取代传统病理切片进行病理诊断是其核心环节。通过数字病理技术将病理切片的光学显微镜图像转换成可以在计算机工作站上再现的 WSI。在数字化诊断的新模式中,病理医师将通过电脑屏幕进行阅片和诊断,逐步取代传统的显微镜阅片模式。

数字阅片这种模式在科学研究和病理教学中已经获得广泛应用,但是还没有大量用于临床常规诊断工作。与传统的阅片诊断方式相比,数字化阅片拥有更多的优势:能够随时随地通过移动设备(手机、平板、电脑)进行病理诊断,更有效地利用病理学家的碎片化时间,能够不受空间限制进行远程病理诊断,WSI 代替玻璃切片更容易保存和传输,支持采用计算机辅助分析来帮助和改善诊断等。

在"数字化病理科"中,病理切片被数字化之后,同一张 WSI 可以被不同地点的多名病理医师同时浏览。同时,通过网络,用手机或电脑上的应用程序或网页远程访问科室的 WSI 也成为可能。此后,除了病理切片制片过程必须在实验室完成,病理诊断将不再受时间和空间的限制,病理医师可以在任何时间、地点通过工作站查看 WSI 进行诊断。这大大节省了病理学家组织、搜索和分配病理切片所花费的时间,不仅使病理医师阅片更加方便,还使其工作效率得到了极大提高。有文献报道,通过数字工作流程,可以节约每个病理学家 13% 的工作时间。

数字化的工作流程还可以让病理医师对自己的工作进行更好地管理和安排。数字病理工作站可以提供多种信息,如已诊断的病例数量,特殊染色和免疫组织化学染色进度,以及病例分配情况等。此外,病理医师还可以将疑难病例提交给诸如医疗组长或多学科诊疗团队进行会诊,这些技术和方法已经在放射科实现数字化后被广泛采用,并提高了工作效率,现在病理科数字化后将可以预期达到同样的效果。有病理机构报道在使用了数字病理工作站进行血液病理学方面的研究,作者报告在方案实施后,病理标本的追踪、分类、引导以及日常工作的流程和效率都获得了显著的改善。

此外,使用数字病理工作站,WSI 能够被标注和注释,病理医师可以将感兴趣的区域提取并添加到诊断报告中,而病理报告本身可以使用语音识别软件来书写,这能够提高病理报告的效率和准确性。在数字影像报告中,这种技术已经被证明可以大大地改善病例周转时间和报告准确性,而相关技术在大型学术病理中心实施时,也产生了同样的结果。在研究中,病理医师通过语音来书写和发送病理报告,24h 内报告数量增加了 3 倍,同时还降低了录入错误。另外,大多数 WSI 的浏览软件都允许对重要特征进行校准测量,例如边缘的距离和肿瘤尺寸等,这对病理医师的诊断和研究都有着重要的意义。基于使用方便和准确度的考虑,在 WSI 与传统玻璃切片的比较中,大多数病理医师在测量长度时会倾向于使用数字测量。

数字病理在远程诊断方面更是有着无可替代的优势,其已经在远程诊断、冰冻切片诊断和二次诊断中展现出了明显的优势。而数字远程病理学的使用,在病理医师分布不均的地区尤为重要,这样的地区普遍面临地广人稀或是病理学家集中在某个中心区域的现状,而数字病理学可以改善这些地区人民群众的医疗保健情况。通过远程监督、远程术中咨询和获取专家意见,以及初步诊断和复查制度的设置,远程数字病理为基层医院的病理医师提供了有力支持,并促进了基层医疗保健的发展。数字远程病理学更使病理学家之间的国际合作成为了可能,2012 年就有研究报道了在意大利进行了 3 000 多次移植病理活检,而在美国进行 WSI 评估来决定器官是否适合移植的案例。

传统病理培训基于显微镜下观察病理切片,必须依赖于显微镜和实验室观察标本,深受时间和空间的限制。基层医院面临的培训困境尤为明显,病理医师一般需要远赴大型三甲医院进修培养,进修期间工作内容无法兼顾,致使基层医院的医师资源更加紧张。因此,各级医院在数字教学培训方面的建设需求十分强烈。利用专用图像浏览软件模拟显微镜观察模式,不仅不受显微镜和场地限制,实现医师可以借助电脑、智能手机等方式进行自主学习,满足个性化学习方式的需求,真正实现病理培训的 "Any time, Any where"。最终帮助实现医院、专家、医师之间的虚拟资源共享,互通有无,丰富培训内容,促进病理培训事业的发展。

三、数字化诊断可行性分析和发展预期

数字化病理诊断拥有一系列传统病理诊断方式所不具备的优势,也必将是今后发展的一大趋势,但是目前使用 WSI 进行病理诊断还并不是主流,有相当一部分的病理医师出于习惯或是准确性的顾虑,依然选择使用传统的显微镜诊断模式。那么,使用 WSI 进行诊断与传统的显微镜下诊断相比,究竟有没有差别,能不能做到完美替代呢?

过去 10 年,数字病理学进行了大量的验证研究,主要评价玻璃切片和 WSI 之间的一致性,而最近对这些研究的系统评价显示了广泛的一致性。数字病理学界已经认识到需要在主要诊断环境中对 WSI 的可靠性进行验证,在许多国家的专业组织已经颁布了进行验证研究的准则,而美国病理学家协会(CAP)和数字病理学协会(DPA)也已经出版了关于验证研究的设计和执行准则,这些为其他准则的制定提供了一个框架,使今后验证研究拥有更好的标准化和可比性。

迄今为止,最大的对比验证研究涉及了 3 000 多例玻璃切片和 WSI,其充分遵循了 DPA 和 CAP 指导方针进行设计,在 97.7% 的病例中,玻璃切片和 WSI 的诊断是完全一致的,临床上显著的非一致性小于 1%。研究评论了数字病理学的局限性,主要包括观察小物体的困难,缺乏三维(Z 轴叠加)信息和某些临床领域可能的图像质量问题。经过大量的实践,研究者们明确证实了 WSI 的清晰度与镜下图像没有明显差别,而大量的文献也证实了 WSI 在临床应中的实用性,如用于术中诊断(冰冻切片)、二次诊断和初级常规病理工作。除了图像的一致性以外,也有研究对传统切片和 WSI 的诊断效率进行比较。Thorstenson 等通过对两个

瑞典病理部门全数字化工作流程以及总计超过 50 万张切片的比较,发现病理学家使用 WSI 可节省 38% 的工作时间,并且对数字图像的质量表示满意。Al-Janabi 等记录了使用 WSI 诊断报告的成功率为 82%,而数字诊断失败的原因包括扫描质量差、网络问题,以及需要进一步的染色或切片所导致不可接受的诊断延迟等。

　　研究表明,使用 WSI 进行初步诊断是可行、安全和高效的。但是同时,也需要强大的工作流程设计、可靠的扫描过程和网络基础设施,以此来保证整个进程顺利、流畅地运行。做到了这些,有理由相信"数字化病理科"所带来的数字化和智能化病理诊断模式,能够使病理医师更加准确和高效地完成病理诊断。

第五节　数字化病理科智能化模块

　　在病理日常诊断实现完全数字化以后,病理诊断智能化就有了基础。数字病理智能化诊断的需求,引导了智能辅助诊断分析软件的出现,而图像分析、计算机深度学习等技术也逐步应用到了这个领域当中。见图 5-3。

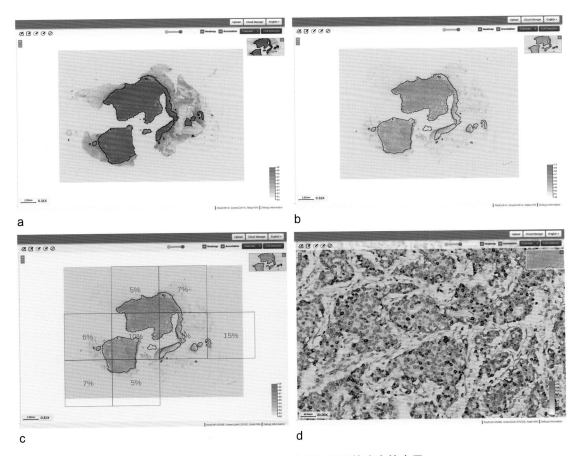

图 5-3　计算机智能诊断在浸润性导管癌中的应用

a. 计算机自动识别 HE 染色 WSI 的 IDC 区域;b. 计算机自动将 Ki-67 和对应的 HE 进行配准;c. 计算机自动分析各区域的 Ki-67 阳性比率;d. 计算机自动标注的 Ki-67 阳 / 阴性细胞

在"数字化病理科"中,计算机辅助诊断软件是一个非常重要的部分,也是一大亮点,这是一种可以减少病理诊断的主观性和变异性的工具。完全数字化的工作流程,意味着可以对任何病理图像执行图像分析,而不需要特定的图像准备。目前,图像分析软件已经在数字病理诊断中得到了广泛应用,并在美国获得 FDA 的批准,越来越多的实验室正在将这样的软件纳入其工作流程中,这些辅助软件可以减少诊断者的主观性和变异性,更好地避免误诊、漏诊或过度治疗。另外,图像分析有助于解决一些模棱两可或是肉眼所无法精确完成的测量(如 HER2 等级、Ki-67 计数等),甚至智能化地提示病理医师提交这些数字切片进行上级会诊或是专家会诊。

在已有的研究报道中,图像自动分析通常被用于不同观察者间,或观察者自身不同时间诊断变异度高的任务。比如 Smits 等研究表示,肺癌肿瘤细胞百分比的估计明显会受到观察者间变异性的影响。Hamilton 等则设计和验证了一种图像分析系统,可以自动测量肿瘤面积并计算肿瘤细胞和肿瘤细胞核的百分比,与人工肉眼计数的肿瘤细胞相比,该系统表现出更好的一致性;而除了高一致性以外,图像自动分析的效率也是人工肉眼计数无法比拟的,该研究还表明,人工计数肿瘤细胞平均每张切片需要耗费 100h,而计算机自动分析只需要 3min。一些简单的诊断任务,如定量肝脏脂肪变性这种主观性很强的项目,可以通过图像分析工具更轻松、可靠和准确地进行,甚至有专家断言,人工评估肝脏脂肪变性的时代已经过去。

虽然图像自动分析在短期内不太可能完全取代病理学家的全面诊断能力,但这项技术可以作为一个非常有用的辅助手段。计算机辅助安全检查可以确保病例中的每一张切片已经被审查,或者所有的核心数据项目已经完成;图像分析技术可以用于标注病理学家感兴趣的区域,使其更有目的性地对 WSI 进行观察诊断,这对于需要花费长时间检查、诊断大量病灶的肿瘤类型(如乳腺癌或前列腺癌)是十分重要的。

数字病理智能化模块的核心技术即是计算病理学(computional pathology,CPATH),即为使用计算方法分析 WSI 的过程。这方面的研究可以追溯到 1960 年代,利用图像分析算法在细胞图像实现了初步应用。该方法对血涂片中的细胞个体根据定量的细胞特征(如大小、形状和染色质分布),进行亚型分类,以分析血液组成并辅助诊断一系列疾病。近几年随着技术的发展,计算病理学中使用 AI 分析病理组织切片已成为最广泛的方法,其主要依赖于深度神经网络的使用,即深度学习。深度学习是一种使用多层复杂结构或由多重非线性变换构成的多个处理层进行数据处理的方法,它通过组合低层次特征形成更抽象的结构化高层表示(属性类别或特征),发现数据的分布式特征,并展示强大的从少数样本集中学习数据本质特征的能力。目前深度学习技术已深入到疾病诊断领域的各方面,其可以从医疗数据中提取有效信息并对疾病进行初步诊断。其中,在病理诊断领域,深度学习已经广泛运用于分类、检测或分割等病理图像分析任务。该领域目前的范式是使用大量标记数据开发针对特定任务的算法模型,尽管模型在处理复杂任务中可能表现良好,但建模过程中 WSI 的收集和注释十分耗时费力,并且无法扩展到别的临床问题或疾病中。为病理工作流程的每个步骤设计单独的模型是不切实际的,因此已有研究单位在积极发展通用病理大模型技术,并着手布局大模型的商业化之路。预训练的基础模型可应用于具有任意多个类别的许多不同下游数据集,而无需进行监督学习或微调,甚至允许在从未见到过的数据类型上对其进行评测。可以预想到,病理大模型将在临床诊疗、科学研究以及教育培训等各个领域发挥广泛作用,它不仅可以提高病理诊断的准确性和效率,还能在结合自然语言模型的基础上通过对话式的交互方式,辅助科研学者进行疾病机制研究,更可以作为教育工具,帮助师生更好地理解和学习病理诊断知识。

第六节 "数字化病理科"建设初步经验

一、"数字化病理科"试点概况

在提出"数字化病理科"的概念后,四川大学华西医院病理研究室联合成都市第一人民医院、都江堰市中医医院建立了第一个全数字化病理科试点科室(图5-4)。试点使成都市第一人民医院病理科完成了"数字化病理科"的标准配置,建立了病理医师工作站,实现了日常病理诊断的全数字流程;并且联合四川大学华西医院和都江堰市中医医院在病理医师工作站实现了在线三级会诊流程。研究者的目的是通过试点,摸索出一套切实可行的配置解决方案,开发相应的工作软件,完善工作流程,为"数字化病理科"的实现探索出一条合适的道路。

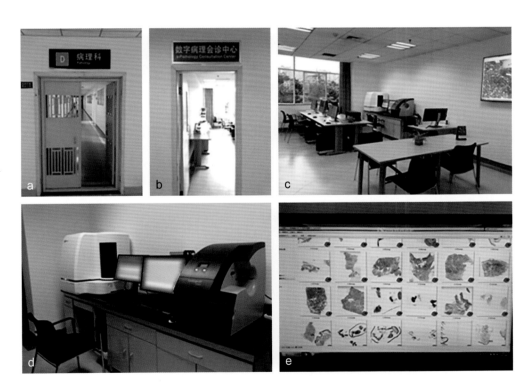

图 5-4 成都市第一人民医院数字化病理科试点
a. 成都市第一人民医院病理科;b. 数字病理会诊中心;c. 数字病理设备配置;d. 数字切片扫描设备;e. 数字切片浏览器

二、"数字化病理科"建设情况

目前，"数字化病理科"首先在成都市第一人民医院病理科进行试点，已经取得了部分阶段性成果，实现了以下功能：

1. WSI 数字扫描设备和阅片设备已经到位，病理科内部可以扫描并使用 WSI 以完成日常诊断工作，WSI 比起传统的病理切片更便于保存、查阅和分析（图 5-5）。

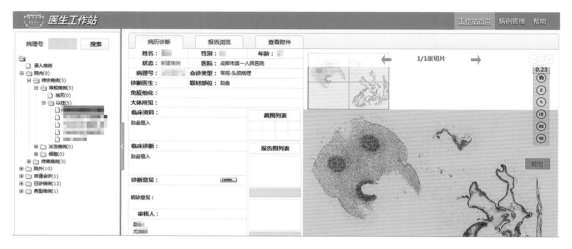

图 5-5 WSI 应用于医师工作站页面展示

2. 科室内部已经可以使用医师工作站软件，用 WSI 进行日常诊断、研究和教学，并且可以实现远程访问，即科室医师可以在院外通过移动设备进行以上工作。同时可以通过大屏幕方便地进行科室内部讨论与会诊（图 5-6）。

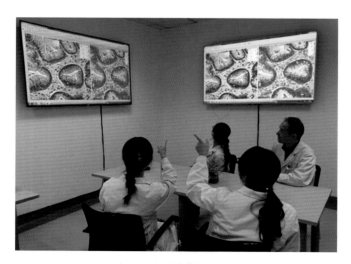

图 5-6 使用 WSI 开展科室内部研究讨论

3. 成都市第一人民医院与都江堰市中医医院联合开展了远程病理会诊试点,通过医师工作站,都江堰市中医医院病理科可以申请数字病理会诊,成都市第一人民医院病理医师可以在本院的医师工作站上完成会诊并发送报告。

三、"数字化病理科"新增配置

(一) 硬件配置

1. WSI 扫描仪　成都市第一人民医院病理科试点的"数字化病理科"使用了苏州优纳医疗器械有限公司生产的 WSI 扫描仪和德国徕卡公司生产的 Aperio AT2 WSI 扫描仪,将传统病理切片扫描成 WSI 并保存。研究者配置了 3 种机型:

(1) 低通量(一次装载 5 张切片)扫描仪,这类机器相对价格比较经济,扫描方式灵活,但是由于一次只能扫描 5 张 WSI,所以需要工作人员不停地取放切片,比较耗时。

(2) 高通量(一次装载 240 张或 400 张切片)的扫描仪,可选择在夜间完成全天 WSI 的一次性扫描工作,比较容易满足医院病理科每日扫描庞大切片量的需要,缺点是对机器稳定性和自动化程度要求高,设备需要每日维护并配备不断电电源(UPS)。

2. WSI 扫描仪配套电脑以及 WSI 阅片电脑

(1) 扫描仪配套电脑配置

操作系统　:win7
CPU　　　:Intel 酷睿 i5 6500
内存　　　:16G
硬盘　　　:1T
显卡　　　:GTX 650

(2) WSI 阅片电脑配置

操作系统　:win7
CPU　　　:Intel 酷睿 i5 6500
内存　　　:16G
硬盘　　　:2T
显卡　　　:GTX 760
显示器　　:27 寸以上 2K 高清(像素 2 560×1 440)

3. WSI 储存服务器　成都市第一人民医院病理科试点配置的储存服务器如下:

服务器:Lenovo X3650M5,E5-2609v3*2/64G/6T*12/4*1 000M;做了 5+1 阵列,实际容量 60T,服务器机柜,千兆交换机:Cisco 2960X- 48-TD-L。

4. 条码 / 二维码打号机　市场上的这类产品很多,不专门做推荐,能满足日常打号需求即可。

(二) 软件以及网络配置

1. 医师工作站软件　研究者开发了一款专用的医师工作站软件,其主要功能为:①WSI 和患者信息管理;②浏览 WSI;③生成数字病理报告;④申请和处理远程(院外)病理会诊。

2. 网络配置

内网(局域网):病理科内任意终端都可通过医师工作站软件访问服务器上的 WSI 信息。

外网:可以支持院外会诊以及本院病理医师在院外访问医师工作站,主要配置如下:

①50M 光纤网络专线;②千兆路由器;③网络防火墙及杀毒软件。

（三）人员配置需求

成都市第一人民医院病理科试点专门配置了 2 名工作人员进行数字病理平台相关工作,其职责包括:①WSI 的扫描、整理;②仪器、设备的日常维护与管理;③文件和病理切片管理等。

四、"数字化病理科"试点总结

经过试点,研究者认识到"数字化病理科"建设最重要的四大要素是:WSI 扫描仪、软件系统、数据存储和网络传输条件。

WSI 扫描仪:目前 WSI 扫描仪的扫描方式主要分为两种:面扫描和线扫描,而从目前使用后的效果分析,目前线扫描与面扫描只是扫描方式的区别,扫描图像的效果并无明显差别(表 5-1)。根据一次可以装载玻璃切片的数量,WSI 扫描仪可以分为低通量和高通量两种,各不同规模的医院可以根据自身需要进行配置(表 5-2)。此外,WSI 扫描仪的初次扫描倍数有 200× 和 400× 两种,而对于日常病理诊断来说最重要的是 200× 的扫描效果。为了保证日常工作的顺利进行,扫描速度应该达到 200× 扫描倍数下,扫描时间每张切片控制在 1min 以内,并且有较好的稳定性,如组织识别准确、可连续工作等。此外,WSI 扫描仪今后还需要有可扩展性,如荧光扫描等。

表 5-1　各 WSI 厂商及其扫描模式

扫描模式	线扫描	面扫描
国外品牌	德国徕卡徕卡 Aperio,日本滨松光子	匈牙利 3Dhistech,瑞士罗氏
国内品牌	宁波江丰生物信息技术有限公司	苏州优纳医疗器械有限公司、麦克奥迪实业集团有限公司、帝麦克斯(苏州)医疗科技有限公司

表 5-2　低通量和高通量数字切片扫描仪的比较

	低通量扫描仪	高通量扫描仪
一次切片装载量	<25 张	>50 张
切片扫描速度	相对较慢	要求更快
切片装载装置	简单	复杂
自动化程度	低	高
组织识别准确性	要求较低	要求高
扫描稳定性	要求较低	要求较高
切片条码管理	非必须	必须
与病理信息系统互通	非必须	必须
适用用途	远程会诊	数字化病理科

软件系统:为了保障数字化病理科正常运行,需要的软件系统包括扫描控制软件、WSI 管理软件、WSI 阅片软件(兼容主要格式)、医师工作站软件、远程访问客户端软件(包括移动设备使用软件)、远程会诊软件平台、病理科网络公共平台、图像分析和计算机辅助诊断软件和物联网病理科全流程监控等。

数据储存:需要根据科室每年需要数字化的切片量,确定购买服务器的存储容量,及未来的存储规划。存储设备分为两种:一种是本地存储服务器,可以用来存储近 1~2 年的活跃数据,本地服务器上数据调用方便,但是设备的购置及维护成本高;另一种是云存储,主要用来存储 1~2 年前的不活跃数据,云存储维护方便、数据安全,但是数据调用慢、长期来看费用也比较高。

网络条件:使用光纤专网,带宽大于 50M,并且有固定 IP 保证访问稳定;此外,为了网络安全考虑,还需要配置防火墙、VPN 等。

此外,对于不同级别的医院,根据日常工作方式和工作量的不同,我们推荐以下的设备配置方案(表 5-3),以满足不同的工作需要。

表 5-3　不同级别的医院数字化病理科配置方案

	数字扫描仪	软件 (网络平台,医师工作站)	存储 (当地、云)	网络 (IP、宽带)
省级医院	高通量 2~3 台	相对统一	(100~200)T/ 年	>1G
市级医院	高通量 + 低通量	相对统一	50T/ 年	>200M
县级医院	低通量	相对统一	8T/ 年	>50M

第七节　数字化病理科未来方向与挑战

一、数字化病理科的发展愿景

随着全国范围内各级医院数字化智慧病理科室建设的不断推进,在不远的将来,业内或将呈现出:数字化、信息化将愈来愈被病理科应用,全数字切片扫描仪将物理切片转化为高清晰度的数字切片,且同步实现病理诊断全流程信息数据留痕追溯,病理医师可以直接在显示屏前完成数字切片首诊或会诊。同时,数字病理的数据或将实现如同影像数据一样的标准化运用,不仅能成为诊断主要支撑依据,还可以通过高压缩率的统一切片数据格式,打通端到端数据产生、数据存储、数据共享和分析软硬件快速联通发展通道,为病理数字化普及提供便利条件。此外,智慧化病理的应用将更加普及,AI 将更加融入科室运转全流程,如取材分析、切片质控分析、制片质量分析、设备运转分析、自然语义分析、智能初筛、辅助图像分析、AI 诊断、智能数据分析、智能纠错等,科室管理诸多环节都将通过 AI 重塑。

未来,随着病理科朝着数字化、智慧化方向发展,病理医师将从传统的显微镜阅片模式中解放出来,不受时空限制,无需派驻病理医师到各分院驻点值班,将"无人病理科"变成可能。一方面,既解决当前各医院病理科病理诊断医师资源稀缺的问题,亦省出行时间及经济成本,大幅提升病理医师的工作效率。另一方面,基于数字化病理的推进,快速集成对应 AI 算法的应用,进一步提升病理医师尤其是基层病理医师诊断准确率及工作效率。数字化病理与 AI 的协同应用产生的计算病理地不断发展,将为精准病理诊断带来更美好的未来,成为精准病理诊断的坚固基石。

　　未来的病理科或将实现全流程、智慧化及全生态多维度的发展(图 5-7):

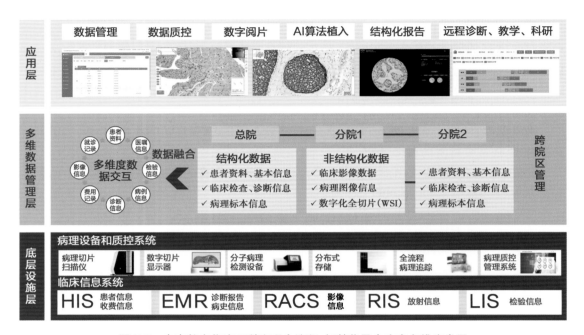

图 5-7　未来数字化病理科实现全流程、智慧化及全生态多维度发展

　　1. 全流程　未来科室将更加积极探索各业务流程全面自动化实践。

　　随着全自动细胞学一站式筛查流水线的建设发展,全流程自动化极大程度地提高细胞病理筛查整体工作的效率和准确率。未来在科室的全业务流的自动化升级中,随着相关技术的不断发展和沉淀,未来组织病理诊断或将逐步突破自动染色、自动封片等单点式自动化,逐步与扫描过程的自动核对与扫描出片后机械臂等方式进行自动分片等方式进行联动,朝一体化方向发展,提高组织病理诊断运转效率。同时,未来科室将进一步深度结合数字切片扫描仪和人工智能诊断系统的使用,对病理诊断的全流程进行自动化和智能化整合,减轻病理医师和技师工作量。希望通过数字化与智慧化地完美融合,可以为各级医院病理科带来类似检验科的现代化全自动智能流水线检测的技术体验,提升病理科检测效率和病理学的规模化发展。

　　2. 智慧化　智慧病理诊断将全面量化肿瘤异质性,为实现恶性肿瘤精准预后预测,为患者提供更加精准的个性化诊疗开拓新思路。

　　现阶段数字病理中人工智能主要执行图像识别、检测和分割等初级任务,能否用于辅助诊断是目前病理人工智能期待解决的热点和难点问题。目前随着人工智能技术的发展,病理形态学的进步,人工智能也有一些根据图像特征进行诊断、预测疗效和预后等高级任务的相关探索,但研究领域较为局限,且可落地性有待提高。期待人工智能通过病理信息探索肿瘤发生和肿瘤进化,利用计算机程序可视化和量化肿瘤异质性及肿瘤微环境、甚至识别导致肿瘤细胞增殖和迁移的异常基因和信号通路等方向,助力病理医师和肿瘤医生研究肿瘤进化、筛选新的靶点、开发新的药物,最终开发出精准、有效的肿瘤患者个体化治疗方案,共同推动医疗进步、实现精准医疗。

3. 全生态 多模态、整合式智慧病理辅助诊断是下一代诊断病理学(NGDP)的核心方向。

未来智慧病理发展方向将迈入整合式及多模态方向,病理将不再仅限于基于组织、细胞的形态学特征进行诊断,而是集患者的临床症状和体征信息、临床检验结果和影像信息、病理形态与免疫组织化学、分子病理等多种信息源为一体的多模态研究方向,用不同的形成方法和内部结构处理来自多种模态的信息,并学习分离多模态数据集之间的相关性,形成一个整合式病理诊断。在不断推进数字化智慧科室的建设同时,可以通过多模态价值的探索挖掘,实现医疗数据的集成和分析,帮助病理医师更好地诊断疾病,而患者将得到更加精准的个性化诊疗。

整合式、多模态智慧病理辅助诊断系统将整合包括多种模态的 HE 病理图像、核酸数据(在基因组和转录组测序过程中检测到的特定状态)、附加病理图像(指当同一受试者采取不同的成像方法或染色时产生的图像)以及各类临床指标(患者电子病历中包含的定量指标,如年龄、肿瘤分期等数据)等数据的情况下,不断提高 AI 算法的有效性;实现图像质量增强、细胞识别、组织分型、数据存储等多方面的辅助功能,以及直接应用,如诊断、患者分层、预后、治疗反应、生存预测和生物标志物发现等场景。另外,随着基因测序数据库的日益完善,数字病理图像和分子数据集的结合也将实现分子生物学的突破,以供病理医师进行精准医学使用。随着未来基于整合式、多模态智慧病理辅助诊断的不断发展,迫切需要业内建立起数字病理与电子病历、CT 或其他不同类型临床数据的整合和评估标准,通过建立标准加强医学信息的集成使用,使其发挥更大的价值及意义。

二、完整实现数字化病理科的技术难点及解决思路

通过试点和研究,取得了一些经验和成绩的同时,也发现了许多实现数字化病理科所面临的问题和难点:

1. 院端面临的问题

(1) 使用 WSI 诊断的效率问题:当病理医师使用 WSI 做诊断时可能比传统玻璃切片效率更低,导致这种情况的原因可能是不熟悉阅片软件、网络延迟、WSI 扫描耗时过长或是更习惯光学显微镜诊断等。在国外有相应的报道认为,使用 WSI 对于常规诊断工作来说效率不高甚至是太慢了。在一项小型研究中,4 名病理学家使用简单的数字病理工作站和显示器(17 英寸,1 024×768 像素)对 WSI 和显微镜诊断的效果进行比较,结果显示,WSI 的效率比显微镜低 67%。WSI 导致低效率大多数是由于以下几个因素:①数字阅片系统提供的视野较小;②阅片软件设计问题;③使用者缺乏经验和训练等。这些问题是可以设法解决的,比如使用更高分辨率的显示器、更快移动图像,以及通过训练来提高诊断者的效率。另外,数据传输速度受到限制是目前国内许多地区难以普及远程病理诊断的主要原因之一,为了解决这一问题,可以考虑与电信运营商合作,建立院际间更高速的网络专线,并使用云平台来传输、储存数字病理信息。

(2) 不同医院和不同扫描设备导致的色差问题:病理医师们更熟悉自家医院的染色质量和强度,不同医院之间会有一些差异。而切片的数字化加剧了色彩对比度和强度的变化,这

是因为 WSI 扫描仪使用不同的图像处理算法。为了解决这个问题,可以尝试使用一个代表标准化色彩的基准切片来校准 WSI 扫描仪。研究证明,当这些 WSI 扫描仪用标准切片校准时,不同扫描仪之间的颜色变化得到了改进,并且病理学家在使用校准后扫描出的 WSI 时拥有更高的诊断信心。2014 年一个医学影像工作组声明了色彩校准切片的开发和医学图像监视器颜色校准工作是非常关键的。

（3）病理医师的接受度:数字化诊断作为一种新模式,早期是不容易被不习惯这一模式的病理医师所认可和接受的。在早期的研究中,在传统玻璃切片和 WSI 之间,大多数病理医师不会选择 WSI 或是远程诊断。很显然,从传统玻璃切片到 WSI 的过渡是一项挑战,这种变化不会立即发生,而会在一段时间里两种诊断方式交叉出现。许多研究团体已经发表了他们从这一转变中获得的宝贵经验。数字化技术仍在发展,病理医师对它的接受程度也会越来越高,随着其高效、便捷和准确率高等优点进一步增加,有理由相信其最终将成为病理诊断的新模式。

（4）成本问题:前期资金投入大,收益短期内可能无法快速回收。大量的病理切片需要充足的扫描仪才能满足病理科日常业务的全部数字化需求,同时数字智慧病理各个环节的完成(切片质量控制、数字阅片、人工智能等)需要先进的硬件、软件相关设备辅助,前期相应的资金需求会给数字化智慧病理科建设带来困扰。并且,存储成本以及维护成本属于持续性成本。

2. 产业端面临的问题

（1）信息化平台互通:为了使病理科的数字工作流程更加安全高效,在 WSI 扫描的过程中,必须紧密集成图像管理系统(image management system,IMS)、实验室信息系统(laboratory information system,LIS)、医院信息系统(hospital information system,HIS)以及病理信息系统(pathology information system,PIS)。而大多数 WSI 系统只包括 WSI 扫描仪、IMS 和查看器,而不包括 LIS、HIS 和 PIS。而在完全数字化的过程中,连接到 LIS 等系统是必需的。并且整个 PIS 系统必须与医院其他系统进行有效沟通,如电子标本标签和电子病历记录等。此外,要解决院内数据互通的问题,除了技术上的难点外,还需要医院信息管理部门的协调帮助,整合院内数字化资源,实现 WSI 和院内其他信息(病历系统、影像信息等)的共享。

（2）各设备厂商之间格式互通:WSI 系统有许多不同的供应商,每个供应商都有其专有的图像格式,并且通常这些格式之间是不能互通的。这可能会对整个实验室数据信息的顺利运行产生影响,从而影响全数字化工作流程的效率和质量。因此,在初期需要加入平台的各供应商提供其 WSI 扫描设备的相应接口,使不同的图像数据格式可以互通。而在后期,最佳的解决方案是像医学影像学中 DICOM 格式那样,实现 WSI 数据格式的标准化。

（3）数字阅片体验:数字阅片体验感差可能会出现在阅片卡顿、马赛克、自身习惯转变困难等方面。其原因在于系统及职业习惯转变两个方面。系统流畅度不够,存储方案不合理。在电脑端浏览数字切片,通常涉及切片调阅,调阅的速度取决于网速、存储性能、电脑配置等。由于单张切片过大,用户在切换视野时,可能出现 ROI 区域加载慢并出现马赛克的情况,需要等几秒钟甚至更长的时间才能完全呈现高清的数字切片。同时,随着数字病理的推广,除病理医师外,临床医师、科研工作者、就诊患者等都可能在访问端出现,导致调阅量激增,数据存储系统将面临访问时长延长、系统卡顿不流畅和马赛克等情况,严重影响阅片效率和准确性。

（4）数据管理：数据管理问题包括数据存储、数据共享、数据安全。数据存储量大，存储成本高。与影像不同的是，病理数字切片的大小基本都300MB以上（细胞300~500MB/张，组织1~5GB/张）。根据医院规模的不同，每天可产生数百到数万片病理切片数据。按照法规和科室发展需求，这部分数据需要长期保存（30年），预计存储容量将以数PB趋势增长，继续采用传统磁盘存储方式，5~8年就必须要更换存储设备，导致长期存储成本极高。

在上述医院端及业务平台端存在若干瓶颈的突破过程中，我们需要拉通产业的上下游组织共同发力，去扫除病理数字化的障碍。对于上述瓶颈医院端及业务平台层也提出了一些解决思路：

1. 院端建设的解决思路

（1）成本问题

1）依托项目，推动建设进度。实施数字化智慧病理的初始费用仅通过病理科自身收益进行覆盖可能存在较大的困难；可依托病理专项项目，对外申请资金可能有助于在数字化智慧病理建设中的成本覆盖。

2）重视远期价值、衍生价值，促进院方的投入。病理科作为公共平台科室之一，对于临床的赋能以及数字智慧化升级后可带来的远期收益始终被忽视，这也是导致医院层面支持力度不够的本质原因。病理科应该强调其建设真正价值，加深业内认知，从而促进院方的投入。

3）联合产业端，共同推动物价的落地。促进收费标准的落地，实现科室自负盈亏是持续数字病理建设的根本解决方案。目前江苏、云南已经进行了物价的试行，物价的推出离不开医院、行业及政府等共同促进，医院应该积极联合多方力量，共同推动物价落地。

（2）人员问题：招聘数字化专职人员以及助理医师。一方面，可以招聘专职数字化管理人员负责相关数字化事项的总体管控；另一方面，对于人手不足的问题，可配备助理医师帮助取材以及对手术活检标本进行粗略检查，减少病理医师的初级工作量（约可节约1/3的日常工作量），从而进行更好的人员成本控制。

（3）工作流程设计问题：配备专职人员，并加强医院多部门的沟通与协作。科室应调派专职人员全程跟进科室升级，制定及优化数字化工作流程，确保大小痛点全面解决。此外，还需要加强与医院多部门的沟通与协调，如与信息部门对于信息化改造，网络、存储、安全等相关硬软件需求沟通；与临床部门信息互联互通，需求沟通等，以确保科室内部各部门间流程制定、优化能更快落实。

（4）推广问题：对于外部配合问题，病理科需要争取院方的助力，与临床科室多沟通，阐述数字化转型对于临床科室可以起到信息有效互联互通的作用，有效缩短不同科室的适应周期。对于内部过渡问题，科室领导层应起到带头示范作用，调动科室医师的积极性，必要情况下，可以推出一定的激励政策。

2. 业务平台建设及使用的解决思路

（1）信息化系统：尽快实现信息化系统改造升级，为数字化转型打造坚实基础。通过信息化系统升级，实现标本离体到报告发放至临床和患者的全流程电子化、条码化闭环管理。并建立"数字化"驱动的病理业务流程管理，即，通过精细化质控，提升制片质量以适应数字化病理切片扫描的要求；通过改造工作流程，以适应数字化阅片和智能诊断的工作模式。精细化的全流程质控，同时可辅助科室更好的通过中国合格评定国家认可委员会（CNAS）

15189 评审和认定。通过信息化平台升级建设,实现"多院区一体化"、"医联体远程化"管理,实现数据共享和信息互通,提升跨院区、跨机构的业务运营效率和同质化管理;进一步地,通过远程数字化阅片,可实现新院区病理科"无医师"快速启动运行,进而实现降本增效,降低对人力的依赖。

(2)切片扫描问题:病理科应与供应商及时沟通扫描过程遇到的技术问题,帮助产业方技术升级以更好的提高服务。产业端也在不断进行技术创新以更好解决扫描问题。

(3)数字阅片体验:需要配置性能更高的调阅系统。目前,产业端已推出多人同时调阅文件存储系统,病理科根据自身调阅的需求及应用场景,反馈供应商实现系统定制化。优化硬件设备,提高阅片体验。通过存储调阅模式以及基于分布式文件客户端(DPC)的新型文件存储技术创新,突破传统对象存储(云存储)的调阅性能瓶颈,实现 1 秒同时调阅 1 000 张切片的能力。鼠标性能的不匹配是导致阅片体验差的核心问题,通过触摸屏的迭代可以有效解决滑动延迟性以及阅片视野遗漏问题。同时,双显示屏配置可以提高阅片体验。一个用于查阅电子病历,一个用于查看图像,减少工作流程的变化。

(4)数据管理:数据存储:冷、温、热存储战略。云端存储成本要远高于线下本地存储。根据调研结果,一般采用热数据保存 2 周,温数据保存保存 3~6 个月,即可满足科室诊断需求,后续通过冷数据存储,采用病理数据压缩技术和在线蓝光介质归档的方式可以极大程度的降低长期存储成本。产业端也在积极完善存储技术以适配病理科数字化的存储需求。另外,目前数字病理图像尚未有一种通用的数据存储格式,各厂商通过私有格式对数据进行存储是导致数据难以共享的本质原因,缺乏驱动力是关键问题。因此,应该呼吁推动通用数据标准的尽快设立。通过能够解决医院关键痛点的新型病理切片格式来驱动格式的统一。此外,科室需要积极落实数据安全保护方案,推动供应商不断提高安全措施,包括数据监控措施、外部攻击应对措施、数据泄露保护。病理切片数据是三甲医院核心资产,必须采用本地化院内存储的方式,并且通过调阅方式的创新解决病理切片数据不出院的问题。

三、经济的可行性

传统用显微镜进行病理诊断的模式是简单和低成本的,而要实施完全的数字病理工作流程则将需要大量资金投入,包括 WSI 扫描仪、计算机服务器、病理医师工作站等。国外有研究表明,建设一个完整的数字化病理科,将需要大约 140 万英镑的初期投入,而每年的运营维护成本为 25 万英镑。在国内,由于设备成本较低,这个数字可能没有如此庞大,但也至少将是数十万人民币级别的投入,对于病理科来说,这是一笔不小的投入。国外有研究者用一个简单的成本-效益线图来进行数字病理的成本-效益分析,该图显示了全面数字化的病理科在不同程度生产力改进的条件下(效率提高 5%、10%、15%),随着时间的推移所累积的收益,模型假定所有病理学家改善的工作效率都可以转化成相应的经济效益。第一年开始时由于数字病理初始设置成本,整个收益为负数;而随着时间的推移,收益开始累积并逐渐增加;而收益在第 5 年有一个下降,是因为研究者假设每 5 年会有一个 WSI 扫描仪新购和升级的成本。我们可以看到,当效率只提高了 5% 时,永远无法收回成本;而效率如果能提高 10%,有望在 2 年后开始获益;而提高 15% 的效率时,病理科数字化 1 年后即可开始获益。

而在我国,数字化病理科的模式想要在经济上具有可行性,不仅要控制好成本-效益比例,更重要的是,能够为病理科带来新的收入来源。因为在我国目前的数字病理实践中,还存在着这样的问题:买得起 WSI 扫描设备的单位很少需要送数字病理会诊,需要送数字病理会诊的基层单位一是买不起机器,二是不能从数字病理会诊中获得稳定的经济回报,也影响了他们开展数字病理会诊和购买机器的积极性和可能性。就目前来说,设法实行病理切片数字扫描(数字化转化)收费是一项可行的措施;从长远来看,计算机辅助软件的使用费用也是可以考虑的方向。从促进我国数字病理良性发展来看,急需解决的问题之一就是"两个收费","两个收费"是将切片扫描的技术过程和专家诊断的脑力劳动过程分开进行收费,即数字切片扫描技术服务收费和数字病理会诊收费,这将有利于调动基层医院开展数字病理的积极性,分开计费还有利于多个病理医师参与会诊和区分不同疑难程度的数字病理诊断的收费问题,更有利于患者申请病理会诊。

四、法律监管问题

"数字化病理科"作为一种全新的模式,同样面临着法律监管问题。目前,世界上许多国家和地区已经出台了数字病理的相关法律法规。如美国 FDA 已将 WSI 扫描仪视为Ⅲ类医疗器械,需要进行全面的临床试验来证明其安全性,并据此提出了对 WSI 成像设备的临床试验要求。此外,还有 WSI 扫描仪供应商获得了加拿大卫生部二级许可证和欧洲 CE 认证,使得这两个地区开始使用 WSI 进行初步病理诊断。虽然法律本身并不说明 WSI 的诊断效果,但不可否认的是,WSI 在全球范围内确定有效性的一个必要步骤。目前在我国,虽然数字病理的相关法律法规暂时还不完善,但有相当多的病理学家已经意识到了这一点,并且积极促进这一问题的解决。

第八节　总　结

经过我们初步的实践与探索,"数字化病理科"的设想是可行的,显示出了优于传统病理科的一些功能,并且拥有与人工智能、移动互联网、云计算、大数据和物联网等技术相结合,进一步发展成为"互联网 + 数字化病理科"的潜力。而"互联网 + 数字化病理科"可以给我国病理学带来 3 个方面的改变:①充分调动中国病理医师的潜能;②专科病理诊断准确性的提高;③专科化工作效率的提高。

充分调动中国病理医师的潜能:提高病理医师从业人数,并充分利用病理医师资源。利用该平台和技术,基层病理医师可通过网络病例得到更多的诊断经验的积累,辅之有效的学习和培训,提高诊断水平,分担上级医院会诊量。随着病理信息的全面数字化和网络化,病理医师可以利用自己的碎片时间在网络上为患者提供会诊服务,甚至会出现病理医师团队在网络上提供诊断服务。

专科病理诊断准确性的提高:这个平台和技术,可以让医师有时间去研究专科病理,有助于专科病理诊断准确性的提高。

专科化工作效率的提高:如果一个病理医师只看某个专科的病理,专科病理涉及的信息量比系统病理少,则可以减轻工作压力,提高工作效率。

但是同时,相比起传统病理科而言,数字化病理科对于电脑软硬件、网络条件、操作人员的数字化素养等多方面都有着更高的要求,技术上也有很多难点需要解决,更是面临着不可回避的经济可持续性和法律监管等问题,其实现必定是一个循序渐进的过程。我们相信,通过不断的摸索与总结，一定能在实践中探寻出一条合适的发展道路，建设起一个完善的"数字化病理科"模式，推动我国病理学科的发展。

（包 骥　邓 杨　刘洪红　李凤玲　笪 倩　步 宏）

参 考 文 献

［1］上海市数字医学创新中心.2022年中国智慧数字病理行业发展白皮书［R/OL］.（2022–10）.

［2］Temprana-Salvador J,López-García P,Castellví Vives J,et al. DigiPatICS：Digital Pathology Transformation of the Catalan Health Institute Network of 8 Hospitals-Planification,Implementation,and Preliminary Results［J］. Diagnostics（Basel）,2022,12（4）：852.

［3］Baidoshvili A,Bucur A,van Leeuwen J,et al.Evaluating the benefits of digital pathology implementation：time savings in laboratory logistics［J］. Histopathology,2018,73（5）：784.

［4］FDA. FDA allows marketing of first whole slide imaging system for digital pathology：U.S. Department of Health and Human Services；2017［EB/OL］. https://www.fda.gov/news-events/press-announcements/fda-allows-marketing-first-whole-slide-imaging-system-digital-pathology.

［5］Griffin J,Treanor D. Digital pathology in clinical use：where are we now and what is holding us back?［J］. Histopathology,2017,70（1）：134-145.

［6］Evans AJ,Chetty R,Clarke BA,et al. Primary frozen section diagnosis by robotic microscopy and virtual slide telepathology：the University Health Network experience［J］. Hum Pathol,2009,40（8）：1070-1081.

［7］Bauer TW,Slaw RJ,McKenney JK,et al. Validation of whole slide imaging for frozen section diagnosis in surgical pathology［J］. J Pathol Inform,2015,6：49.

［8］Pare G,Meyer J,Trudel MC,et al. Impacts of a Large Decentralized Telepathology Network in Canada［J］. Telemed J E Health,2016,22（3）：246-250.

［9］FDA. FDA 510（k）clearances：Digital Pathology Association［DB/OL］.（2016）［2016-01-06］. https:// digitalpathologyassociation.org/_-data/files/DPA_Regulatory-FDA-510k_list.pdf.

［10］Dennis J,Parsa R,Chau D,et al. Quantification of human epidermal growth factor receptor 2 immunohistochemistry using the Ventana Image Analysis System：correlation with gene amplification by fluorescence in situ hybridization：the importance of instrument validation for achieving high（>95%） concordance rate［J］. Am J Surg Pathol,2015,39（5）：624-631.

［11］Helin HO,Tuominen VJ,Ylinen O,et al. Free digital image analysis software helps to resolve equivocal scores in HER2 immunohistochemistry［J］. Virchows Arch,2016,468（2）：191-198.

［12］Goacher E,Randell R,Williams B,et al. The Diagnostic Concordance of Whole Slide Imaging and Light Microscopy：A Systematic Review［J］. Arch Pathol Lab Med,2017,141（1）：151-161.

［13］Snead DR,Tsang YW,Meskiri A,et al. Validation of digital pathology imaging for primary histopathological diagnosis［J］. Histopathology,2016,68（7）：1063-1072.

［14］Zhao C,Wu T,Ding X,et al. International telepathology consultation：Three years of experience between the University of Pittsburgh Medical Center and KingMed Diagnostics in China［J］. J Pathol Inform,2015,6：63.

［15］Furness PN. The use of digital images in pathology［J］. J Pathol,1997,183（3）：253-263.

［16］Lopez AM,Graham AR,Barker GP,et al. Virtual slide telepathology enables an innovative telehealth rapid breast care clinic［J］. Hum Pathol,2009,40（8）：1082-1091.

［17］Treanor D,Quirke P. The virtual slide and conventional microscope - a direct comparison of their diagnostic efficiency Oral presentation at the 4th Joint Meeting of the British Division of the International Academy of Pathology and the Pathological Society of Great Britain and Ireland,Glasgow,UK,2007［2016-06-23］. Available from：http：//www.virtualpathology.leeds.ac.uk/research/Publications/pub_docs/dt/Treanor%20 and%20Quirke%20-%202007%20-%20The%20virtual%20slide%20and%20conventional%20microscope. pdf.

［18］ Randell R,Ruddle RA,Thomas RG,et al. Diagnosis of major cancer resection specimens with virtual slides： impact of a novel digital pathology workstation［J］. Hum Pathol,2014,45(10)：2101-2106.

［19］ Badano A,Revie C,Casertano A,et al. Consistency and standardization of color in medical imaging：a consensus report［J］. J Digit Imaging,2015,28(1)：41-52.

［20］ Parwani AV,Hassell L,Glassy E,et al. Regulatory barriers surrounding the use of whole slide imaging in the United States of America［J］. J Pathol Inform,2014,5(1)：38.

［21］ Faison T. Historical overview of FDA regulation of digital pathology imaging applications：the safety and effectiveness issues Silver Spring,MD：US Food and Drug Administration,2009 2016-01-06］. Available from：http：//www.fda.gov/downloads/AdvisoryCommittees/CommitteesMeetingMaterials/MedicalDevices/ MedicalDevicesAdvisoryCommittee/HematologyandPathologyDevicesPanel/UCM201450.ppt.

第六章

人工智能与数字病理

    2017年我国国家癌症中心全国肿瘤防治研究办公室和美国癌症协会最新发布的数据显示,中国和美国两国恶性肿瘤发病率均呈上升态势,恶性肿瘤是我国居民死亡的主要原因之一。以两国的乳腺癌统计数据为例:乳腺癌是发病率最高的女性恶性肿瘤,但与肺癌、胃癌和肝癌相比,乳腺癌的预后效果最好,如果能够早发现、早诊断、早治疗治愈率可达96%以上。因此乳腺癌的早期检测、诊断与预后的研究非常有意义。由于病理诊断是几乎所有类型癌症诊断的"金标准",因此病理诊断的精准化对精准医疗计划的促进和推动是最为直接的。因此基于病理图像的计算机辅助分析在临床上非常有意义。最早的疾病计算机辅助检测与诊断系统是芝加哥大学开发的基于钼靶图像的诊断系统,目前该系统已经投入临床使用,该系统在减少医师的工作量、提高乳腺癌早期筛查的准确率方面发挥了重要作用。随后基于CT、MRI、超声等放射类图像的计算机辅助检测与诊断系统在学术界和工业界得到关注并取得成功。放射类图像在癌症诊断中所起的作用是早期筛查和初步诊断,以确定患者是否需要进一步做组织病理学分析。癌症确诊或者判断癌症的恶性程度高低,最终还是需要依靠组织病理学分析。但是由于计算机处理能力和切片扫描技术的制约,这个领域的研究并非像放射图像那样发展得较为成熟。这个领域研究的真正兴起是在2010年前后,仍然还有很多问题有待解决。

第一节　组织病理图像的数字化及其意义

    在传统的病理诊断中,病理医师运用显微镜观察组织切片已经有了300多年的历史,这种传统的诊断方式正面临数字扫描技术带来的挑战。病理医师作为"医师的医师",他的诊断结果在癌症的治疗决策中起着关键性的作用,因此他们对病理图像评估的准确性决定了整体医疗质量。临床常规诊断是基于苏木精-伊红(HE)染色的病理切片,对HE染色的形态评估在临床决策中起着主导的地位和作用。HE染色的组织病理图像能够全面地展示肿瘤的组织结构和细胞的形态,它们所呈现出来的组织形态特征是分子机制在细胞和组织整体水平的反映。然而,目前的临床病理诊断领域仍然停留在传统的定性分析水平。有经验的病理医师诊断的主要工具仍然是传统的切片和显微镜。但是人工读片具有以下不足:

（1）具有较强的主观性。诊断结果容易受医师的经验、人为和环境因素的影响，不同的病理医师由于客观原因在人工分析上可能具有较大的不一致性。此外，专家所在单位的差异也会导致诊断结果的差异。即使进行充分的训练，不同病理医师对同一患者的诊断可能存在很大差异，这可能导致误诊。例如，对于某些类型的乳腺癌诊断的一致性可能会低至48%，对于前列腺癌也是如此。一致性低是可以理解的，因为医师们需要阅读大量的信息才能做出准确的诊断。病理学家需要评估切片上可见的所有组织样本。研究表明：不同的病理医师之间诊断结果具有较大的不一致性，专家间的诊断结果可重复性较低。

（2）比较耗时。每个患者可以有许多张切片，当每张切片以40倍放大倍数数字化时，每张切片都 >10 亿像素（图 6-1）。想象一下，医师的诊断结果是通过评估超过 10 亿像素图像，理论上该诊断结果必须对每个像素负责。一方面有大量的数据要医师诊断，另一方面诊断时间是有限的。图 6-1a 中的全扫描图像尺寸约为 220 000×90 000 像素，图像中很多微小的细节都可能包含重要的诊断信息，然而让病理医师仔细分析该图像的每一个细节非常具有挑战性。与此同时，我国癌症发病率急剧增加，而病理医师（特别是有经验的医师）的数量却严重匮乏，因此我国病理医师的工作强度可想而知。2015 年 7 月 16 日《南方周末》发表了题为"病理科：'医学之本' 竟成 '科室之末'"的文章，详细分析了我国目前病理科和癌症病理诊断存在的严峻现状。基于组织病理学分析的诊断是几乎所有类型癌症的"金标准"，而且该诊断结果直接决定了接下来的治疗方案，因此如果由于各种主观和客观原因造成的组织病理学分析不准确将导致非常严重的"过度治疗"和"治疗不当"，给患者带来严重的不良后果。

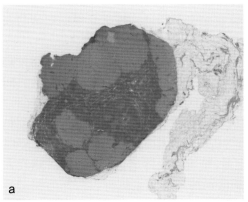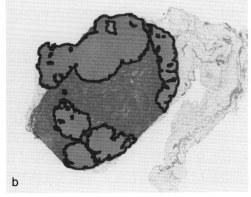

图 6-1　淋巴结转移组织病理图像

引自李宝明，胡佳瑞，徐海俊，等. 基于深度级联网络的乳腺淋巴结全景图像的癌转移区域自动识别［J］. 中国生物医学工程学报，2020，39（3）：257-264；a. 原始图像；b. 医师标记（蓝色）的转移区域

（3）只能定性分析。定性分析对病理医师的专业知识和从业经验都有着极高的要求，高度依赖病理医师对病变组织学特征和细胞学特征的主观判断和人工搜索。

随着近年来数字扫描技术的快速发展，传统的组织切片可以通过全景数字化切片扫描仪把传统的玻璃片转化成全景数字化图像。世界上首家切片扫描仪生产厂商是由 Soenksen 于 20 世纪 90 年代末期在美国加州创立的。但是数字扫描仪真正应用于临床诊断却经过了一段漫长的历程。直到 2017 年 4 月 12 日美国 FDA 通过了第一款可以代替传统显微镜作为主要诊断手段的全景扫描系统。该系统与以前的系统不同,可以与传统显微镜一样作为主要诊断手段。这款全景扫描系统的批准不仅标志着数字病理时代的真正到来,而且为人工智能辅助病理诊断的研究开启了新的篇章。通过扫描仪把传统的玻璃切片转化为全景数字图像。

(1) 将改变病理医师的工作模式,数字病理图像可以代替传统的显微镜作为主要的诊断手段,病理医师通过观察高分辨率的计算机屏幕来观察和分析切片,不仅能够提高医师诊断的效率,而且可以使得诊断结果更加精确,能够大大降低误诊和漏诊的比例。能够使得解剖病理学更加定量化。大量研究表明,使用 WSI 诊断与传统的显微镜具有相似的精度和准确率,因此病理诊断过程可以在电脑屏幕上进行,全景数字病理图像可以模拟显微镜逐级调整切片的放大倍数观察切片在不同分辨率下的形态。在日常的临床诊断中,病理医师并不会关注玻璃片上的所有的地方,但是数字化以后便于彻底地分析每一块区域。

(2) 便于不同地区的病理学家远程会诊同时实现诊断的质控,以及病理切片的共享、教学、会议等,能够促进病理医师之间的合作和交流,消除地理边界等的主观意见,因此在诊断的过程中多个病理医师的会诊非常有必要。第二意见临床会诊一般是在对病理学病例进行最初诊断(即第一次诊断)后提供,尤其适用于最初临床诊断非常复杂但又很重要的情况,在最初诊断有争议时也可能提供第二意见临床会诊服务。世界大多数国家有执照病理医师数量严重不足,比如在我国有执照的病理医师不足两万人,而且大部分有经验的医师都集中在大城市,加上我国地区发展严重不平衡,因此如何能够充分利用我国有限的优质病理医师资源,是一个非常重要的现实问题。远程会诊平台和运用数字病理实现质量控制便是一个有效的方案。远程会诊技术对减少漏诊和误诊非常有意义。帮助病理学家快速地访问来自不同数据站点的先前数据和图像。

(3) 便于玻璃切片的永久保存。对历史病例的切片保存非常重要,通常病理切片都需要经过试剂染色,然而由于染色容易褪色,因此对传统玻璃切片的长期保存非常困难。病理切片的数字化将能够很好地保存历史病例,同时还可以降低成本以及更有效地使用数据。

(4) 便于人工智能辅助病理图像分析,切片的数字化使得运用先进的计算机视觉和机器学习方法分析全景数字病理图像成为了可能。与传统的显微镜分析不同,计算机可以自动地分析数字化切片中的每一个像素,从而可以定量、精确地分析全景病理图像。通过大量的数据采集和标注,能够为人工智能系统提供海量的训练数据集。这种大数据的驱动加上强大的机器学习算法(比如深度学习)将能使得病理诊断定量化,从而推动该领域革命性的进步。将出现《计算病理学》这门新的学科。未来的诊断将以病理诊断为中心,以病理数据为核心,综合多种原始数据来源如图像(放射影像)、临床电子病历、实验室数据(组学)提取生物和临床相关信息的诊断方法,并利用这些数据使用数学模型生成诊断推理和预测;并向患者 / 医师提供临床可行的知识,辅助医师、患者、实验室人员以及其他的健康护理系统的相关人员制定最优的临床决策。它超越了以信息为中心的观点,利用病理学的核心能力以及病理能够有效沟通临床可行知识的能力,促进精准医学和个体化医学的发展。

数字病理将改变 300 多年以来病理医师一直保持的运用传统显微镜诊断的工作方式,由于临床解剖病理学需要更加定量的图像分析结果,数字病理将会越来越重要。如四川大学华西医院步宏教授所提出的,数字病理(智能识别)的发展会经历 3 个阶段:第一阶段是远程会诊,抵消掉物理空间的障碍;第二阶段是全数字病理,所有病理图像和管理都全部数字化,为未来的智能识别奠定良好的基础,并实现资源的共享;第三阶段就是智能识别的介入,在图形图像识别中,放射科图像和心电图的识别相对容易一点,而病理的图像由于规律难寻就要复杂得多。人工智能的介入已经有了很多成功的探索,比较有影响力的是哈佛大学医学院年轻的教授 Andrew Beck 团队在文献中首先基于乳腺组织病理像素层次的图像计算方法:①在细胞层次上检测和分割上皮和间质细胞核;②在组织层次上分割上皮和间质组织,接下来根据这些计算结果构建高维的病理组学特征定量地描述乳腺肿瘤。最后运用机器学习的方法能够准确地预测乳腺癌患者的 5 年生存期的风险高低。

第二节　人工智能辅助病理诊断

　　数字病理主要得益于近几年来数字扫描技术快速发展,与此同时,计算机储存能力和计算能力的快速增强以及新的高通量的图像分析与机器学习算法(比如深度学习)的研究与开发,使得运用计算机辅助分析高度复杂的高分辨率病理图像成为了可能。为了简便起见,我们把所有的这些图像分析和机器学习算法统一称为"人工智能技术"。

　　人工智能辅助病理诊断的流程图如图 6-2 所示。首先图 6-2a 根据采集的历史病例以及医师标记的感兴趣区域构建大量的训练集,接下来图 6-2b 根据训练集和问题构建高效的学习算法(比如深度学习)。图 6-2c 根据大量的训练集(图 6-2a)和有效的学习算法(图 6-2b),训练得到图 6-2c 计算机病理医师。该计算机病理医师将如同一个经过了多年训练的病理医师一样对于新来的类似病例具有较准确的预测和诊断能力。人工智能辅助病理诊断具有很多优势:

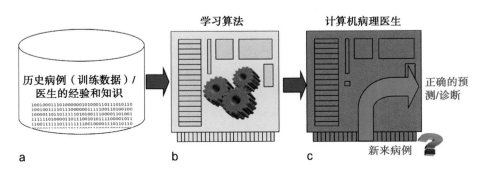

图 6-2　人工智能辅助病理诊断流程图

　　(1) 不仅能够降低人的主观因素的影响,而且能够为医师提供更加准确、客观、定量的分析结果。此外,还可以大大降低病理医师的工作量,提高医师的工作效率。通过把病理医师从烦琐的低层次重复劳动中解脱出来,从而节约更多的时间从事诊断中高层次的认知领域。

　　(2) 能实现定量和自动的图像分析和检测,能自动地分析、分割、检测感兴趣区域以提供基于风险的案例优先级和识别感兴趣区域。也可以用于教育和培训病理医师。

　　(3) 人工智能能够避免人在视觉上的不足,人的视觉具有很多人工智能不具备的优势。人的视觉也有很多先天性的不足,比如人的视觉只能看到很有限的光谱。此外,人的视觉具有先天的"亮度感应现象"。比如图 6-3a 中左右两个圆圈内部的灰度是完全一样的,但是他们所处的背景的灰度却不一样。由于天生"亮度感应现象"的影响,我们人的视觉上会把它们的亮度看成不一样(即左边的圆比右边的圆更亮一点)。由于评分涉及通过图像区域的亮度表示的染色强度的认知和感知,"亮度感应现象"可能在病理医师人工评分 HER2 乳腺癌生物标志物的过程中产生不良的影响。"亮度感应现象"可能会限制病理医师准确评估邻近区域 HER2 生物标志物表达的能力。右图染色的 HER2 生物标志物模式由于它处在不同的亮度背景下,病理医师来看亮度会变得不一致。因此,如果这种"亮度感应现象"发生在对图 6-3b 中乳腺癌 HER2 染色的评估会带来严重的问题。

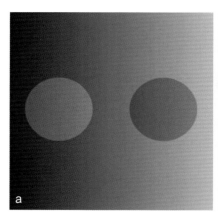
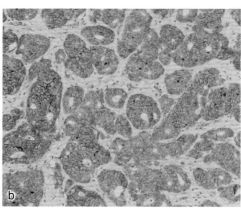

图 6-3 "亮度感应现象"及其在病理诊断中的影响

a. 人的视觉上的亮度感应现象;b. HER2 染色

　　随着人工智能把临床数据转化为诊断知识能力的增强,未来将在如下 3 个方面改变病理医师的诊断方式:①人工智能将能极大提高病理医师对疾病的诊断、预测和预后的能力;②人工智能将代替病理医师的很多工作,比如很多简单重复的图像识别和分析的工作可以交给人工智能来完成;③人工智能在提高诊断的准确率同时,极大减少"误诊"和"漏诊"的发生。随着数字病理的普及,数字化切片采集的快速增强以及计算机视觉和机器学习领域的进步,人工智能算法在某些领域的诊断准确率将很快可以超越人。人工智能不仅能够提高诊断的准确性,而且可以快速地实现鉴别诊断,通过为患者提供合适的建议,减少不必要的检查。

　　美国加州大学戴维斯分校医学中心的 Levenson 教授在文献中记录了一个有趣的实验,该实验表明:鸽子经过大量的反复训练,能够识别良恶性肿瘤切片,其准确率能达到85%~90%。也就是说,经过大量训练的机器是能够代替人类实现这种简单重复的识别任务。目前在临床诊断中医师将花费大量时间在简单重复劳动上,比如病理医师几乎每天都会重复类似的图像识别任务。他们需要经过长期反复的训练才能达到一个比较高的准确率,这个训练过程可能需要持续 5 年或者 10 年。

　　近年来,人工智能在图像识别领域表现出了令人惊叹的能力,然而与 AlphaGo(阿尔法围棋)在超越人类专家的成功不同,人工智能缺乏匹配一些基本的人类视觉能力。比如:

　　(1)人工智能还不能模仿人抽象地理解图像内容,如果病理图像质量比较差,让人工智能识别图像还有较大的难度。

（2）随着计算机视觉和机器学习技术的推动，人工智能在图像识别这种任务上，如果经过大数据驱动的训练模式能够达到较高的准确率。但是人工智能目前还远不能达到人的高水平的认知水平，因此目前的人工智能都只能在很小的某些领域达到或者略微超越人。

（3）人工智能不可能复制或者最终取代病理医师，因为这个问题的本身是在错误地比较两个不同的活动：高水平认知（医师的专长）和高性能的计算（人工智能的专长）。病理诊断通常是"经过深思熟虑的认知结论"，它得益于医师长期的经验和训练。因此最后的问题变成了"人工智能 + 病理医师 vs. 病理医师"的问题。

病理医师与人工智能各自存在一些缺陷和不足，两者的缺陷和不足正好形成互补，这是很好的事情，因为这意味着病理医师和人工智能之间并非自然的竞争者，而是自然的合作者。因此，人工智能和病理医师若能协同工作，将可以避免人工智能和人的各自不足，并充分利用各自的优势，这一定比单个病理医师具有更高的准确率并且效率更高。"同一个人与信息资源结合一定比不结合的更好"，人工智能具有它胜任的领域，这与我们人类完全不同。因此，人工智能将辅助病理医师而不是取代他们。

由于人工智能具有以上的优势，未来人工智能将会越来越多地整合到病理医师的临床工作流程当中，这个是不可逆的趋势。人工智能可以帮助解决对病理医师来说难度比较大的问题以提高诊断的准确性，比如人工智能可以在有丝分裂计数、免疫组织化学定量方面比病理医师的准确率更高；液基细胞学恶性细胞的自动检测系统可以快速、自动地识别病变细胞，减少病理医师对显微镜的过分依赖，潜在地使病理医师能够把更多的认知资源集中应用到更高级别的诊断和咨询任务（例如整合分子、形态，以及临床信息，以协助治疗和临床管理决策）。通过这种方式不仅可以节约病理医师诊断时间，而且可以极大地提高医师诊断的准确率。未来可以把病理诊断过程区分为低水平识别和高水平认知两个部分，人工智能的优势在于高性能计算，因此可以承担图像识别这种任务，而人的优势在于高水平认知和理解，因此诊断中的高水平认知可以交给病理医师来做。按照这种人机协同的工作模式将能够充分发挥人工智能和病理医师的优势，同时避免各自的不足。比如，病理医师现在每天工作8h，其中花在简单重复的劳动上可能长达4h，如果未来人工智能能替代病理医师的简单重复劳动，病理医师可以把节约下来的4h用于高水平的认知方面，因此对患者来说能够获得更加精确的诊断报告。因此，随着人工智能在识别、分类能力方面的越来越强，人工智能将能够减少病理医师诊断所花费的时间，减少病理医师对显微镜的依赖。通过把病理医师从繁重的低水平、重复劳动中解脱出来，去从事更多的高层次诊断中的认知领域，以及针对个别患者的咨询任务（例如整合分子、形态，以及临床信息，以协助治疗和临床管理决策）。

第三节　基于图像计算的人工智能辅助病理诊断

一、人工智能辅助病理诊断的挑战

数字病理图像具有容量大（volume）、多样化（variety）和快速化（velocity）的特性，完全符合大数据的特点。

容量大：一张没有压缩的数字化病理切片的容量达 4~7G，高达数十亿个像素，其中包含了成千上万个细胞或者组织结构。有时从一个患者身上会采集多张切片。从理论上来说，病理医师的诊断结论需要对这数十亿像素负责。因此即使经过充分训练的病理医师对同一患者的诊断结论可能会存在差异,这可能会导致漏诊和误诊的发生。

多样化:做病理切片前通常都会伴随有影像数据,此外还可能会伴随有一些体液、血液的检查,以及一些患者的文本信息等非结构化数据。它们从不同的角度反映患者的疾病信息,共同组成多种类型多模态的数据。这些多模态数据在病理数据这里汇总和融合,从而为临床医师提供更精确的诊断信息。

快速化:随着体检和癌症筛查的普及,医院每天接收的癌症病例数量快速增长。与此同时数字病理的逐渐普及,因此数字化病理切片的数据量增长越来越快,因此需要临床医院处理的速度和响应也越来越快。然而病理医师严重不足的瓶颈问题短期内无法得到解决,如何解决这一矛盾? 人工智能辅助诊断系统的研究与开发势在必行。

虽然基于人工智能辅助病理诊断系统具有诸多优势,但是由于病理图像具有高度的复杂性,使得病理图像的自动分析是一个极具挑战性的研究课题。不过有趣的是,尽管病理图像非常复杂,人类历史上第一篇数字图像处理的论文却是基于显微镜成像的病理图像分析。文献是我们能够找到的最早的数字图像处理的论文。论文中 Prewitt 等使用了著名的 Prewitt 算子(这个算法是已经被写入数字图像处理的教科书,作为经典的边缘提取算法)通过自动获取 4 种类型细胞(淋巴细胞、单核细胞、中性粒细胞以及嗜酸性粒细胞)的边缘,从而提取它们的形态信息实现 4 种细胞的自动分类。然而,随着数字图像处理技术的快速发展,与放射影像相比,病理图像的计算却发展得非常滞后。近年来,数字扫描技术的快速发展,以及计算机储存能力和计算能力的快速增强,新的高通量的图像分析与机器学习算法(如深度学习)被研究与开发,图像计算方法在分析高度复杂、异质性高的病理图像中开始有了很大的突破并起着关键的作用。目前医学图像分析算法大多数都是针对放射图像提出的解决方案,由于病理图像具有自身的特点,因此很多的医学影像的解决方案对病理图像基本上都无能为力。以一张乳腺癌患者 HE 染色的乳腺全扫描病理图像(图 6-4)为例,图像中存在大量视觉和图像处理中极具有挑战性的问题,归纳如下:

每张全扫描数字病理图像的尺寸特别大。图 6-4 是一张乳腺组织病理切片,其扫描分辨率大约为每像素 0.25μm×0.25μm 病理组织切片面积,该切片在 20 倍分辨率下的图像尺寸为:220 000×90 000 像素,大小为 3.6G。这种高分辨率、大尺度图像对计算机硬件和图像分析算法均具有很大的挑战。目前基本上没有办法把该切片整张输入计算机同时处理,只能采用把图像分成若干小块分别处理的方式。

病理组织结构和类型复杂,而且形态差异性很大。一张病理切片包含了一个微小的世界,具有众多的病理结构类型,形态各异(图 6-5),因此难以用一个固定的模型来描述它们。它们拥挤在一个很小的切片内结构特别复杂。以乳腺组织病理切片(图 6-4)为例,各种不同的组织病理结构区域如正常

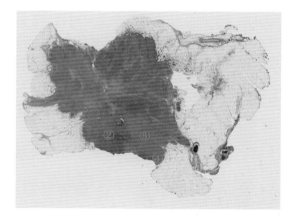

图 6-4　HE 染色的乳腺全扫描病理图像
1~4 代表感兴趣的肿瘤区域

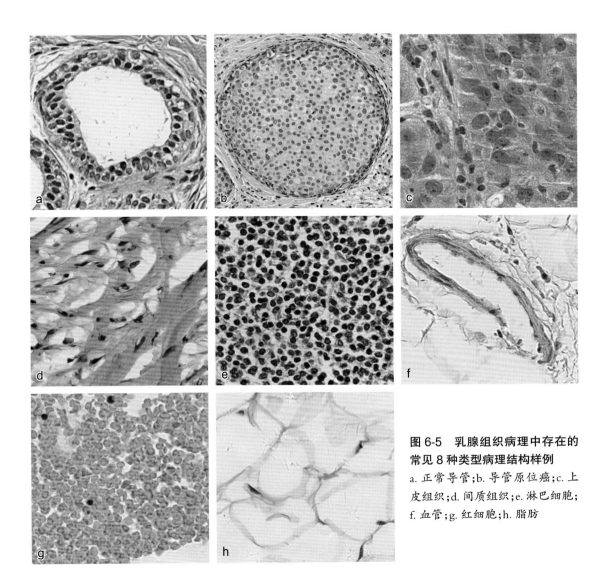

图 6-5　乳腺组织病理中存在的常见 8 种类型病理结构样例
a. 正常导管；b. 导管原位癌；c. 上皮组织；d. 间质组织；e. 淋巴细胞；f. 血管；g. 红细胞；h. 脂肪

导管、导管原位癌、上皮组织、间质组织、淋巴细胞、血管、红细胞、脂肪等组织和结构相互地混合和重叠。因此用传统的图像分析算法检测和分割这些区域和结构难度非常大，有时甚至是不可行的。待检测和分割目标众多。图 6-6 是随机选取的乳腺淋巴结癌转移区域中的 3 个小块，每张图像中有成百上千个细胞。同时视野中场景复杂，存在多种细胞类型，如淋巴细胞、癌细胞、纤维细胞等，它们没有规律地交织在一起。由于病理图像是三维病理组织在二维平面的成像，因此存在大量的细胞重叠、紧靠、没有明确边界的现象（图 6-6b）。如何同步地检测和分割这些细胞，并解决细胞重叠、紧靠、没有明确边界的问题，对视觉和图像处理算法挑战很大。

癌变区域的细胞异质性高。在病理图像中，正常的区域形态相对有规则，但是癌变区域却异质性很高。尤其是癌变区域中的癌细胞通常具有多种核形态以及不规则的染色质纹理（图 6-6b、c）。因此癌转移区域和癌细胞的分割难度较大。

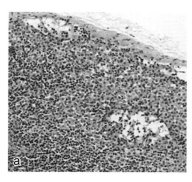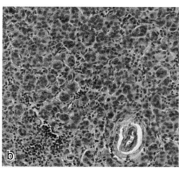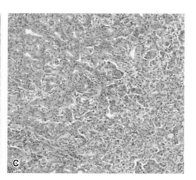

图 6-6　淋巴结癌转移区域中结构复杂性样例

引自李宝明,胡佳瑞,徐海俊,等.基于深度级联网络的乳腺淋巴结全景图像的癌转移区域自动识别[J].中国生物医学工程学报,2020,39(3):257-264;a.淋巴细胞和癌细胞混合;b.细胞的重叠和紧靠;c.癌细胞形状和尺寸异质性高

　　组织图像的背景复杂、噪声大,存在染色不均匀性和成像质量的问题。由于 HE 染色图像能体现病理组织复杂的形态特征,在临床中被广泛使用,是一种最为基本的图像模态。如图 6-5 和图 6-6 所示,在 HE 染色图像中,不仅背景复杂、图像噪声大,还存在由于切片染色制作过程中产生的染色不均匀、染色不正确等问题。此外不同的扫描仪成像以及成像质量等问题,都会对图像处理分析算法带来巨大挑战。

二、病理图像分析的研究现状及其存在的问题

　　尽管病理图像分析具有以上提到的诸多挑战性问题,近年来随着计算机视觉、机器学习领域研究的快速发展,病理图像分析领域也开始受到了更多关注,也迎来了高速发展期。最近,基于病理图像分析的计算机辅助诊断领域比较有影响力的成果是哈佛大学医学院 Andy Beck 博士在文献中提出的 C-Path。该方法集合前人在细胞检测与分割、基质和上皮组织分割、细胞和各种组织区域的特征提取等方面的成果,基于病理图像分析的结果建立了一套用于乳腺癌计算机辅助诊断和预后系统并获得了成功,受到了学术界和工业界的极大关注。随后,Bourzac 在发表于《Nature》的论文中对该成果作了高度评价,并指出:在大数据和机器视觉等领域快速发展的驱动下,未来用计算机自动处理高分辨率病理图像并像病理医师一样为患者做诊断即将成为可能。在工业界,美国 IBM 公司与 MD Anderson 癌症研究中心曾尝试打造 Watson 的读片机器人,未来将与病理医师协同合作定量分析病理图像。Lu 等在文献中运用定量的病理形态特征能否准确地预测口腔鳞状细胞癌患者的生存期。Cheng 等在文献基于肾脏组织病理切片的特征和基因特征的关联分析能够预测患者的生存期。Wang 等在文献中通过病理组织微阵列中细胞核特征的定量描述能够预测早期非小细胞癌患者的复发风险。

　　病理图像分析在理论上和临床上均具有重要的意义,自 2010 年以来这个领域的研究受到了更多的关注。尽管我国的相关研究起步较晚,但是也有不少团队做出了很多优秀的成果。比如武汉大学中南医院的李雁教授团队,中国科学院西安光学精密机械研究所的闫平昆研究员团队,北京航空航天大学许燕博士团队,上海大学施俊博士团队,深圳大学倪东博士团队,南京大学的高阳教授团队、史颖欢博士团队等。

病理图像分析归纳起来,目前主要有如下研究领域和存在的问题:

(1)细胞核的检测与分割:细胞核的检测和分割是病理图像分析中最为基本和核心的问题,因此是病理图像分析领域关注度较高的一个研究方向。同时,细胞的检测和分割是构建基于细胞拓扑结构特征和其他描述病理组织结构特征的基础,因此该结果的好坏直接影响特征提取的准确率和效率。Yuan 等在文献中运用基于形态和颜色特征描述的支持向量机分类器分割病理图像中的细胞分类为癌细胞、淋巴细胞以及基质细胞。该文献基于细胞分割的结果还进一步研究了肿瘤细胞的异质性。随后,该团队在文献中运用了类似的方法研究了三阴性乳腺癌病理图像中淋巴细胞在肿瘤内的空间分布以及病理图像中淋巴浸润与分子分析结果的关联性。大部分细胞核分割算法的性能也都与细胞核检测的准确性密切相关,目前比较流行的细胞分割方法如基于标记点的分水岭、活动边界模型都非常依赖于准确细胞核质心的检测。其他的细胞分割的方法包括:基于投票的方法、径向对称法、LoG 滤波器方法、标记控制的分水岭算法、基于初始形状学习的活动边界模型方法、水平集方法、非监督的贝叶斯分类器方法。我们在文献中运用了高斯混合模型分割淋巴细胞。目前很多方法都是基于正常细胞的检测与分割,由于癌细胞具有较高的异质性,癌细胞的检测与分割对图像分析算法具有较大的挑战性。病理图像中细胞异质性高通常是肿瘤恶性程度高低的一个重要形态特征,因此癌细胞的检测与分割是一个非常重要而且有意义的研究领域。

(2)基质和上皮组织的检测与分割:基质与上皮组织是病理组织中最为基本的两种组织,自动检测和分割基质和上皮区域对构建计算机辅助系统自动分析肿瘤微环境至关重要。Beck 等在文献中运用超像素分割和基于像素点的支持向量机分类的方法对乳腺肿瘤中上皮组织与基质进行分割。我们在文献中运用深度卷积神经网络并结合超像素方法自动检测与分割乳腺肿瘤中上皮与基质组织。上皮和基质组织之间通常没有明确的边界,而且颜色纹理差异性较小,在恶性肿瘤中,由于癌细胞的快速增殖造成的两者之间的区分难度更大,因此该领域的研究目前相对较少。

(3)不同类型(良性和恶性)组织的自动检测与分类:我们在文献中运用了基于细胞分布结构特征的图描述并应用于病理图像块的图像检索,其中把文献提出的堆栈稀疏自编码器运用于细胞质心的检测从而构建区分描述不同类型图像的图特征的节点。文献运用了深度卷积神经网络自动检测乳腺高分辨率病理图像中的浸润性导管癌区域。文献分析了肾脏组织微环境和患者生存期的关联性。尽管以上提到的工作都取得了一定的成功,但是这些方法都是基于小块感兴趣区域的分析,对全扫描图像的分析很少,这是一个主要的缺陷。由于病理医师的分析通常是基于全扫描图像的结构和形态特征的分析,因此基于全扫描图像分析所构建面向临床应用的计算机辅助诊断系统非常重要。

(4)基于深度学习的病理图像分析:组织病理图像较为复杂,具有如图 6-1a 和图 6-4 所示的多种复杂的组织结构。因此,运用传统的图像分析方法处理病理图像具有较大的难度。比较幸运的是,近几年兴起的深度学习方法非常适合于处理和分析这一类复杂的数据。近几年,深度学习在计算机视觉和机器学习领域取得了巨大的成功,在工业界和学术界均引起了很大的关注。现有的很多图像处理和分析算法都是针对某些具体任务而设定的方法,而深度学习则是端对端的学习方法,特别是病理图像是一种高度复杂的数据(图 6-4),是典型的大数据问题,因此与其他方法相比,深度学习在病理图像分析领域能够表现出很明显的优势。把深度学习应用于病理图像分析的先驱工作是著名的 Schmidhuber 教授团队在 2012 年的文献(比较有趣的是,这是我们目前能够找到的第一篇把深度学习运用于医学图像分析的论文)以及 2013 年 MICCAI 细胞有丝分裂检测竞赛中获得第一名的 Ciresan 等的工作。由于发生有丝分裂的细胞很容易和普通细胞以及其他的错误染色相混淆,因此 Ciresan 等提出了基于逐像素点的深度卷积神经网络的语义分割方法。作者采用的方法是在病理医师勾勒的发生有丝分裂细胞区域内和区域外分别获取大量的基于像素点描述的图像块构建正负样本,构建时如果该图像块的中心像素点在有丝分裂细胞区域内,则这这图像块被标记为正样本,反之为负样本。用这些训练样本训练的深度卷积神经网络,结合滑动窗并运用 softmax 分类器预测每个滑动的小块属于细胞有丝分裂的概率。最后,根据这个概率值确定该滑动块中心像素点是否属于有丝分裂像素。用这种方法遍历整张图像便可以实现细胞有丝分裂的检测。受这个工作的启发,我们在文献中提出基于稀疏自编码器和滑动窗的方法,并应用于病理图像细胞的自动检测。该网络首先随机从乳腺病理图像中选取的 34×34 细胞块和非细胞块构建训练集。然后运用构建的训练集非监督地训练深度稀疏自编码器网络,接下来用训练好的网络并结合滑动窗和局部最大置信度评分的算法在高分辨率大尺度病理图像中自动快速地检测细胞。通过对 500 多张 2 200×2 200 像素的 HE 染色的乳腺病理图像进行评估,结果表明具有良好的检测准确率。此外,为了推动这个领域的发展,我们公布了本文全部的训练集和测试集,期待该数据集能够成为病理图像细胞检测领域的"Benchmark"(基准)。结合这些工作,最近英国华威大学的 Rajpoot 教授团队提出了基于空间约束的卷积神经网络并运用于直肠癌病理的细胞检测。

近年来,深度卷积神经网络在图像分类和分割领域取得了巨大的成功,新的网络结构不断被提出。最为著名的当属在 ImageNet 分类竞赛中表现突出的 AlexNet 和 VGG Net。与分类相比,基于逐像素点的分割更具挑战性。早期的基于深度结构的逐像素点的分割都是基于像素块和滑动窗方法并预测中心像素作为像素分割结果的方法。最近一种称为全卷积网络(fully convolutional network,FCN)的深度结构在逐像素点的分割方面的优势引起了较大的关注。该网络的输入图像可以是任意尺寸,同时还可以得到与输入图像等大小的分割结果图。

病理图像分析领域目前存在的一个问题是缺乏公用的数据库用于测试不同算法的性能。近些年在一些国际顶级会议上公布了一些数据库供研究人员测试。比如我们参与发布了 2010 年国际模式识别会议(ICPR)的淋巴细胞检测与分割竞赛数据,该数据包括 100 张尺寸是 100×100 像素的乳腺癌淋巴结阴性患者的淋巴细胞病理图像。该数据的发布推动了基于病理图像分析的细胞检测的研究。近些年来又有一些新的数据发布。2016 年第 13 届国际生物医学图像峰会(ISBI2016)的"淋巴结癌转移检测竞赛"发布了 400 张全扫描乳腺前哨淋巴结病理图像数据。这是世界上首次发布乳腺前哨淋巴结病理图像数据,也是世界上首次发布全扫描病理图像。这个数据的发布将推动病理图像分析,特别是淋巴结癌转移状态检测领域的发展。

三、基于病理图像计算的辅助诊断与预后

近年来,我们研究与开发了一些基于深度计算的图像分析方法以及病理组学特征定量地描述肿瘤。比如基于深度学习框架的细胞核、腺体的检测与分割、细胞核异型性自动评分、多种组织类型(比如上皮组织和间质组织)的自动检测与分割等的新方法。在肿瘤定量化描

述方面,运用了基于图描述的空间结构特征,以及形态和纹理等特征。我们在人工智能辅助病理诊断上的工作主要是从以下4个层次展开:

（一）细胞层次

在癌症的计算机辅助诊断和预后过程中,很重要的一项工作是对肿瘤细胞的异质性和复杂的肿瘤微环境的分析。然而,对细胞核的精确检测与分割则是解决这些问题的基础工作。在实际应用中,细胞核的检测通常是许多计算机辅助病理图像分析完成,如乳腺肿瘤自动分级系统中的细胞核异型性评分的前提。

我们在文献中提出了一种基于堆栈稀疏自编码器的乳腺癌细胞核自动检测方法。自编码器是一种非监督的特征提取方法,通过该方法可以获取图像高维特征信息。一个自动编码器可以看作是多层神经网络模型,这个模型的训练过程中包含了前向传播和反向传播两个过程,通过先编码后解码得到关于原始输入的重构,并利用反向传播算法使得原始输入和重构之间的误差尽可能小,得到最后的自编码器模型。最后,考虑到组织切片中细胞的庞大数量、遍布性和不规则性,我们在测试集图像上使用固定大小的滑动窗,每隔6个像素遍历全扫描图像,提取图像块并送入训练好的SSAE模型逐一检测区域内是否存在细胞核。该方法和传统基于人工设计特征方法的优点在于,SSAE模型能学习到更高级别的组合特征而非单纯的低维信息,如颜色分布、纹理以及边缘信息等。

细胞核异型性是评估乳腺癌恶性程度的一个重要指标,主要体现在细胞核的形状、大小变化、纹理和质密度不均化。对细胞核异型性的评估,单纯的检测结果缺乏一定的边界与细胞质信息。因此,细胞核的分割同样是重要且具有挑战性的。除文献勾勒的发生有丝分裂细胞的区域内外,逐一获取大量基于像素点描述的图像块,构建正负样本。如果该图像块的中心像素点在有丝分裂细胞区域内,则这该图像块被标记为正样本,反之为负样本。用这些样本训练的深度卷积神经网络,结合滑动窗和softmax分类器,得到每个滑动小块属于有丝分裂的概率。最后,根据这个概率值确定该滑动块中心像素点是否属于有丝分裂像素。用这种方法遍历整张图像便可以实现细胞有丝分裂的检测。通过获取大量的图像数据,结合医师先验知识的标记构建训练集并送入深度网络中进行参数学习。最终,我们可以针对病理图像中对应位置的每一个像素都获得一个分类结果,并将整张图像的分类结果整合最终得到完整的细胞核分割结果。图6-7展示了这个结果。

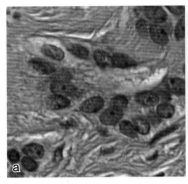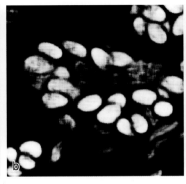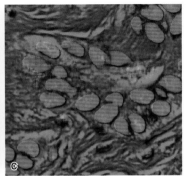

图6-7　基于像素预测的乳腺病理细胞核分割结果

a.原始图像;b.深度模型逐像素分类后整合得到的分割结果;c.将整合结果映射到原始图像的结果

由于病理组织是一个三维结构,数字病理切片通常都是二维成像,因此细胞的重叠在癌细胞病理切片中很常见。因此,在细胞的分割方法中,如何解决重叠问题将是取得更好的分割结果的前提。特别是在对组织区域内细胞核异型性进行分析时,由于我们需要预先知道细胞核准确的边界轮廓以及对应的纹理等形态学信息。因此,在肿瘤区域尤其是恶性程度较高的区域内,实现细胞核精确地分割,解决重叠问题就显得尤其关键。我们根据细胞核的精确检测结果构建的椭圆拟合的方法可以把严重重叠的细胞核自动分割开。

(二) 组织层次

通常病理图像尺寸较大,因此在肿瘤组织中识别多种组织是一项具有挑战性的工作。上皮组织和间质组织作为组织病理学中最基本的几种组织成分,它们的精确分割对于构建基于肿瘤微环境分析的计算机辅助系统非常重要。在乳腺病理组织中,基质通常包括导管和小叶周围的脂肪、纤维结缔组织、血管和淋巴管,它们是器官的支撑骨架,而上皮组织则主要是细胞组织的内衬。由于癌症的生长和扩散主要依赖于由上皮组织和基质组织构成的微环境,因此组织中的肿瘤上皮、基质比率通常被认为是一个重要的预后参数。我们在文献中运用超像素(基于线性迭代聚类的方法)将上皮组织和间质组织分割为小块,然后将小块输入训练好的卷积神经网络模型。最后,在测试集上使用同样的方法将原图逐块输入至已经预先训练好的卷积神经网络模型中,根据整个小块内的像素信息去预测对应类别,分割结果如图 6-8 所示。

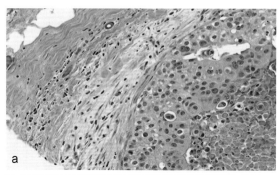

图 6-8 基于区域小块的组织分割结果
引自骆小飞,徐军,陈佳梅. 基于逐像素点深度卷积网络分割模型的上皮和间质组织分割[J]. 自动化学报,2017,43(11):2003-2013;a. HE 染色的原始乳腺病理图像;b. 病理医师标记的上皮和间质区域;c. 计算机自动分割的结果

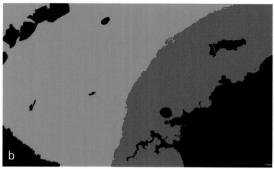

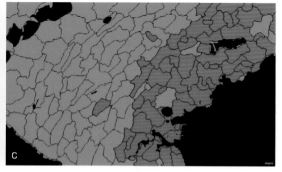

在文献中,我们中提出了一种逐像素的上皮组织与间质组织精准分割的方法,文献提出使用深度卷积神经网络(DCNN)来对全扫描病理图像进行逐像素预测,从而获得更加精确的分割结果,分割框架如图 6-9 所示。

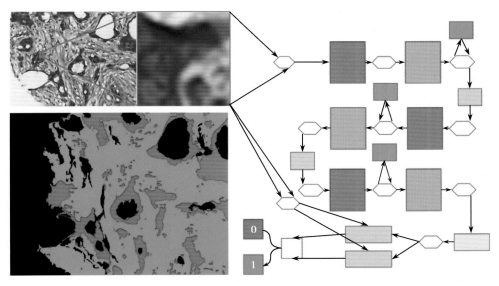

图 6-9　深度卷积神经网络对乳腺肿瘤上皮组织与基质组织分析流程

引自骆小飞,徐军,陈佳梅. 基于逐像素点深度卷积网络分割模型的上皮和间质组织分割[J]. 自动化学报,2017,43(11):2003-2013;0 代表上皮组织,用红色表示;1 代表基质组织,用绿色表示;非两类组织区域用黑色表示

　　我们首先需要在全扫描图像中人工划分出各自一定数量的两类组织用作训练集,送入 DCNN 中提取两种不同组织类型的特征。然后,对提取出来的特征使用一定的分类器对其进行两类组织的像素级分类与预测,结果如图 6-10 所示。

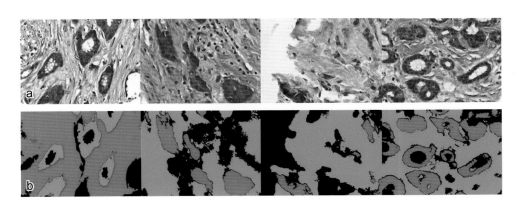

图 6-10　逐像素语义分割的结果

引自骆小飞,徐军,陈佳梅. 基于逐像素点深度卷积网络分割模型的上皮和间质组织分割[J]. 自动化学报,2017,43(11):2003-2013;a. 原始苏木精 - 伊红(HE)染色的乳腺病理图像;b. 逐像素语义分割结果

　　除了乳腺肿瘤的上皮和基质划分,我们把这个工作继续扩大到更多的组织数量,在结直肠全扫描图像的多种组织分割。在该研究中,我们利用深度卷积神经网络对结直肠 8 种类型的组织区域进行识别与分类,准确率达 92.48%。2016 年,Kather 等在文献上介绍了利用形态学方法训练分类器对 8 种类型的组织区域进行分类的方法。相比而言,使用深度卷积神经网络对 8 种类型的组织区域进行分类优势较为明显。具体地,深度学习模型对图像中的一些微小组织部分的分辨比文献提出的方法要更加精细,这主要取决于模型对 8 种类型组织区域分类的准确率。在测试该方法的适用性之后,利用研究提出的模型可以对结直肠全扫描病理图像当中的 8 种类型的组织区域进行分割,分割结果展示如图 6-11。

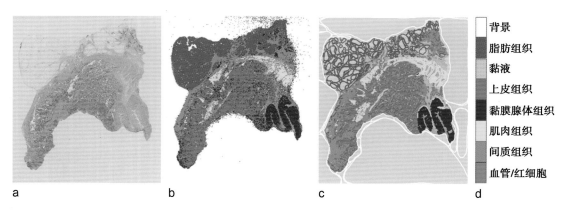

图 6-11　基于深度卷积神经网络的结直肠全扫描病理图像多种组织类型分割结果示例

引自蔡程飞,徐军,梁莉,等.基于深度卷积网络的结直肠全扫描病理图像的多种组织分割[J].中国生物医学工程学报,2017,36(5):632-636;a.原始的 HE 染色结直肠组织全扫描病理图像;b.自动为分割的图像;c.医师标记的区域;d.各种组织类型颜色编码

(三) 病理组学定量化描述肿瘤

　　疾病在微观的基因、分子的变化将会引起组织形态表型的改变,这些细小变化最终会表现为特定的宏观表达。在组织病理图像中,从基于像素级别描述的细胞层次信息到基于区域的描述将从不同的层次体现了丰富的细胞和组织的形态信息,这些信息是病理学家诊断疾病的关键信息。一幅病理图像包含了丰富的诊断信息,如果通过上面介绍的针对病理图像的细胞层次和组织层次的图像计算结果,并把图像转化为高维的数据,然后从这些数据中挖掘出能够有助于临床决策信息,这样的过程称为病理组学(图 6-12)。此外,精准的诊断模型如果能够进一步把病理组学信息和影像组学以及其他的患者的疾病信息如文本等信息结合,将能够改善疾病的诊断、预后以及预测的准确性,从而能够更好地制定临床决策特别是对癌症患者制定最优的临床护理方案。图 6-12 是我们在文献中提出的基于病理图像计算和病理组学对雌激素受体阳性患者的复发风险高低预测的流程图。主要包括:①基于图像计算自动检测乳腺癌巢区域组织病理图像中的细胞核(图 6-12a);②基于图像计算结果得到的细胞核质心构建基于细胞核空间形态特征的肿瘤区域的病理组学定量描述(图 6-12b);③基于病理组学的定量描述构建复发风险高低预测模型(图 6-12c)。Lu 等提出了根据多种形态学空间特征对口腔癌细胞分析以及疾病风险预测的方法,图 6-13 展示了其中一些可以用来定量描述肿瘤的特征族。

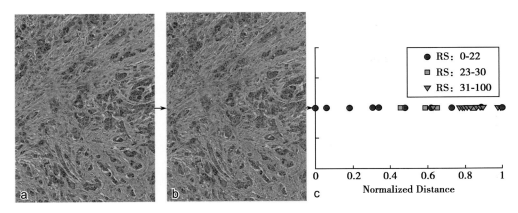

图 6-12 基于病理组学的雌激素受体阳性乳腺癌复发风险预测计算机辅助预后系统

系统主要包括:a.基于图像计算的细胞核自动检测;b.基于细胞核质心的细胞核空间形态特征对肿瘤区域的病理组学定量描述;c.基于病理组学定量描述的复发风险高低预测

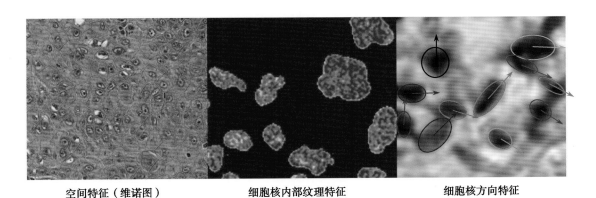

空间特征(维诺图)　　　　细胞核内部纹理特征　　　　细胞核方向特征

图 6-13 多特征定量描述肿瘤

引自顾松,鲁浩达,谢嘉伟,等.计算病理:图像计算及其对精准医学的价值,中华病理学杂志,50(8):851-855,2021.

　　这些所提取出来的大量特征,我们总可以从中选取一部分作为肿瘤描述的一个层面,并将这些定量化的数据输入计算机模型中,实现基于肿瘤细胞的深度计算,获得其一致性与异质性分析报告,从中挖掘有效信息并用于预后以及患者的生存性分析等工作中。因此,病理组学需要包含像素级到空间形态的丰富的信息。

　　1. 纹理特征　图 6-14 可视化地展示了各类运用基于像素级的纹理特征区分乳腺良、恶性肿瘤。

　　2. 形状特征　我们在文献中运用 HOG 特征定量地描述乳腺组织病理细胞核(图 6-15)。由于细胞在形状特征上具有一定的共性,例如具有一定圆形结构的均可以被认定为是细胞结构,所以尝试采用能够表现目标形状的方向梯度直方图来描述或表示细胞图像的结构信息,有利于分类器辨别细胞和非细胞组织。根据上述方法获得的细胞 HOG 特征可视化如图 6-15 所示,可以看出 HOG 特征充分描述了被检测物体的轮廓信息,为分类器提供了被检测物体更具代表性的特征描述。将提取出来的 HOG 特征送入训练好的支持向量机分类器中,

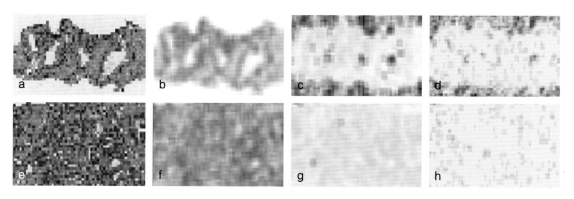

图 6-14 可视化展示纹理特征

运用 3 种不同纹理特征定量描述 HE 染色的乳腺良性(a)、恶性(e)组织病理切片的 Gabor(b,f)、灰度(c,g)以及灰度共生矩阵(d,h)特征可视化的展示

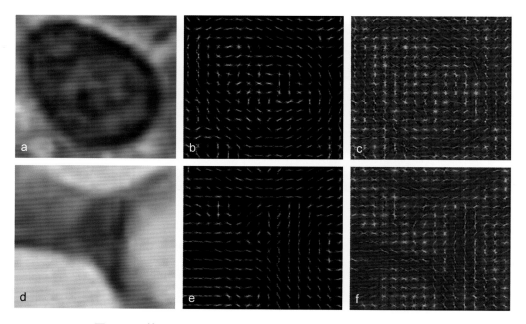

图 6-15 基于 HOG 特征的细胞核和非细胞核图像块的定量描述

引自龚磊,徐军,王冠皓,等. 基于多特征描述的乳腺癌肿瘤病理自动分级[J]. 计算机应用,2015,35(12):3570-3575,3580;a~c. 细胞核图像块;d~f. 非细胞核图像块;对 HE 染色的细胞核和非细胞核原始图像块(a,d)的灰度 HOG 特征(b,e)和彩色 HOG 特征(c,f)

如果是细胞则在原图中标注为细胞点,若为非细胞则舍弃,从而完成细胞核的自动检测。

　　除了灰度、Gabor 等纹理特征外,形状特征也经常应用于组织病理结构的定量描述。我们在文献中,运用中轴来描述腺体区域。中轴定义为细胞内与表面两点等距的点的集合,并连接最接近表面点的内侧轴的表面矢量。根据该方法,我们可以对每一个分割出来的腺体形状定量化描述,然后根据定量模型去分析腺体间的差异,最终利用这些差异信息使用分类器对腺体自动分级。我们的文献中运用了基于马尔科夫随机场(MRF)与区域活动边界模型相结合的前列腺腺体分割方法,随后通过显式形状描述对分割出来前列腺腺体参照Gleason分级系统对前列腺腺体进行自动分级。

3. 空间结构特征 病理组织结构中各种细胞之间的空间结构信息可以定量地描述癌变组织内的不同的病理结构以及细胞之间的拓扑空间关系。

图6-16运用了3种全局图特征分别定量地描述了乳腺肿瘤区域细胞间的空间结构信息。这些全局图特征分别包含维诺图(图6-16b)、德劳内三角形(图6-16c)以及最小生成树(图6-16d)。这3种拓扑空间结构特征,我们可以通过评估各种图的多边形周长、弦长、边长与面积等信息来对特定的肿瘤形态学特征进行定量地描述。

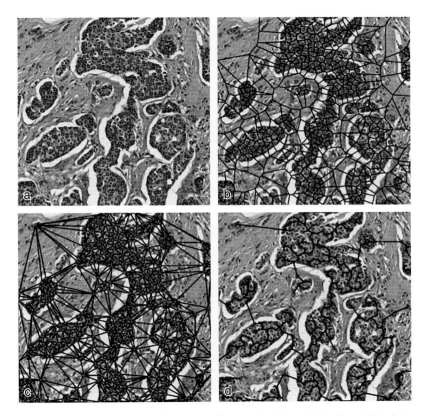

图6-16 基于图的空间形态特征定量描述乳腺肿瘤在原始图像上展示自动检测的细胞核质心(红色点),以该细胞核为质心构建的细胞核空间形态特征
引自顾松,鲁浩达,谢嘉伟,等. 计算病理:图像计算及其对精准医学的价值,中华病理学杂志,50(8):851-855,2021;a.乳腺肿瘤;b.维诺图;c.德劳内三角;d.最小生成树

(四)疾病诊断层次

通过对组织病理图像从细胞、组织到病理组学3个层面定量分析和描述,可以构建对患者的疾病的计算机辅助诊断。以乳腺癌为例,在临床上针对乳腺癌的诊断通常是基于世界卫生组织的诺丁汉分级系统(NGS)对乳腺肿瘤的3个主要指标的恶性程度进行评分(图6-17)。NGS包括3个指标:①腺体的形成程度;②有丝分裂次数(细胞分裂速度);③细

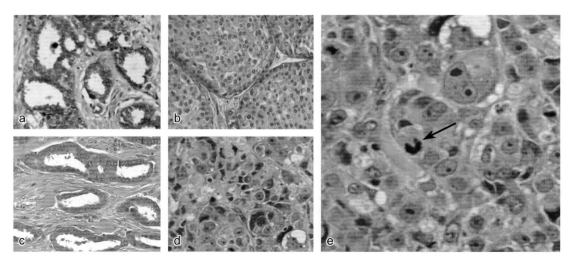

图 6-17 乳腺癌诺丁汉分级系统（NGS）的 3 个指标

引自周超,徐军,罗波. 基于深度卷积网络和结合策略的乳腺组织病理图像细胞核异型性自动评分[J]. 中国生物医学工程学报,2017,36(3):276-283 ;a、b. 腺体形成程度;c、d. 细胞的异型性;e. 肿瘤细胞核有丝分裂次数

胞核的异型性。我们在文献中展示了计算机辅助乳腺癌肿瘤病理自动分级方法。我们提出了基于多特征描述的乳腺肿瘤病理自动分级方法。该方法使用卷积神经网络模型检测病理图像中的上皮细胞和淋巴细胞;然后运用颜色分离算法把细胞通道从 HE 染色的病理图像中分离,接下来使用自适应阈值、形态学操作、带有前景标记的分水岭算法和椭圆拟合得到细胞的边界。随后提取出细胞的形状纹理和反映细胞分布的空间结构特征(如维诺图、德劳内三角形以及最小生成树等),将这些特征降维后输入支持向量机中实现对病理图像自动分级。Lewis 等在文献中运用图特征定量地描述口咽癌组织病理图像中的细胞核的空间排列,然后基于这些空间排列的结构特征预测 p16 阳性鳞状上皮口咽癌患者微排列组织的恶性程度。

　　细胞核异型性是乳腺癌 NGS 系统其中一个重要的指标,图 6-18 分别为具有 3 种不同细胞核异型性等级的乳腺组织。我们在文献提出了一种基于深度卷积神经网络对乳腺肿瘤细胞的细胞核异型性进行自动评分的方法。我们基于深度卷积神经网络和结合策略模型的乳腺组织细胞核异型性自动评分模型。该模型首先使用 3 个卷积神经网络分别处理每个病例的 3 种不同分辨率下的组织病理图像,每个网络结合滑动窗方法和绝对多数投票法评估每个病例同一种分辨率下的图像的分值,从而分别得到每个病例 3 种分辨率下的评分结果。接下来使用相对多数投票法综合评估每个病例 3 种分辨率的评分结果,得到每个病例的最终细胞核异型性评分结果,从而实现细胞核异型性的自动分级。该模型的准确性与计算效率都较高,因此具备一定的临床应用能力。该方案提出的乳腺癌细胞核异型性评分模型的整体框架和流程如图 6-19 所示。

　　如图 6-19 所示,针对每个病例同一个视角、3 种不同分辨率(10×、20×、40×)下的组织病理图像,分别输入 3 个独立的深度卷积神经网络进行训练,从而得到 3 个在不同分辨率下的分类模型。然后,利用已经训练好的深度卷积神经网络,结合滑动窗的方法,分别处理每个

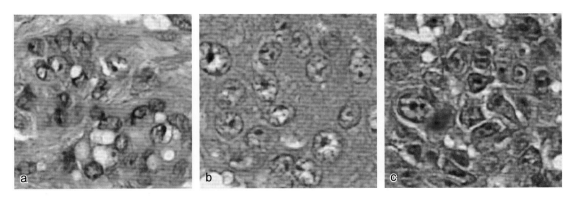

图 6-18　具有不同细胞核异型性等级的乳腺组织病理图像

引自周超,徐军,罗波.基于深度卷积网络和结合策略的乳腺组织病理图像细胞核异型性自动评分[J].中国生物医学工程学报,2017,36(3):276-283;a~c.细胞核异型性等级分别为 1、2、3 的组织病理图像块

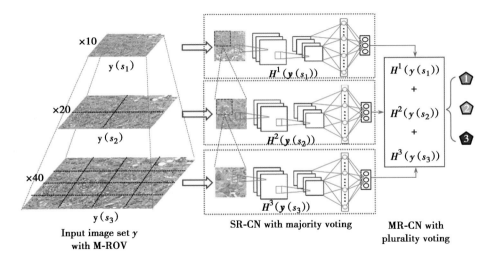

图 6-19　多尺度细胞核异型性评分系统流程图

引自周超,徐军,罗波.基于深度卷积网络和结合策略的乳腺组织病理图像细胞核异型性自动评分[J].中国生物医学工程学报,2017,36(3):276-283

分辨率下的乳腺病理切片,得到一张图像多子集的得分。采用绝对多数投票法处理同一分辨率下所有子集的得分,得出这个分辨率下图像的得分;使用相对多数投票法对每个病例 3 个分辨率下绝对多数投票法的结果进行投票,得到每个病例的最终得分。最终,该模型的评分正确率得分为 67 分,其结果如图 6-20 所示,在现有的细胞核异型性评分模型中准确率排名第二。其次,在给每一张分辨率分别为 10×、20×、40× 的图像自动评分时,计算时间分别约为 1.2、5.5、30s。

　　淋巴结癌转移是肿瘤最常见的转移方式,是指癌细胞从原发病灶冲破了肿瘤癌巢的限制,穿过淋巴管壁而扩散到淋巴结中像绿豆大小,用于收集免疫细胞的结构,并且以淋巴结为中心生长出肿瘤的现象。图 6-21 是乳腺癌腋下淋巴结癌转移及其相应的数字病理图像示意图。图 6-21a 中一些像绿豆的结构是腋下淋巴结,离乳腺最近(也叫前哨淋巴结),它是

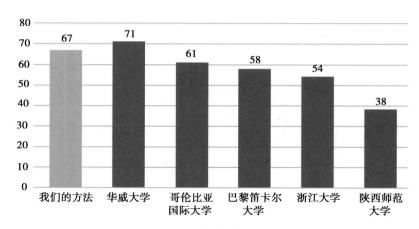

图 6-20　细胞异型性自动评分结果对比

引自周超,徐军,罗波. 基于深度卷积网络和结合策略的乳腺组织病理图像细胞核异型性自动评分[J]. 中国生物医学工程学报,2017,36(3):276-283

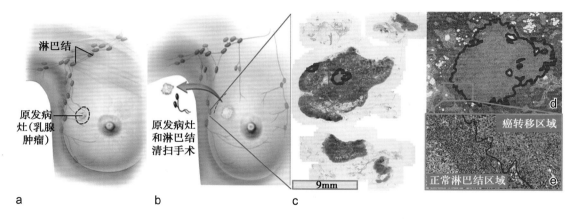

图 6-21　乳腺癌腋淋巴结转移及其相应的病理图像示意图

引自李宝明,胡佳瑞,徐海俊,等. 基于深度级联网络的乳腺淋巴结全景图像的癌转移区域自动识别[J]. 中国生物医学工程学报,2020,39(3):257-264;a. 乳腺肿瘤区域及其腋下淋巴结结构位置关系示意图;b. 从发生乳腺腋下淋巴结癌转移的部位取出组织并用 HE 染色后的数字病理全扫描图像,其中蓝色标记的区域为病理学医师标记的发生了癌转移的区域;c. 为 b 图中用红色矩形框标记的癌转移的区域放大后的病理图像;d. 为 c 图中红色矩形框标记的癌转移区域放大后的病理图像;e. 为 d 中橙色矩形区域再放大后的癌转移区域(右上)和正常淋巴结区域(左下)

肿瘤最可能扩散的部位。如果在前哨淋巴结中出现了癌转移就表示肿瘤已经扩散到乳腺以外。如果淋巴结中出现了任何肿瘤细胞群或癌转移区域,这种现象称为淋巴结阳性,相反则称为淋巴结阴性。出现了淋巴结癌转移的患者一般预后都较差,因为一旦癌细胞进入了淋巴系统,它们除了在最邻近的淋巴结扎根外,也有可能继续扩散到其他的器官。如图 6-22 所示,淋巴结转移病理图像中孤立的癌细胞簇以及少部分微转移是很容易被忽略掉的。文献对比了 11 个有经验的病理医师对 129 张全景淋巴结切片的诊断结果,发现即使是最好的病理医师也会漏掉 37.1% 的微转移区域。2017 年 3 月,Google DeepMind 团队展示了他们团队基于深度神经网络的淋巴结癌转移的辅助诊断结果,该团队运用深度学习方法得到的转

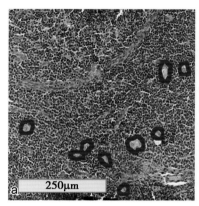
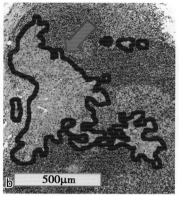
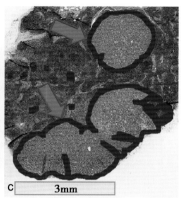

图 6-22　3 种类型淋巴结癌转移的样例

引自李宝明,胡佳瑞,徐海俊,等. 基于深度级联网络的乳腺淋巴结全景图像的癌转移区域自动识别[J].中国生物医学工程学报,2020,39(3):257-264;图像下方矩形框内数字及对应的矩形框长度为图像的标尺,蓝色线内为医师标记的癌转移区域;a. 多个孤立的癌细胞簇(每个转移区域直径约0.05mm);b. 微转移(红色箭头所指的转移区域直径约0.75mm);c. 宏转移(红色箭头所指的两个转移区域直径分别约为3mm 和 5mm)

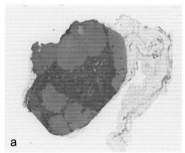
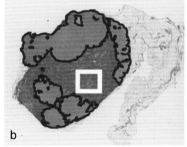
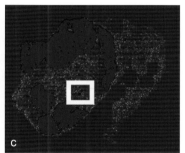

图 6-23　淋巴结癌转移的计算机辅助诊断

引自李宝明,胡佳瑞,徐海俊,等. 基于深度级联网络的乳腺淋巴结全景图像的癌转移区域自动识别[J].中国生物医学工程学报,2020,39(3):257-264;笔者(c)对全扫描淋巴结切片(a)中癌变区域转移区域自动检测的结果对比;(b)为病理医师标记的转移区域,(b、c)中白色框内是微转移区域

移区域检测结果,图 6-23c 展示了我们针对这个问题给出的检测结果。图 6-23b 是病理医师标记的转移区域,根据图 6-22 中的描述,这个是宏转移区域。但是图 6-23b、c 中白色框内的微转移区域,病理医师却漏检了,我们的方法(图 6-23c)和 Google DeepMind 都把这个微转移区域给检测出来了,同时对比可以看出,我们的检测方法比 Google DeepMind 能够更好地区分正常的区域。

(徐　军　鲁浩达　谢嘉伟　张智弘　周晓军)

参 考 文 献

[1] Siegel RL,Miller KD,Jemal A. Cancer Statistics,2017 [J]. CA Cancer J Clin,2017,67(1):7-30.

［2］ Chen W,Zheng R,Baade PD,et al. Cancer statistics in China,2015［J］. CA Cancer J Clin,2016,66(2):115-132.

［3］ Collins FS,Varmus H. A new initiative on precision medicine［J］. N Engl J Med,2015,372(9):793-795.

［4］ Giger ML,Chan HP,Boone J. Anniversary Paper:History and status of CAD and quantitative image analysis: the role of Medical Physics and AAPM［J］. Med Phys,2008,35(12):5799-5820.

［5］ Bourzac K. Software:The computer will see you now［J］. Nature,2013,502(7473):S92-94.

［6］ May M. A better lens on disease［J］. Sci Am,2010. 302(5):74-77.

［7］ Bourzac K. Software:The computer will see you now［J］. Nature,2013,502(7473):S92-S94.

［8］ Dalton LW,Pinder SE,Elston CE,et al. Histologic grading of breast cancer:linkage of patient outcome with level of pathologist agreement［J］. Mod Pathol,2000,13(7):730-735.

［9］ Meyer JS,Alvarez C,Milikowski C,et al. Breast carcinoma malignancy grading by Bloom-Richardson system vs proliferation index:reproducibility of grade and advantages of proliferation index［J］. Mod Pathol,2005,18(8): 1067-1078.

［10］ Beck AH,Sangoi AR,Leung S,et al. Systematic analysis of breast cancer morphology uncovers stromal features associated with survival［J］. Sci Transl Med,2011,3(108):108ra113.

［11］ Wilbur DC. Digital pathology:get on board—the train is leaving the station［J］. Cancer Cytopathology,2014, 122(11):791-795.

［12］ Adelson EH. Perceptual Organization and the Judgment of Brightness［J］. Science,1993,262(5142):2042-2044.

［13］ Obermeyer Z,Emanuel EJ. Predicting the Future-Big Data,Machine Learning,and Clinical Medicine［J］. N Engl J Med,2016,375(13):1216-1219.

［14］ Levenson RM,Krupinski EA,Navarro VM,et al. Pigeons(Columba livia)as Trainable Observers of Pathology and Radiology Breast Cancer Images［J］. PLoS One,2015,10(11):e0141357.

［15］ Granter SR,Beck AH,Papke DJ Jr. AlphaGo,Deep Learning,and the Future of the Human Microscopist［J］. Arch Pathol Lab Med,2017,141(5):619-621.

［16］ Rimm DL. C-path:a Watson-like visit to the pathology lab［J］. Sci Transl Med,2011,3(108):108fs8.

［17］ Sharma G,Carter A. Artificial Intelligence and the Pathologist:Future Frenemies?［J］. Arch Pathol Lab Med,2017,141(5):622-623.

［18］ Madabhushi A,Lee G. Image analysis and machine learning in digital pathology:Challenges and opportunities ［J］. Med Image Anal,2016,33:170-175.

［19］ Mendelsohn ML,Kolman WA,Perry B,et al. Morphological analysis of cells and chromosomes by digital computer［J］. Methods Inf Med,1965,4(4):163-167.

［20］ Prewitt JM,Mendelsohn ML. The analysis of cell images［J］. Ann N Y Acad Sci,1966,128(3):1035-1053.

［21］ Lu C,Lewis JS Jr,Dupont WD,et al. An oral cavity squamous cell carcinoma quantitative histomorphometric-based image classifier of nuclear morphology can risk stratify patients for disease-specific survival［J］. Mod Pathol,2017,30(12):1655-1665.

［22］ Cheng J,Mo X,Wang X,et al. Identification of topological features in renal tumor microenvironment associated with patient survival［J］. Bioinformatics,2018,34(6):1024-1030.

［23］ Cheng J,Zhang J,Han Y,et al. Integrative Analysis of Histopathological Images and Genomic Data Predicts Clear Cell Renal Cell Carcinoma Prognosis［J］. Cancer Res,2017,77(21):e91-e100.

［24］ Wang X,Janowczyk A,Zhou Y,et al. Prediction of recurrence in early stage non-small cell lung cancer using computer extracted nuclear features from digital H&E images［J］. Sci Rep,2017,7(1):13543.

[25] Chen JM,Qu AP,Wang LW,et al.,New breast cancer prognostic factors identified by computer-aided image analysis of HE stained histopathology images [J]. Sci Rep,2015,5:10690.

[26] Yan P,Zhou X,Shah M,et al. Automatic segmentation of high-throughput RNAi fluorescent cellular images [J]. IEEE Trans Inf Technol Biomed,2008,12(1):109-117.

[27] Xu Y,Zhu JY,Chang EI,et al. Weakly supervised histopathology cancer image segmentation and classification [J]. Med Image Anal,2014,18(3):591-604.

[28] Shi J,Li Y,Zhu J,et al. Joint sparse coding based spatial pyramid matching for classification of color medical image [J]. Comput Med Imaging Graph,2015,41:61-66.

[29] Song Y,Zhang L,Chen S,et al. Accurate Segmentation of Cervical Cytoplasm and Nuclei Based on Multiscale Convolutional Network and Graph Partitioning [J]. IEEE Trans Biomed Eng,2015,62(10):2421-2433.

[30] Shi Y,Gao Y,Yang Y,et al. Multimodal sparse representation-based classification for lung needle biopsy images [J]. IEEE Trans Biomed Eng,2013,60(10):2675-2685.

[31] Xu J,Xiang L,Liu Q,et al. Stacked Sparse Autoencoder(SSAE)for Nuclei Detection on Breast Cancer Histopathology Images [J]. IEEE Trans Med Imaging,2016,35(1):119-130.

[32] Yuan Y,Failmezger H,Rueda OM,et al. Quantitative image analysis of cellular heterogeneity in breast tumors complements genomic profiling [J]. Sci Transl Med,2012,4(157):157ra143.

[33] Yuan YY. Modelling the spatial heterogeneity and molecular correlates of lymphocytic infiltration in triple-negative breast cancer [J]. J R Soc Interface,2015,12(103):20141153.

[34] Veta M,van Diest PJ,Kornegoor R,et al. Automatic nuclei segmentation in H&E stained breast cancer histopathology images [J]. PLoS One,2013,8(7):e70221.

[35] Fatakdawala H,Xu J,Basavanhally A,et al. Expectation-maximization-driven geodesic active contour with overlap resolution(EMaGACOR):application to lymphocyte segmentation on breast cancer histopathology[J]. IEEE Trans Biomed Eng,2010,57(7):1676-1689.

[36] Ali S,Madabhushi A. An integrated region-,boundary-,shape-based active contour for multiple object overlap resolution in histological imagery [J]. IEEE Trans Med Imaging,2012,31(7):1448-1460.

[37] Qi X,Xing F,Foran DJ,et al. Robust segmentation of overlapping cells in histopathology specimens using parallel seed detection and repulsive level set [J]. IEEE Trans Biomed Eng,2012,59(3):754-765.

[38] Wang H,Xing F,Su H,et al. Novel image markers for non-small cell lung cancer classification and survival prediction [J]. BMC Bioinformatics,2014,15(1):310.

[39] Xing F,Su H,Neltner J,et al. Automatic Ki-67 counting using robust cell detection and online dictionary learning [J]. IEEE Trans Biomed Eng,2014,61(3):859-870.

[40] Parvin B,Yang Q,Han J,et al. Iterative voting for inference of structural saliency and characterization of subcellular events [J]. IEEE Trans Image Process,2007,16(3):615-623.

[41] Chang H,Han J,Borowsky A,et al. Invariant delineation of nuclear architecture in glioblastoma multiforme for clinical and molecular association [J]. IEEE Trans Med Imaging,2013,32(4):670-682.

[42] Byun J,Verardo MR,Sumengen B,et al.,Automated tool for the detection of cell nuclei in digital microscopic images:application to retinal images [J]. Mol Vis,2006,12(105-07):949-960.

[43] Al-Kofahi Y,Lassoued W,Lee W,et al. Improved automatic detection and segmentation of cell nuclei in histopathology images [J]. IEEE Trans Biomed Eng,2010,57(4):841-852.

[44] Qi X,Xing F,Foran DJ,et al. Robust segmentation of overlapping cells in histopathology specimens using parallel seed detection and repulsive level set [J]. IEEE Trans Biomed Eng,2012,59(3):754-765.

[45] Jung C,Kim C,Chae SW,et al. Unsupervised segmentation of overlapped nuclei using Bayesian classification

[J]. IEEE Trans Biomed Eng,2010,57(12):2825-2832.

[46] Xu J,Luo X,Wang G,et al. A Deep Convolutional Neural Network for segmenting and classifying epithelial and stromal regions in histopathological images [J]. Neurocomputing,2016,191:214-223.

[47] Zhang X,Dou H,Ju T,et al. Fusing Heterogeneous Features From Stacked Sparse Autoencoder for Histopathological Image Analysis [J]. IEEE J Biomed Health Inform,2016,20(5):1377-1383.

[48] Abdolahi M,Salehi M,Shokatian I,et al. Artificial intelligence in automatic classification of invasive ductal carcinoma breast cancer in digital pathology images [J]. Med J Islam Repub Iran,2020,34:140.

[49] LeCun Y,Bengio Y,Hinton G. Deep learning [J]. Nature,2015,521(7553):436-444.

[50] Sirinukunwattana K,Ahmed Raza SE,Tsang Y,et al. Locality Sensitive Deep Learning for Detection and Classification of Nuclei in Routine Colon Cancer Histology Images[J]. IEEE Trans Med Imaging,2016,35(5):1196-1206.

[51] 骆小飞,徐军,陈佳梅. 基于逐像素点深度卷积网络分割模型的上皮和间质组织分割[J]. 自动化学报,2017,43(11):2003-2013.

[52] 蔡程飞,徐军,梁莉,等. 基于深度卷积网络的结直肠全扫描病理图像的多种组织分割[J]. 中国生物医学工程学报,2017,36(5):632-636.

[53] 项磊,徐军. 基于 HOG 特征和滑动窗口的乳腺病理图像细胞检测[J]. 山东大学学报(工学版),2015,45(1):37-44,63.

[54] Xu J,Monaco JP,Sparks R,et al.,Connecting Markov random fields and active contour models:application to gland segmentation and classification [J]. J Med Imaging(Bellingham),2017,4(2):021107.

[55] Sparks R,Madabhushi A. Explicit shape descriptors:novel morphologic features for histopathology classification [J]. Med Image Anal,2013,17(8):997-1009.

[56] 龚磊,徐军,王冠皓,等. 基于多特征描述的乳腺癌肿瘤病理自动分级[J]. 计算机应用,2015,35(12):3570-3575,3580.

[57] Lewis JS Jr,Ali S,Luo J,et al. A quantitative histomorphometric classifier (QuHbIC) identifies aggressive versus indolent p16-positive oropharyngeal squamous cell carcinoma [J]. Am J Surg Pathol,2014,38(1):128-137.

[58] 周超,徐军,罗波,基于深度卷积网络和结合策略的乳腺组织病理图像细胞核异型性自动评分[J]. 中国生物医学工程学报,2017,36(3):276-283.

[59] Basavanhally A,Ganesan S,Feldman M,et al. Multi-field-of-view framework for distinguishing tumor grade in ER+ breast cancer from entire histopathology slides [J]. IEEE Trans Biomed Eng,2013,60(8):2089-2099.

[60] Ehteshami Bejnordi B,Veta M,Johannes van Diest P,et al. Diagnostic Assessment of Deep Learning Algorithms for Detection of Lymph Node Metastases in Women With Breast Cancer [J]. JAMA,2017,318(22):2199-2210.

[61] 徐军. 计算病理及其对精准医学的贡献和价值[J]. 中国人工智能学会通讯:智慧医疗专题,11(9):29-35,2021.

[62] 顾松,鲁浩达,谢嘉伟,等. 计算病理:图像计算及其对精准医学的价值[J]. 中华病理学杂志,50(8):851-855,2021.

[63] 李宝明,胡佳瑞,徐海俊,等. 基于深度级联网络的乳腺淋巴结全景图像的癌转移区域自动识别[J]. 中国生物医学工程学报,2020,39(3):257-264.

第七章

病理人工智能诊断系统辅助临床诊断

据世界卫生组织统计,恶性肿瘤是全球第二大死因,每年导致近千万人死亡。恶性肿瘤的确诊需要足够充分的证据,组织病理学诊断为最高级别、最可靠的肿瘤诊断方法,是癌症确诊和治疗的基本依据。病理医师的诊断被视为病情的终极判断。

我国 2019 年注册在案的病理医师约为 1.7 万人,根据国家卫生健康委员会的建议,病理人才的缺口达到 6 万~8 万人。病理医师的短缺导致了现有病理医师巨大的工作强度,大型三甲医院的病理医师通常每天需要诊断 100~200 张切片,高峰期会达到 300~400 张。一位病理医师至少需要 10 年的系统性学习和培训才能具备独立诊断的能力,因此病理医师的短缺为病理行业的发展带来了诸多挑战。经过对超过 50 家各级医院的调研和对 20 位资深病理学家的访谈,我们总结了当前病理行业的 3 个主要问题:①不同医院的病理医师诊断水平参差不齐,造成病理诊断结果与临床不符或存在较大分歧;②由于病理诊断是病理医师通过肉眼观察得出结论,势必存在较大的主观性,且随着工作负荷的加重,差错率会随之升高;③由于长期高强度的工作,病理医师群体视力减退、颈椎病等职业病的发病率居高不下。

相较于放射科的高度数字化,当今的病理科还处于使用肉眼通过显微镜对切片进行观察的阶段。随着远程诊断的不断发展,数字病理扫描仪开始进入病理科,越来越多的切片被数字化。伴随着人工智能病理的不断发展,医师通过数字切片能够获得机器的辅助诊断结果,进而会更加强有力地推动数字病理的发展。

如图 7-1 所示,不同于 CT、X 线等放射影像,病理影像的体积通常都在 500M 至 2G,并且信息量大,对深度学习模型的构建和分布式计算系统的架构均提出了很高的挑战。

在本章中,我们首先介绍病理深度学习系统构建的关键要素,然后通过肠腺瘤诊断模型介绍小数据下深度学习模型建立的基本流程,并通过胃部病理诊断模型讨论大数据下模型的效果。随后,我们将介绍迁移学习、弱监督学习、分布式微服务推理架构等前沿人工智能方法在病理辅助诊断领域的应用。在本章最后,将对病理人工智能的未来进行一些展望。

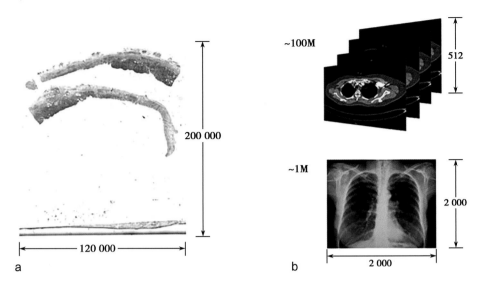

图 7-1 病理影像与 CT、X 线影像的文件尺寸对比

a. 病理影像；b. CT、X 线影像

第一节 病理影像的人工智能

数据、算法、系统构成了病理人工智能的"三驾马车"。

数据是智能的重要入口，为了构建有监督的深度学习模型，需要高精度像素级病理标注。基于台式机的开源标注工具 ASAP（自动化切片分析平台）有 3 个关键问题：①为本地桌面软件，数据全部本地保存，无法进行云端的备份；②软件稳定性差，一旦程序发生崩溃，本次标注结果将无法保存；③通过鼠标进行标注，数据标注的速度慢。笔者自主研发了基于移动平板电脑与其配套的电容笔的标注系统 Thorough Wisdom，在标注过程中，数字切片和标注数据全部通过云端传输，能够保证标注不会丢失。同时，使用配套电容笔在移动平板电脑进行绘画操作，即可完成标注。

除了标注的速度，标注的准确率也是人工智能模型研发至关重要的因素。标注系统内置了非常严格的数据审核流程，数字切片上传到云端系统后，会随机分配给一位主治医师进行一审，标注完成后随机分配给另外一位主治医师进行二审，随后数据将被分发到科室主任进行复审，最后进入训练流程中。

有了训练数据，接下来便是深度学习模型的建立。在之前的病理人工智能研究中，很多研究团队采用图像块分类的方法来构建病理分析模型。这样做的优势在于可以复用很多现有的模型架构，模型训练难度低，其缺点在于准确率低，且无法精确地给出病变的区域，可解释性差。从实用性的角度来讲，采用图像分割的方法能够获得像素级的预测结果，更符合病理医师临床使用的需求。图像分割模型的构建需要一定的技术门槛，其优势在于准确率高、运算速度快、可解释性好。因此，越来越多的研究团队开始采用图像分割的方法。在后续的介绍中，我们均采用图像分割模型。

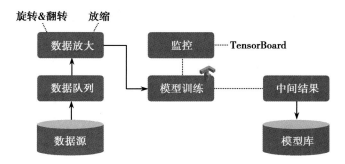

图 7-2　基于 TensorFlow 的深度学习流水线

基于 TensorFlow,可以建立一套完整的深度学习流水线,见图 7-2。训练数据与对应的标注存入数据源中,深度学习系统自动从数据源中读取数据,并进行数据增强操作,随后送入模型训练模块进行参数更新。我们使用 TensorBoard 对模型的优化情况进行实时的监控,系统会将模型参数快照定时保存。

模型训练完成后,我们基于 TensorFlow Serving 搭建了一套分布式微服务推理架构(图 7-3),系统具有高可用性和高可推展性,能够将预测任务分配到集群中的所有 GPU 进行并行计算,大幅提高数字病理切片预测的速度。

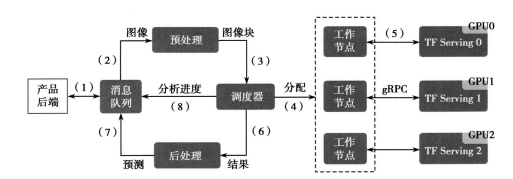

图 7-3　病理影像分布式微服务推理架构

在架构过程中,我们将不同的系统组件划分为微服务。TensorFlow Serving 容器化后放入训练完成的模型,我们为每一个 TensorFlow Serving 容器配置了一个工作节点,以完成数据缓存、gRPC(远程过程调用)通信等工作,两者对应一个 GPU,共同提供推理服务。产品后端发起预测请求后,消息会通过消息队列(message queue,MQ)分发到预处理模块,随后将切片的有效区域切割送入调度器。调度器会监控所有工作节点的状态,统一对队列中的任务进行分配。切片中的所有图像块预测完成后,结果将被发到后处理模块获得切片级的预测,通过 MQ 返回产品后端。

当整套系统架构设计完成后,针对不同器官的病理分析模型便成为平台的核心。在接下来的几节中,我们将详细介绍病理影像深度学习模型的构建过程。

第二节　基于小数据的肠腺瘤诊断模型

　　腺瘤是肠腺癌最常见的癌前病变,腺瘤的早期发现和治疗有助于防止疾病进一步发展。在本节中,我们使用图像分割这一深度学习技术来完成腺瘤的检测。我们所构建的深度学习模型由177张肠部活检数字病理切片训练获得。在194张测试切片上,模型表现出较高的受试者操作特征(ROC)曲线下面积(area under the curve, AUC),并与5位病理医师水平相当。同时,我们通过另外两家医院提供的168张切片对模型的泛化能力进行了多中心测试,获得了超过90%的切片级预测准确率。通过对模型的特征图和误诊病例的研究,我们发现了深度学习模型与病理医师的若干相似性。

一、研究概述

　　结直肠癌(colorectal cancer, CRC)是全球第三大常见癌症,每年CRC的发病率超过94万例,大多数CRC是由腺瘤性息肉发展而来。据估计,超过50%的西方人在其一生中可能患有结直肠腺瘤,其中5%~16%会发展为CRC。通过结肠镜发现和切除这些腺瘤能够降低CRC的早期发病率,活检标本的组织学诊断对患者进行精准治疗方案的制定至关重要。然而,在显微镜下进行肠部活检HE染色切片的诊断需要大量、重复性的工作,而且诊断标准相对主观。

　　在过去的10年中,随着人工智能技术的发展,研究人员提出了基于深度学习的多种医学诊断系统。深度学习在目标检测和图像分割等领域中得到了广泛的研究,与传统机器学习方法不同,深度卷积神经网络(convolutional neural network, CNN)能够直接从原始医学图像中学习,避免人为的特征提取,在模型训练过程中自动学习出关键特征。

二、研究方法

　　为了对CNN模型进行有效的训练,我们在中国人民解放军总医院采集了411张结肠活检切片,其中232张被诊断为腺瘤,179张为正常黏膜或慢性炎症(非腺瘤)。其中,我们选择177张作为训练集,40张作为验证集,194张用来进行模型测试。为了进一步测试模型的泛化能力,我们在中日友好医院和中国医学科学院肿瘤医院采集了168张肠部活检切片,该研究获得了各家合作医院医学伦理委员会的批准。表7-1给出了数据的详细分布情况。

表 7-1　数据分布

数据集	全部	腺瘤	T	V	H	L	TH	TL	VH	VL
PLAGH(训练)	177	156	151	29	11	155	10	151	11	28
PLAGH(验证)	40	20	10	10	10	10	5	5	5	5
PLAGH(测试)	194	56	56	2	–	56	–	56	–	2
CJFH	63	50	49	7	8	44	8	43	5	3
CH	105	61	58	46	15	59	13	58	11	46

　　T、V、H、L分别代表管状、绒毛状、高级别、低级别

　　所有的数字切片使用江丰（KFBio）KF-PRO-005 扫描仪以 40× 物镜（目镜放大倍数固定为 10×）进行数字化，并使用 ThoroughWisdom 对包含腺瘤的 156 张训练集和 20 张验证集切片进行像素级标注。

　　在训练集和验证集的预处理过程中，我们首先使用 Otsu 算法过滤掉切片的背景区域，然后以一定的步长（一般为训练图像块尺寸的一半）将整张切片分割为尺寸为 640×640 或 320×320 像素的训练图像块，10× 视野模型的训练共使用了 113 090 个包含 90 122 个不包含腺瘤的图像块。

　　深度学习模型如图 7-4 所示，我们针对病理分析场景定制了 DeepLab v2（ResNet-34）模型。通过跳层融合方法，模型能够同时学习底层、中层和高层级特征，获得更加准确的图像分割结果。

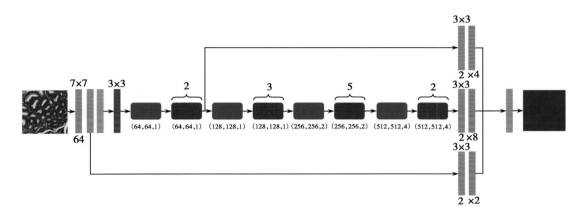

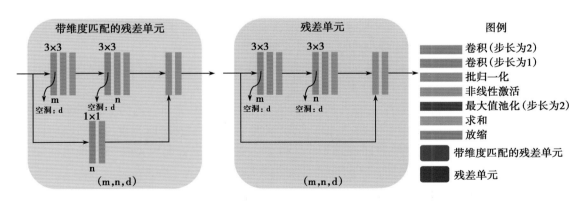

图 7-4　针对病理分析场景定制的 DeepLab v2 模型

　　对于组织病理诊断，载玻片没有特定的观察方向，在训练过程中，我们使用随机旋转和镜像进行数据增强。为了使模型容忍不同扫描仪放缩比率的微小变化，我们对训练数据施加 1.0× 到 1.5× 的随机缩放。同时，通过对训练图像的亮度、对比度、色调和饱和度进行随机扰动，增强模型对不同染色配置的兼容性。

　　本研究的训练设备为一台装有 4 个 NVIDIA GTX1080Ti GPU 的 Ubuntu 服务器，优化器采用 ADAM，学习率固定为 0.000 1，批尺寸设置为 80，训练过程在 25 个回合后停止。

在本节中,我们选择了 3 个评估指标来描述模型性能:

$$准确率 = \frac{TP+TN}{TP+FN+FP+TN}$$

$$敏感度 = \frac{TP}{TP+FN}$$

$$特异性 = \frac{TN}{TN+FP}$$

式 7-1

其中,TP、FP、TN、FN,分别代表真阳性、假阳性、真阴性和假阴性。

全卷积神经网络结构所带来的一个好处是,训练和测试过程中,图像块的尺寸可以不必相同。在测试阶段,我们将数字切片切割成尺寸为 2 000×2 000 像素的图像块。为了进一步保留图像块周围的环境信息,本研究采用了块重叠方法,将 2 200×2 200 像素的图像块输入模型中,仅取中心 2 000×2 000 像素的预测结果。

三、实验结果

我们使用尺寸为 640×640 像素和 320×320 像素的 10×、20× 和 40× 视野图像块训练了 6 个模型。如图 7-5a 所示,10× 视野比其他较小的视野更好地捕获了腺体内部结构和组织间的关系。因此,在大视野的帮助下,使用 10× 视野和 640×640 像素图像块训练的模型在验证集上的表现优于其他模型,见图 7-5b。切片分析速度是我们关心的另一个重要因素,不同视野的分析时间如图 7-5c 所示,10× 视野不仅准确率高,而且分析速度快。

深度学习模型在测试集上的 ROC 曲线在图 7-6 中给出,曲线下面积(AUC)为 0.92。我们同时邀请 5 位病理医师对 194 张测试切片进行诊断,他们给出了显著不同的诊断结果,这一结果也印证了腺瘤诊断过程中的主观性。可以看到,模型性能优于病理医师的平均水平。在接下来的研究中,我们固定模型参数在图 7-6 黑色倒三角的位置。

图 7-7a 给出了一些测试结果,当我们将注意力集中在具有高概率(对应深红色热力图)的区域时,可以看到楔形的腺瘤区域,这与临床诊断经验一致。

为了进一步测试模型的泛化能力,我们将来自中日友好医院和中国医学科学院肿瘤医院的数字切片输入到深度学习模型中,诊断结果见表 7-2。在没有对原始模型进行任何微调的情况下,模型在 168 张切片中正确识别出 155 张。这一结果表明模型在不同染色的配置下仍能够保持较高的准确率,图 7-7b 展示了 3 个例子。

表 7-2　测试集上的模型表现

数据集	腺瘤	T	V	TH	TL	VH	VL
PLAGH	89.3%/79.0%	89.3%	100.0%	–	89.3%	–	100.0%
CJFH	90.0%/92.3%	89.8%	100.0%	100.0%	88.3%	100.0%	100.0%
CH	93.4%/93.2%	96.6%	95.7%	92.3%	96.6%	90.9%	95.7%

T、V、H、L 分别代表管状、绒毛状、高级别、低级别,第二列为敏感度 / 特异性,后几列为敏感度

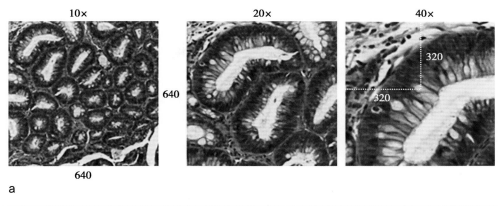

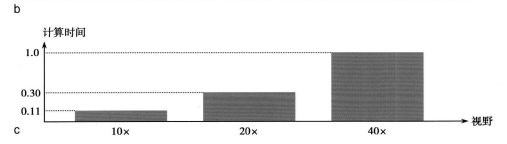

块尺寸＼视野	10×	20×	40×
640×640	0.950	0.938	0.919
320×320	0.919	0.904	0.837

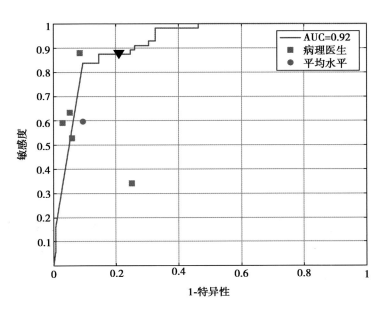

图 7-5　6 种深度学习模型的性能

a. 10×、20× 和 40× 视野的图像块；b. 验证集上图像块级别分类准确率；c. 不同视野相对切片分析时间

图 7-6　深度学习模型与 5 位病理医师在测试集上的表现

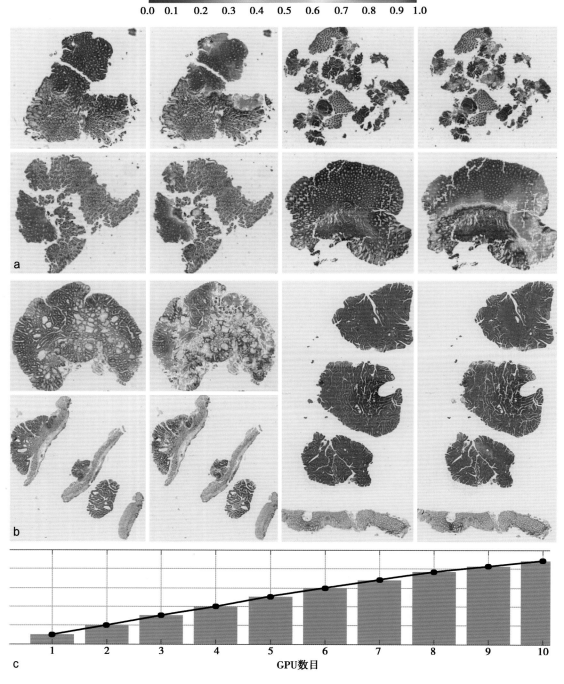

图 7-7 深度学习模型的测试结果

a. 测试集上的一些预测结果;b. 中日友好医院和中国医学科学院肿瘤医院测试数据的一些预测结果;c.系统性能随硬件配置的变化曲线

由于数字病理切片的高分辨率,辅助诊断系统有必要支持多GPU并行计算。实验表明,系统性能随硬件配置(即GPU数量)线性增加(图7-7c)。

四、实验讨论

随着早癌筛查的不断普及,肠活检被越来越广泛的人群所接受,病理切片数迅速增加,因此有必要建立一个具有高精度、高效率和高可扩展的辅助诊断系统。

与传统显微镜不同,数字病理切片可以在任意倍数上进行缩放。在本研究中,我们发现观察视野对病理医师和计算机的诊断准确率都有不可忽视的影响。细胞周围的组织学环境对于诊断过程至关重要,我们发现,10×视野的模型展现出比20×和40×视野更好的性能。为了进一步增加模型感知的视野,我们将训练块从通常采用的320×320像素增加到640×640像素。通过这一系列的优化,深度学习模型的AUC达到了0.92,这一表现与病理医师相当,甚至优于病理医师的平均水平。

病理分析模型需要在不同医院的样本上表现出一致的性能,即模型具有良好的泛化能力,以对跨院不同染色配置下的组织切片进行分析。通过两家合作医院168张切片的测试,模型准确率超过90%。

基于深度学习的医学诊断系统需要良好的可解释性,但是CNN通常被认为是一个黑箱,从而给临床使用带来挑战。为解决这个问题,可以分别从黑盒和白盒两种角度对模型进行研究。从黑盒的角度,我们可以研究其输入、输出行为,并与病理医师进行比较。同时,我们还可以分析其误诊样例,并与病理医师常犯的错误比较。从白盒的角度,我们可以打开模型,尝试可视化它所学到的特征。

我们在图7-8a中给出了两个假阴性的结果(见Ⅰ和Ⅱ),这两例样本的腺瘤处于早期状态。

尽管模型成功地发现了这些潜在瘤变腺体,但由于预测概率太低而无法做出肯定的判断。有趣的是,类似的失误在初级病理医师身上也时常发生。

如图7-8aⅢ和Ⅳ所示,假阳性预测与组织烧灼和组织增生密切相关。巧合的是,初级病理医师同样对这些组织结构感到困惑,有时会将类似的形态诊断为腺瘤性增生。

我们通过可视化特征图来了解CNN的推理过程,图7-8b中给出了3个有代表性的例子。为了确定是否存在腺瘤,有经验的病理医师主要关注腺体和细胞形态。我们可以观察到,底层的卷积层从原始图像中提取边缘和颜色信息。随着网络的不断加深,一些特征图逐渐显示出腺体形状、细胞核和细胞形态。对于具有异常腺体形状和细胞形态的病例,模型做出最终判定为腺瘤。

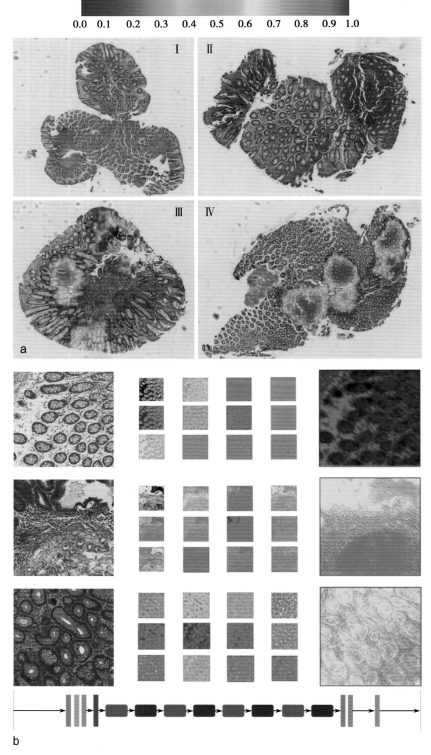

图 7-8 深度学习模型误诊样例及可视化分析

a. 测试集中的误诊样例;b. CNN 可视化结果

第三节　基于大数据的胃癌诊断模型

在上一节中,基于接近 200 张训练数据,肠腺瘤识别模型取得了较好的性能和鲁棒性。随着训练数据量的增加,深度学习预期会表现出更好的性能。在本节中,我们将训练数据放大 10 倍,研究基于超过 2 000 张高精度标注数字病理切片的胃癌识别模型。基于大量的训练数据,仅通过已有的深度卷积神经网络结构,模型能够获得 99.6% 的敏感度和超过 75% 的特异性。通过在诊断过程中的应用,我们将讨论人工智能辅助诊断系统对于临床诊断所带来的价值。

一、研究概述

在之前的研究中,许多研究采用深度学习方法进行组织切片的分析,在乳腺淋巴结、肺、前列腺等器官取得了良好的效果。这些深度神经网络仅采用几百张有标注的数字病理切片训练得到,没有达到临床要求的性能指标(如敏感度接近 100%),且缺乏在复杂染色和扫描环境下的长期临床评估。在本研究中,我们使用 2 123 张高精度标注的胃癌数字病理切片,基于 DeepLab v3 构建深度学习模型,构建了初步的胃癌病理辅助诊断系统。通过中国人民解放军总医院超过 5 500 张切片的测试,模型能够获得超过 0.97 的 AUC。

二、研究方法

研究采用的数字病理切片使用江丰(KFBio)KF-PRO-005 扫描仪以 40× 物镜(目镜放大倍数固定为 10×)进行数字化,在 2 123 张数字切片中,1 391 张存在恶性肿瘤,数据覆盖多种亚型和不同类型的样本[包括手术组织、活检组织、内镜黏膜下剥离术(endoscopic submucosal dissection,ESD)等]。全部数据使用 ThoroughWisdom 进行像素级标注,并执行多级审核。我们采集了中国人民解放军总医院在 2017 年连续的 5 663 张临床胃部切片作为测试样本,测试数据使用江丰、优纳、滨松、徕卡等多种扫描仪进行数字化,表 7-3 中给出了本研究训练和测试数据的分布概况。

表 7-3　训练集和测试集数据分布

数据集	总数	含恶性肿瘤
训练切片	2 123	1 391
训练图像块	19 058 634	4 768 470
测试切片	5 663	1 046

在本研究中,我们没有使用自行设计的神经网络结构和自动化机器学习技术,仅采用现有的 DeepLab v3 模型对数据进行学习。训练数据采用 20× 视野 320×320 像素的图像块,训练样本量约 1 906 万(表 7-3)。本研究使用拥有超过 20 个 NVIDIA GTX1080Ti GPU 的深度学习集群,优化器采用带动量的随机梯度下降,训练过程中施加了随机旋转、颜色扰动等多种数据增强手段。

三、实验结果

图 7-9 给出了 5 663 张测试集上模型的 ROC 曲线,AUC 为 0.97,最优模型选择在黑色倒三角的位置。最优模型的一些预测结果见图 7-10,可以看到模型对于恶性肿瘤的区域均给出了高置信度的预测,对于不同扫描仪的数据,模型能够给出一致的预测结果。

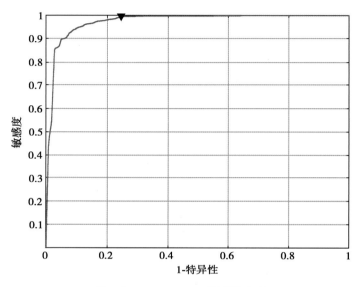

图 7-9　DeepLab v3 模型的表现

在后续的研究中,我们通过构建自进化神经网络模型,在胃癌识别任务上获得了更优的效果,通过超过 5 000 张高精度标注数据的自我学习,模型能够达到 100% 的敏感度和超过 85% 的特异性。

四、分型模型

基于以上研究,我们进一步将模型拓展到癌变分型,结果见图 7-11。可以看到,胃癌分型模型能够准确地将识别出的癌区划分到常见的分型中,生成初步诊断报告,进一步辅助病理医师的诊断。

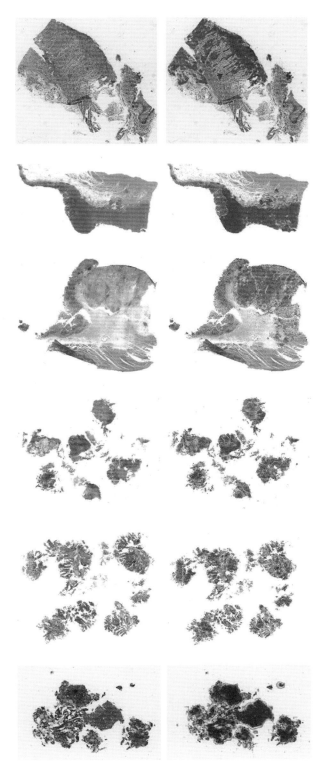

图 7-10　胃部切片预测结果

左侧为原图,右侧为预测热力图

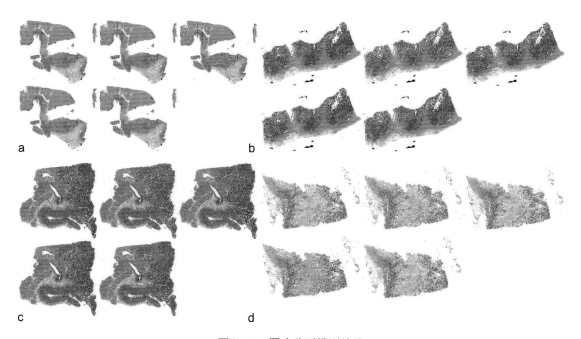

图 7-11 胃癌分型模型结果

切片的临床诊断结果为：a. 低分化腺癌；b. 中分化腺癌；c. 中分化腺癌；d. 黏液腺癌

第四节 迁移学习与应用拓展

迁移学习是一种非常有效的人工智能模型构建方法，旨在将在一个领域中学习到的知识"迁移"到另外的一个或多个领域中。由于均为图像数据，过去很多研究人员尝试在自然图像（ImageNet 数据集）训练的模型基础上面进行病理影像的迁移学习。但是随着研究的逐步深入，研究人员发现自然图像的知识很难在病理影像的分析中发挥作用。通常当训练数据较少时，迁移学习会有一定的益处，但是随着训练数据量的增大，迁移学习的效果不及从零训练，这样的差异主要是因为两者在图像的模式分布上面有着本质的不同。自然图像所呈现出的往往是边缘明确、大粒度的目标区域，而病理影像中的病变区域往往是边缘模糊、小粒度的。

虽然自然图像到病理影像的迁移学习没有成功，但是不同器官间的病理影像之前的迁移学习被证明是非常有效的。我们在研究中发现，基于胃部病理诊断模型，在其他器官样本上进行迁移学习便能够获得良好的预测效果。

在本研究中，我们通过少量新增训练数据，成功将胃癌病理识别模型迁移到了肠部、肺部、前列腺、淋巴结等病理的识别模型中，这些模型能够被广泛地应用于病理相关的诊断场景中。

一、迁移学习实验结果

同属于消化系统的胃部和肠部具有较高的相似性。基于胃癌识别模型,我们可以完成肠部病理分析模型的建立,该模型能够同时完成癌变和腺瘤的识别,图 7-12 给出了一些识别结果。

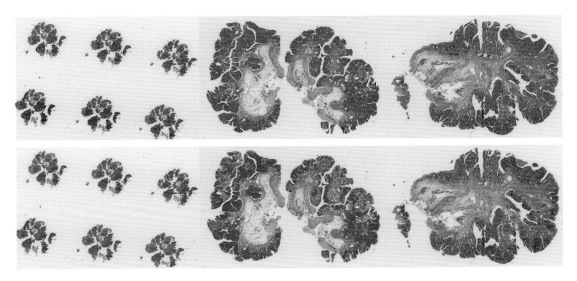

图 7-12　肠部迁移学习模型结果
上排为癌变预测,下排为腺瘤预测

肺部与胃部有所不同,胃部的癌变主要为腺癌,而肺部癌变包括腺癌、鳞癌和小细胞癌。图 7-13 给出了胃部到肺部的迁移学习结果,能够看到针对不同分型的肺癌,模型均能表现出较高的识别准确率。

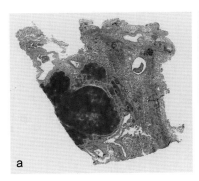 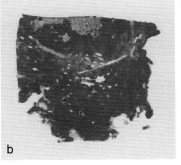 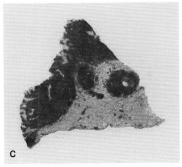

图 7-13　肺部迁移学习模型结果
a.腺癌;b.鳞癌;c.小细胞癌

我们还可以将胃癌病理识别模型迁移到前列腺样本的 Gleason 分级和食管淋巴结转移癌的识别中,结果如图 7-14 和图 7-15 所示。

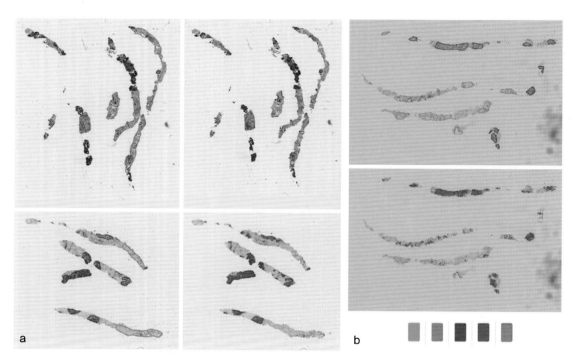

图 7-14 前列腺迁移学习模型结果

a. 人工标注;b. 预测结果

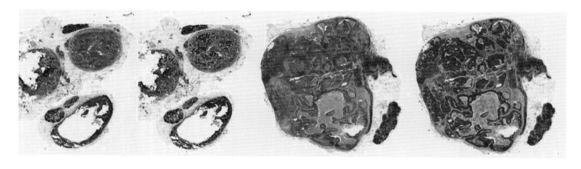

图 7-15 食管淋巴结迁移学习模型结果

以上实验结果表明,深度学习模型学习到了很多癌变的本质特征,随着数据的不断积累,病理辅助诊断模型能够更加容易地拓展到越来越多的器官。

二、从病理科到临床科室

随着内镜微创技术的发展,越来越多的早期胃癌、肠癌、食管癌、癌前病变及胃肠黏膜下疾病可完全在内镜下予以切除,免除了更大的手术创伤,这就是内镜黏膜下剥离术

(endoscopic submucosal dissection, ESD)。该治疗具有不改变消化道解剖结构、不开刀、体表无创口、创伤小、出血少、恢复快等优势,是近年来国内外最新兴起的内镜下微创治疗手段之一,适用于食管、胃、十二指肠等上消化道及结直肠的黏膜下良性肿瘤、黏膜的早期癌变以及具有癌变倾向病变的切除治疗。因其特殊的微创优势,得到广大医师及患者的推崇,是消化道黏膜及黏膜下病变治疗的新兴发展趋势。

剥离后的病变组织送病理检验,部分医院的病理科会有专门针对消化科的 ESD 诊断组,病理科支援消化科对其进行病理分析。做完病理检验后,需要将病理结果复原到大体图上,以从病理角度判断 ESD 手术是否切缘完全,并确定病灶范围、性质以及浸润深度。

目前,剥离后的组织送到病理科后,技师将组织切割,并对组织大体图进行拍照后,将每一个刀痕对应的组织制备成病理切片,交予病理医师。一张病理切片包含 1 条到多条刀痕所对应的组织样本,病理医师通过显微镜对切片进行观察,用尺子手动测量、估算大概距离,将癌变区域手工复原到组织的大体图上,人工操作效率低,且准确率差。而且,在组织的处理中,存在大量的不确定因素,诸如大体高反光、高彩度背景、大体占比太小、背景复杂度高、数据维度与长宽比多样性高、大体角度不固定、大体位置不固定、大体数量不固定、图像亮度、白平衡方差过大等。

通过数字病理与人工智能技术,病理医师可以在计算机和移动平板电脑上对数字切片进行查看和诊断,能够大幅提高 ESD 组织图复原的效率和准确率。

基于胃肠部病理诊断模型,我们研发了一套用于 ESD 病理辅助诊断的人工智能系统,整套系统包含刀痕识别、组织切片诊断、组织块识别、癌区复原 4 个主要的人工智能模块。技师通过移动平板电脑能够快速完成组织大体图的拍摄、智能刀痕识别、分组和编号,随后通过 PC 端软件对数字化的切片进行上传,系统将调用病理诊断模型对切片进行分析,给出病变区域的精确标注结果。最后,病理医师通过移动平板电脑对标注结果进行审核和修改,提交后系统自动生成复原图。

人工智能 ESD 辅助诊断系统通过构建从影像采集、切片上传、病理分析到癌区复原的全套流程,具有诊断方便、准确率高、运算速度快等优势,能够大幅提高 ESD 诊断的效率。随着数据量的不断积累,系统不但可以持续提高预测准确率,而且有望发现新的病理影像诊断经验,为病理医师的诊断提供更多的指导。

第五节　病理弱监督学习系统

为了进行有监督的病理分析模型训练,需要进行烦琐的像素级切片标注。相比之下,弱监督学习仅需要图像级别的粗粒度标注,能够大幅降低标注的工作量。然而,在之前的工作中,由于缺乏监督信息,弱监督学习方法的准确率远低于有监督学习。在本节中,我们介绍一种仅使用图像级标注进行病变区域识别的弱监督学习框架 CAMEL。通过多实例学习(multiple instance learning, MIL),CAMEL 自动生成细粒度的标注信息,从而能够使用有监督的深度学习算法完成图像分割模型的建立。

一、研究背景

我们在之前介绍的深度学习系统,依赖于大量像素级的细粒度标注。为了降低模型训练过程对细粒度标注的要求,人们提出了许多仅需要图像级别粗粒度标注的弱监督学习算法。由于病理影像相较于自然图像的特殊性,应用于自然图像的算法在这一场景下往往会失效。很多研究人员使用 MIL 进行病理影像的弱监督学习,但是由于缺乏监督信息,其准确率远低于有监督的模型。因此,充分利用监督信息对于提高弱监督学习算法的性能至关重要。

在本研究中,我们提出弱监督学习框架 CAMEL,能够仅通过图像级别的标注完成病理影像分割模型的搭建。CAMEL 包括两个步骤:监督信息增强(label enrichment)和有监督模型训练(supervised learning)(图 7-16)。CAMEL 将图像等距切分为更小的图像块(instance),在监督信息增强过程中自动为每一个图像块进行标注,进而将弱监督学习转化为有监督的问题。通过在 CAMELYON16 数据集上的实验,我们证明这一方法能够与完全监督图像分割的效果相当。

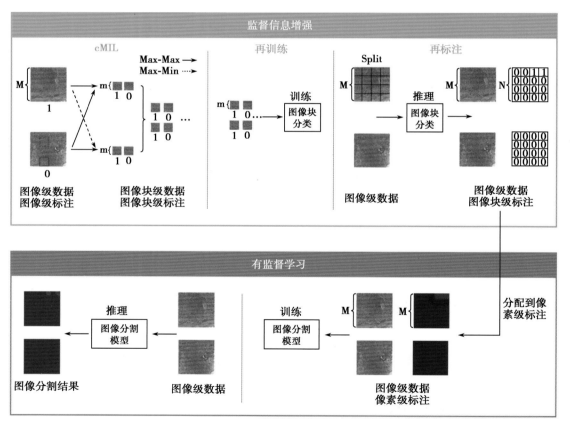

图 7-16 CAMEL 系统架构

M 和 m 分别表示图像和图像块的尺寸,N=$\underline{M}_m$ 为比例因

二、研究方法

由于缺乏监督信息,仅仅使用图像级标注无法训练高精度的分割模型。因此,在构建图像分割模型之前,我们需要使用监督信息增强原始图像级标注将有监督信息细化到图像块上(图7-16)。

CAMEL 的有效性取决于监督信息增强后图像块标注的质量,为了提高标注的准确率,我们提出一种组合多实例学习(cMIL)的方法。在 cMIL 的训练过程中,我们需要找到图像中的代表图像块,其预测结果可以视为整张图像的分类(类比注意力机制)。在实际操作过程中,每一张图像被分成 N2 个大小相等的块,同一张图像所对应图像块的集合被称为一个"图像包"。

如果一张图像中包含有癌变区域(CA),我们可以推断至少一个图像块包含有癌变区域。反之,若一张图像中没有癌变区域(NC),则所有的图像块均无癌变区域。cMIL 使用了两个不同的图像块选择判据(即 Max-Max 和 Max-Min,见图7-17),如图7-18 所示,在训练过程中,我们首先使用 Max-Max(或 Max-Min)从每个图像包中选择一个图像块,然后根据图像块的预测结果与图像的类型一起来计算成本函数。两种判据分别训练得到两个深度学习模型,我们将同一份训练数据分别送到两个模型中,并通过对应的判据选择出最有代表性的图像块(这里,我们排除了两个模型预测结果不同的图像块)。在本研究中,我们采用了 ResNet-50 作为图像块分类器,并使用交叉熵作为成本函数。

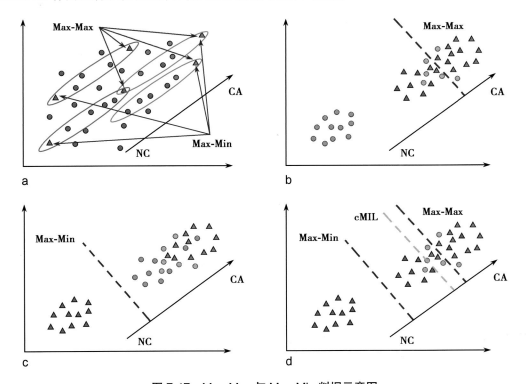

图 7-17　Max-Max 与 Max-Min 判据示意图

红色和绿色圆圈分别代表 CA 和 NC 图像块,这里我们使用三角形来表示选择出的图像块,每个椭圆代表一个图像包

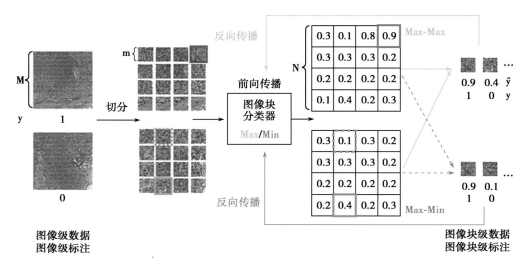

图 7-18　cMIL 的训练过程

最后,我们使用选择出的有标注图像块训练新的分类器,使用训练后的分类器对训练集的所有图像块进行预测(图 7-16)。至此,我们将图像级的标注增强到了图像块级别,获得了 N2 倍的有监督信息。

我们将图像块级别的标注直接赋给每一个像素点,便可以使用现有的图像分割模型,如 DeepLab 和 U-Net,以有监督的方式训练图像分割模型。

三、算法提升

为了更加充分地利用监督信息,我们提出了级联数据增强(cascade data enhancement)和图像级别约束(image-level constraint)两种方法,能够进一步提高模型的准确率。

为了获得比例因子为 N 的图像块数据,我们既可以使用 cMIL(N),又可以使用 cMIL(N$_1$) 和 cMIL(N$_2$)(其中 N=N$_1$×N$_2$),级联数据增强方法通过两种方式来生成图像块标注数据。

在之前介绍的算法中,在使用增强信息后的图像块数据进行分类器训练的过程中,我们并没有使用图像级别的标注信息。为了将图像级监督信息引入到模型的训练过程中,我们可以在图像块级别分类模型的训练过程中,将分类器的网络结构设置为与 cMIL 相同,并复用 cMIL 的训练框架。我们将图像级的分类数据作为另一个有监督信息源参与到训练过程中,成本函数定义为:

$$L = w_1 \cdot L_{cMIL} + w_2 \cdot L_{图像块},$$
式 7-2

其中 w_1 和 w_2 为两种损失的权重,为了简单起见,我们设置 $w_1 = w_2$。

$$L_{cMIL} = -\sum_i \left[y_i \log \hat{y}_i + (1-y_i) \log(1-\hat{y}_i) \right],$$
式 7-3

其中 $\hat{y}_i = S_{criterion} \left[f(b_i) \right]$,$b_i$ 为图像包,f 是 cMIL 的路径,$S_{criterion}$ 为图像块选择判据。

$$L_{图像块} = -\sum_j \left[y_j \log \hat{y}_j + (1-y_j) \log(1-\hat{y}_j) \right],$$
式 7-4

其中 $\hat{y}_j = g(n_j)$,n_j 为图像块,g 代表训练路径,当 cMIL 与图像块训练网络结构相同时,有 $f \equiv g$。

四、实验结果

我们使用 CAMELYON16 作为实验数据集,该数据集包含 400 张 HE 染色的乳腺淋巴结数字病理切片。在本研究中,我们将切片中 20× 视野 1 280×1 280 像素的影像作为图像级数据。CAMELYON16 的训练集包含 240 张(110 张包含 CA)切片,对应 5 011 张 CA 和 96 496 张 NC 图像,我们对 CA 图像过采样以匹配 NC 图像的数量。此外,我们还构建了 320×320 像素和 640×640 像素两个完全有监督的训练数据集,以便与弱监督模型进行比较。测试集包括 160 张(49 张包含 CA)切片,可获得 3 392 张 CA 图像,我们随机抽样了对应数目的 NC 图像(由于重复标注的缘故,我们排除了第 114 号切片)。

本研究的训练环境为包含有 4 个 NVIDIA GTX1080Ti GPU 的服务器,图像块分类器均使用 Adam 优化方法,并固定学习率为 0.000 1。在 cMIL 的训练过程中,批尺寸设置为 4。在重新训练图像块模型时,批尺寸大小设置为 40。图像分割模型 DeepLab v2 和 U-Net 都采用 Adam 优化方法,固定学习率为 0.001,批尺寸为 24。由于 GPU 资源的限制,我们从 1 280×1 280 像素图像中随机裁切出的 640×640 像素图像来训练分割模型。

如表 7-4 和图 7-19 所示,与图 7-17 所给出的论断一致,Max-Max 倾向于给出低敏感度高特异性的结果,Max-Min 则恰好相反。结合两者所获得的数据,可以得到更加均衡的模型。可以看到,CAMEL 获得的 320×320 像素和 160×160 像素图像块数据仅比完全有监督模型低 1.6% 和 1.1%。

表 7-4　测试集上图像块监督信息增强效果　　　　单位:%

320×320 像素图像块	敏感度	特异性	准确率
完全有监督学习	90.0	97.4	94.5
Max-Max	56.9	98.1	81.9
Max-Min	82.0	82.6	82.3
cMIL	88.7	94.6	92.3
图像级别约束	84.5	98.4	92.9
160×160 像素图像块	敏感度	特异性	准确率
完全有监督学习	89.0	95.0	92.8
Max-Max	44.9	99.3	79.3
Max-Min	87.7	86.5	86.9
cMIL	85.5	90.1	88.4
图像级别约束	75.2	98.5	89.9
级联数据增强	87.7	92.0	90.4
级联数据增强与图像级别约束	83.6	96.4	91.7

cMIL:组合多实例学习

我们测试了 DeepLab v2(ResNet-34)和 U-Net 在图像分割上的表现,表 7-5 给出了不同模型的敏感度、特异性、准确率和交并比(intersection over union,IoU)。可以看到,CAMEL 的效果远好于原始图像级标注,并接近完全有监督学习。

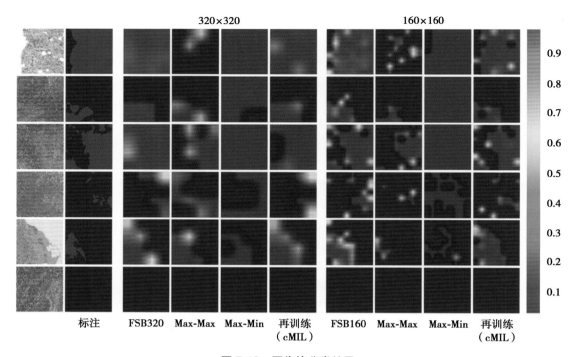

图 7-19 图像块分类结果

FSB 代表完全有监督学习

表 7-5 图像分割模型像素级敏感度、特异性、准确率、F1 分数及交并比   单位:%

DeepLab v2	完全有监督学习	原始图像级标注	CAMEL(160)	CAMEL(320)
敏感度	87.9	89.2	92.7	94.7
特异性	99.1	88.7	95.7	93.8
准确率	95.3	88.9	94.7	94.1
F1 分数	92.6	84.4	92.1	91.5
交并比	86.3	72.9	85.4	84.3
U-Net	完全有监督学习	原始图像级标注	CAMEL(160)	CAMEL(320)
敏感度	87.8	95.5	94.7	94.7
特异性	98.2	82.1	94.1	94.0
准确率	94.7	86.6	94.3	94.2
F1 分数	91.8	82.8	91.8	91.7
交并比	84.8	70.6	84.8	84.7

使用 160×160 像素图像块所获得的模型准确率高于 320×320 像素(图 7-20),说明了监督信息增强方法的有效性。我们在图 7-21 给出了不同模型在切片级数据上的预测结果。

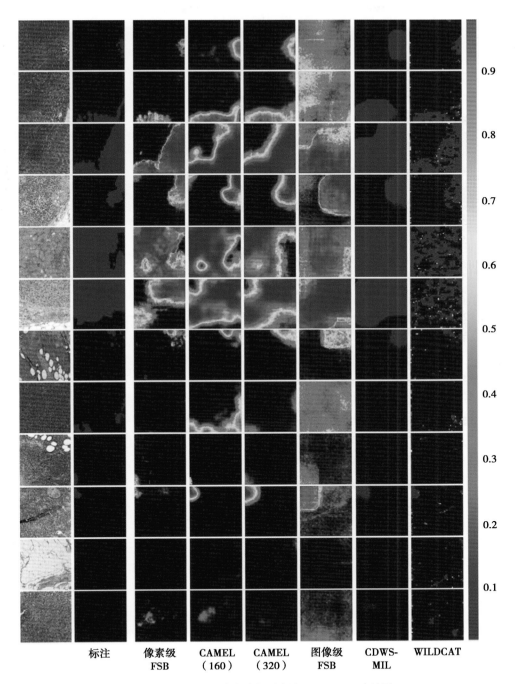

图 7-20　CAMEL 的像素级分割（DeepLab v2）结果

FSB 代表完全有监督学习模型

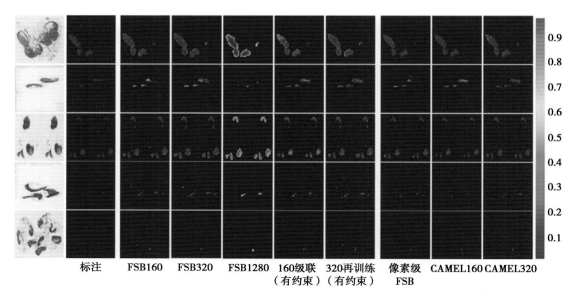

图 7-21　切片级图像块分类与像素级分割（DeepLab v2）结果

第六节　分布式医学影像分析系统

在病理影像的分析过程中，包含相似的必要处理步骤，如病理组织区域的定位、图像的预分割、模型推断、模型结果的拼接还原、结果的后处理等。由于输入的数据规模巨大，想要在可接受的时间内完成分析任务，需要将任务分解后并行处理。在影像处理的过程中，面临着如何设计分布式架构、如何分发数据、如何调度任务、如何处理错误等问题，如果每一个病理影像分析应用都考虑这些问题，将使原有的系统设计变得十分复杂。现有的分布式的计算框架对医学影像处理场景和深度学习模型的线上推理支持不足，无法满足针对特定分布式异构计算平台的性能需求。

为了解决上述问题，我们专门针对病理影像分析领域设计了一套全新的计算框架——PathologyGo，研究和开发人员只需要定义好各处理步骤实现的细节，并配置好模型文件的路径和输入输出便可完成系统的搭建，不必考虑数据分布、并行计算、分布式任务管理、容错、负载均衡等一系列系统层级的复杂细节，PathologyGo 对这些问题的处理均进行了有效的封装。

一、设计原理

在病理影像分析的场景，几乎所有的分析方法在面对大规模图像处理时，都需要逐区域进行分析并最终汇总结果。PathologyGo 对这些分析步骤进行抽象，定义通用编程模型，在此基础上提供灵活的接口和常用的工具库，使得研究或开发人员只需定义分析的流程、实现相应的接口函数和配置必要的参数，就能非常轻松地实现分析任务的大规模并行化处理。

基于 PathologyGo 构建和运行一个典型的病理图像分析应用通常包含如下步骤：①定义包含前处理、区域切分、单个区域分析和后处理的流水线；②在前处理阶段，提取有效组织区域,根据模型大小和硬件属性配置单个区域切分的大小;③接受各区域分析结果的集合作为输入,调用图像拼接方法获得全图分析结果;④实现阈值过滤、二值化、整张预测结果的统计和概率计算等具体的后处理方法,返回最终结果;⑤配置并行实例数、GPU 调用等性能参数和模型路径、图片路径等运行时环境参数;⑥启动应用,通过消息队列提交分析任务开始执行。

二、分布式架构实现

PathologyGo 支持在单机多 GPU 的环境中并行运行,也支持在多台机器的集群上运行。如果部署在集群环境运行,则需要依赖相应的分布式文件存储系统。为了获得良好的可扩展性和容错性,PathologyGo 采用了微服务推理架构。当 PathologyGo 运行时,将执行以下一系列操作(图 7-3):

(1) 部署到线上时,PathologyGo 通过消息队列与产品后端通信,后端可以发送图像分析任务的提交、暂停、取消或任务优先级调整等类型消息到 PathologyGo,而 PathologyGo 接收到消息后会执行相应的操作,并且将任务进度、任务结果等信息同样通过消息队列返回。

(2) PathologyGo 提取图像有效区域进行分割,得到一系列切分区域等坐标和偏移。

(3) 调度器将子任务信息加入分布式的任务队列,等待分析进程读取处理。

(4) 各工作节点独立地从任务队列中读取任务并执行,直到队列为空,如果任务执行失败,调度器会将这个任务分由工作节点重新执行。

(5) 工作节点根据坐标信息读取图片对应区域并进行预处理,模型的预测通过 gRPC 远程调用交由 TensorFlow Serving 执行。TensorFlow Serving 是专门用于将训练好的模型部署到线上的框架,支持模型热更新与自动模型版本管理。每个 TensorFlow Serving 实例绑定一个 GPU,预测完成后将结果返回给工作节点,工作节点将结果缓存,并读取下一个任务。

(6) 当一个图像的所有区域子任务都分析完成,调度器将所有结果收集汇总,传入后处理模块。

(7) 后处理模块接受所有中间结果,执行用户定义的后处理操作,得到最终整张图像的分析结果,通过消息队列返回。

三、深度优化

深度学习模型的推理是计算密集的任务,而针对大规模图像的分析则更需要消耗大量的计算资源。分布式异构的计算平台能有效实现对深度学习应用的加速。异构计算是指不同类型的指令集和体系架构的计算单元组成的系统的计算方式,具有比传统 CPU 并行计算更高效率和低延迟的计算性能。典型的分布式异构的计算平台包含多个 CPU 和 GPU 节点,PathologyGo 的系统设计充分考虑了如何最大程度地利用硬件性能提高计算效率。

大规模图像分析任务主要有两个耗时的处理步骤:一个是图像的读取,另一个是模型的推理。TensorFlow Serving 的实例绑定 GPU,利用 GPU 加速模型推理。并且由于图像的读取有多个工作节点并行执行,与模型的推理是异步的过程(图 7-22),这减少了 GPU 等待读图的时间,提高了 GPU 的利用率。

可扩展与稳定性集群系统可以增量扩展,并能快速地修改或扩展系统以适应变化的环境而无需中断其运行。得益于分布式架构的设计,通过单纯的硬件扩展,就能使系统性能得

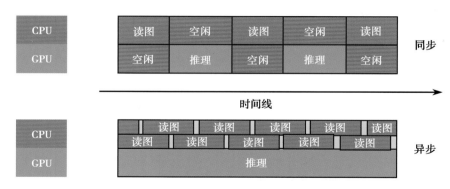

图 7-22 针对分布式异构平台的深度优化

到接近线性的增长,且系统能有效地支持所用终端用户对运算资源的共享。

作为医疗相关的应用对稳定性有很高的要求,PathologyGo 基于微服务架构,每一个服务都有多重冗余,使得系统具有在局部服务实例意外故障的情况下继续正常运行的能力。

线上与线下形成闭环 PathologyGo 可以用于快速构建和部署线上应用,也可以部署在模型开发环境上作为一个强大的工具支持线下模型的快速迭代。

基于深度学习的病理图像分析方法,不仅在模型的训练阶段需要消耗大量的时间和计算资源,为了获得一个客观的模型评估结果,每迭代一个新的模型往往都需要在大量的样本上进行测试,这也涉及海量的计算。

在 PathologyGo 框架下实现的模型推理,只需要实现相关的接口,不需要考虑过多的任务分割细节,使得程序更简洁,便于维护。更重要的是,这些模型推理程序可以直接在分布式环境下运行,这使那些没有并行计算和分布式处理系统开发经验的研究或开发人员能有效利用丰富计算资源,大大缩短了模型效果评估的过程,提高了模型的迭代速度。

第七节 病理人工智能的现在和未来

如今,深度学习正在驱动整个时代的发展,开始融入人们生活的方方面面,变得无处不在。同时,在图像识别、机器翻译、智慧医疗等很多细分领域,深度学习的水平已经达到甚至超过人类。人工智能病理具有不知疲倦、客观准确、运算高效等优势,WSI 的应用、人工智能技术的发展以及数字存储成本的降低让计算机辅助病理诊断成为可能,病理医师能够从日常重复、繁重的工作当中解脱出来,从而有机会进行复杂疾病的诊治和前沿领域的研究,推动医疗技术的发展。

对于人工智能病理的未来,我们观察到了以下几个非常重要的发展趋势:

1. 政策支持更加有力 国发〔2017〕35 号《国务院关于印发新一代人工智能发展规划的通知》中特别提出:"推广应用人工智能治疗新模式新手段,建立快速精准的智能医疗体系。探索智慧医院建设,开发人机协同的手术机器人、智能诊疗助手,研发柔性可穿戴、生物兼容的生理监测系统,研发人机协同临床智能诊疗方案,实现智能影像识别、病理分型和智能多学科会诊。"这一举措将人工智能病理辅助诊断系统提高到国家的战略层面,极大地促进了医学人工智能的发展。为了进一步推进数字病理的发展,2018 年底,江苏省物价局印发了《省物价局、省卫生和计划生育委员会、省人力资源和社会保障厅关于制定部分"互联网+"医疗服务项目试行价格的通知》，制定了"数字切片扫描服务"的收费标准。2019年初，美国食品药品管理局（FDA）宣布授予 Paige.AI 的人工智能癌症诊断平台"突破性设备（breakthrough designation）"称号，预示着全世界的目光正慢慢集中到人工智能病理诊断上面。基于中国病理医师的短缺和医疗数据的丰富性，我国的人工智能病理行业发展速度会快于其他西方国家，近几年会有覆盖更多器官的系统逐一落地到医院中。

2. 人工智能系统愈加聪明 随着数据量的不断积累，深度学习系统的诊断水平将不断提升。人工智能病理辅助诊断系统首先能够完成初筛工作，随后能够生成初步的病理诊断报告，更大程度降低病理医师的诊断负担。除了数据的增长，人工智能的研究也在不断深入。"自进化神经网络"是自动化机器学习（AutoML）概念在深度学习领域的崭新突破点，它能够通过训练数据来生成并演化神经网络的结构，从而达到机器"自我进化"的效果。这一新的模型训练范式排除了人工构造网络结构的缺陷，可以构建更适合病理影像分析的深度学习模型。

3. 医师与机器的合作越来越紧密 人工智能病理辅助诊断系统是对当前诊断方式的一种革新，在医师与机器协同工作的过程中，医师将逐步适应在机器辅助下完成病理报告的工作流程。机器未来将成为医师的良好助手，而非取代医师。一位著名的病理学家指出："人工智能取代的是那些不会使用人工智能产品的医师"。目前，越来越多的医疗机构意识到了大数据和人工智能技术基础教育在医师培训中的重要性，也在逐步建立和推广这一类的课程。为了加速这一进程，医师需要学习人工智能的基本原理，从而能够在今后的工作中与人工智能产品形成良好的协作关系。

4. 病理学从幕后走向前台 病理切片是肿瘤诊断的最根本依据，是整个肿瘤治疗行业的入口。目前，若患者或家属想要得到其他更加权威医院的病理结果，需要将实体切片借出，再送到省会城市三甲医院等权威病理科进行线下会诊。过程复杂，耗费精力，造成时间浪费。数字病理普及后，患者或家属可直接从医院拿到数字切片，通过将切片上传到远程会诊与人工智能诊断平台，便可以快速获得最权威的诊断结果，并给出下一步的治疗方案。我们可以想象这样的场景：

2022年1月16日，患者胃部不适，到二级医院进行胃镜检查，检查提示胃体表面有凸起，随即取活检送病理科。数字病理扫描仪将染色脱色后的切片进行数字化扫描后，上传至云端进行分析。病理医师诊断时，系统自动展示人工智能辅助诊断结果，提示切片组织边缘有少量癌细胞，机器分型为高分化腺癌。经病理医师确认后，机器自动生成病理报告。临床医师依据病理报告，建议患者到三级医院进一步治疗。1月18日，该患者通过医院提供的二维码进入病理诊断平台，查看了切片智能诊断的结果，并选择了病理学家远程诊断服务。系统自动将其病理切片送至某知名病理学专家。19日，专家给出诊断结果，确诊患者为高分化腺癌，并结合患者个人情况给出了推荐的治疗医院及科室。1周后患者手术成功。

（王书浩 刘灿城 宋志刚 邹霜梅 陈皇 赵丹 周炜洵

肖雨 徐葳 车南颖 钟定荣 吕宁 石怀银 梁智勇）

参 考 文 献

［1］ Esteva A,Kuprel B,Novoa RA,et al. Dermatologist-level classification of skin cancer with deep neural networks［J］. Nature,2017,542(7639):115-118.

［2］ Gulshan V,Peng L,Coram M,et al. Development and Validation of a Deep Learning Algorithm for Detection of Diabetic Retinopathy in Retinal Fundus Photographs［J］. JAMA,2016,316(22):2402-2410.

［3］ Kermany DS,Goldbaum M,Cai W,et al. Identifying Medical Diagnoses and Treatable Diseases by Image-Based Deep Learning［J］. Cell,2018,172(5):1122-1131.e9.

［4］ De Fauw J,Ledsam JR,Romera-Paredes B,et al. Clinically applicable deep learning for diagnosis and referral in retinal disease［J］. Nat Med,2018,24(9):1342-1350.

［5］ Wang P,Xiao X,Glissen Brown JR,et al. Development and validation of a deep-learning algorithm for the detection of polyps during colonoscopy［J］. Nat Biomed Eng,2018,2(10):741-748.

［6］ Coudray N,Ocampo PS,Sakellaropoulos T,et al. Classification and mutation prediction from non-small cell lung cancer histopathology images using deep learning［J］. Nat Med,2018,24(10):1559-1567.

［7］ Golden JA. Deep Learning Algorithms for Detection of Lymph Node Metastases From Breast Cancer:Helping Artificial Intelligence Be Seen［J］. JAMA,2017,318(22):2184-2186.

［8］ Campanella G. Clinical-grade computational pathology using weakly supervised deep learn-ing on whole slide images［J］. Nat Med,2019,25(8):1301.

［9］ Song Z,Yu C,Zou S,et al. Automatic deep learning-based colorectal adenoma detection system and its similarities with pathologists［J］. BMJ Open,2020,10(9):e036423.

［10］ Song Z,Zou S,Zhou W,et al. Clinically applicable histopathological diagnosis system for gastric cancer detection using deep learning［J］. Nat Comm,2020,11(1):4294.

［11］ Pan Y,Sun Z,Wang W,et al.Automatic detection of squamous cell carcinoma metastasis in esophageal lymph nodes using semantic segmentation［J］. Clin Transl Med,2020,10(3):e129.

［12］ Niu Y,Liu CC,Zhang BL,et al. Clinically applicable Gleason grading(GD)system for prostate cancer based on deep learning［J］. Chinese Med J,2021,134(7):859.

［13］ Xu G,Song Z,Sun Z,et al. CAMEL:A weakly supervised learning framework for histopathology image segmentation［C］. In Proceedings of the IEEE/CVF International Conference on Computer Vision,2019,10682.

55检